检验与临床思维案例
内分泌疾病

总主编　王成彬

主　编　闫存玲　李贵星　程歆琦

副主编　张　钧　周宏伟　谢　轶　方　琪

科学出版社

北　京

内 容 简 介

　　本书汇集了全国多家医院内分泌疾病检验与临床沟通和融合的 46 个典型案例。全书共分五部分，分别为"肾上腺疾病""糖代谢紊乱""甲状腺、甲状旁腺疾病""性激素分泌异常""其他"。每个案例由"概述""案例经过""案例分析""知识拓展""案例总结""专家点评"六部分组成。本书最大的特点是所有案例由检验医生与临床医生沟通合作共同呈现，体现了检验与临床协作配合、融合发展。

　　本书可供各级医疗机构检验科医生与临床科室医生参考和阅读，有助于医务工作者掌握检验与临床结合的思维方法，提升对临床疾病的诊疗能力。

图书在版编目（CIP）数据

检验与临床思维案例·内分泌疾病 / 王成彬总主编；闫存玲，李贵星，程歆琦本册主编 . —北京：科学出版社，2023.2
　ISBN 978-7-03-074140-0

Ⅰ . ①检⋯　Ⅱ . ①王⋯　②闫⋯　③李⋯　④程⋯　Ⅲ . ①内分泌病 – 临床医学 – 医学检验 – 病案　Ⅳ . ① R446.1

中国版本图书馆 CIP 数据核字（2022）第 234674 号

责任编辑：丁慧颖 / 责任校对：张小霞
责任印制：肖　兴 / 封面设计：吴朝洪

科 学 出 版 社 出版
北京东黄城根北街 16 号
邮政编码：100717
http://www.sciencep.com
北京九天鸿程印刷有限责任公司 印刷
科学出版社发行　各地新华书店经销
*
2023 年 2 月第　一　版　　开本：787×1092　1/16
2023 年 2 月第一次印刷　　印张：16 1/4
字数：370 000
定价：128.00 元
（如有印装质量问题，我社负责调换）

总主编简介

王成彬　中国人民解放军总医院第一医学中心主任医师，南开大学兼职教授、博士研究生导师。先后担任中华医学会第十届检验医学专业委员会主任委员、北京分会常务委员及第十二届检验医学专业委员会主任委员，中国质谱学会临床质谱专业委员会主任委员，中国仪器仪表学会医疗仪器分会副理事长，中国医师协会检验医师分会常务委员，世界华人检验与病理医师协会副主任委员，中国合格评定国家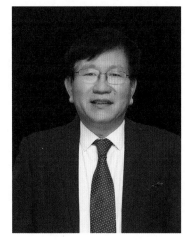认可委员会临床实验室专业委员会副主任委员，国际临床化学与检验医学联合会（IFCC）新冠疫情管理专业委员会委员，国际实验室血液学协会（ISLH）委员等职务。作为负责人先后承担科技部重点研发计划、国家科技支撑计划、国家自然科学基金等项目。获省部级二等奖5项。在国内外期刊发表学术论文400余篇，其中SCI论文近200篇，主编、主译专著10部。

主 编 简 介

闫存玲　北京大学第一医院检验科副主任，副主任技师，主要从事临床免疫学检验、实验室质量管理等工作。兼任中华医学会检验医学分会青年委员会副主任委员，北京医学会检验医学分会委员及生化学组副组长，中国医师协会检验医师分会肺癌检验医学专家委员会委员，北京医师协会医学检验专科医师分会理事兼肿瘤实验诊断学组副组长，中国分析测试协会标记免疫分析专业委员会常委兼临床评价学组副

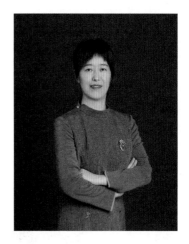

组长，中国中西医结合学会检验医学专业委员会肿瘤分子诊断专家委员会副主任委员，CNAS医学实验室技术评审员，《中华检验医学杂志》和《检验医学与临床》审稿专家，全国卫生人才评价领域专家等。

李贵星　四川大学华西医院实验医学科教授，硕士研究生导师。华西临床医学院检验系生化教研室负责人，中华医学会检验医学分会临床生物化学学组委员，四川省康复医学会检验医学专业委员会副主任委员，全国高等医药院校临床生物化学专业组常务理事，四川省医师协会检验医师分会委员，《检验医学与临床》常务编委，《国际检验医学杂志》和《临床肝胆病杂志》审稿专家。荣获"四川大学青年骨干教师""学生心目中最喜爱的教师""优秀进修带教老师"

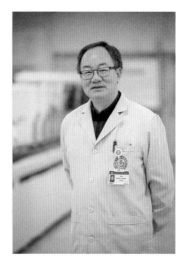

称号。发表SCI及核心期刊论文115篇。作为副主编及编者编写国家级规划教材及专著21部。负责及主研国家级和省部级课题10项，获省级奖项3项。

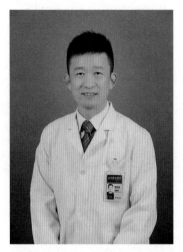

程歆琦 北京协和医院检验科副主任医师，硕士生导师，毕业于中国医科大学临床医学专业。主要从事临床化学、定量免疫学检验，以及内分泌疾病的检验与临床工作，在检验方法的性能验证与临床评估、IQC和EQA的失控分析、检验结果的解读和与临床沟通方面具有丰富的经验。擅长从临床医疗工作中发现科研线索，发表SCI论文十余篇。

编审人员

总 主 编　王成彬

主　　编　闫存玲　李贵星　程歆琦

副 主 编　张　钧　周宏伟　谢　轶　方　琪

编　　委　（以姓氏笔画为序）

王万海	王利新	王昌敏	王洪春	王蓓丽
牛文彦	吕庆国	任　萌	刘兰民	刘辰庚
闫存玲	关海霞	许建成	孙　嘉	李　明
李　珣	李　萍	李贵星	李晓牧	吴　芳
何　庆	汪婷婷	张　钧	张　彦	张雨薇
张春燕	张秋梅	陈　适	周宏伟	郑芬萍
赵　敏	赵　滢	姚立琼	贾红蔚	顾　兵
徐　建	徐少卿	黄　海	黄自坤	笪文武
董作亮	程歆琦	童永清	谢　丽	谢　轶
管佩钰	谭擎缨	穆　红		

点评专家　（以姓氏笔画为序）

干　伟	王　华	王小中	韦叶生	毛海婷
邓　昆	邓智勇	叶红英	史育红	曲林琳
刘宗英	齐志宏	关　明	纪爱芳	李成江
杨　力	杨亚超	来艳君	邱　玲	何文涛
宋文琪	张　玫	张　振	张友忠	张立群
陈　适	陈礼文	陈发林	陈佳喜	陈诗鸿
林　青	周　强	郑芬萍	郑培烝	赵　敏
赵连礼	胡　波	祝　进	姚　杰	姚孝明
夏剑波	郭　玮	曹艳丽	龚　倩	康　辉

温俊平　戴淑琴

编　者（以姓氏笔画为序）

丁　新	王　欣	王　莹	王　倩	王　雄
王　璐	王心仪	王永斌	王志国	王志强
王爱华	王蓓蓓	公　帅	尹　静	尹逸丛
石　洁	卢　琳	田　野	田晓怡	曲业敏
朱苑莹	庄向华	刘　玲	刘　静	刘　赫
刘妮娜	江　畅	阮玉婷	孙　彤	孙　鹏
李　燕	李凤英	李晓侨	李辉斌	杨　力
杨　林	杨　敏	杨　琴	吴华仙	吴丽婷
吴超利	邱洁如	何文涛	余梓裡	邹梦雪
冷　俊	沈如飞	张　妤	张　玫	张　钧
张　敏	张　琪	张　溪	张　静	张玉盼
张宗磊	张斯文	陈　光	陈　适	陈　浩
陈小豹	陈　文	陈玉敏	陈佳喜	陈莎丽
林　纬	林子艺	林宇新	季立津	金　婷
周　博	周廷栋	周利艳	周兵海	郑　峰
郑　璐	郑芬萍	郑桂喜	单洪丽	赵　岩
赵　琳	赵　蕾	赵安江	胡　尧	洪巧珍
秦雪君	袁　琴	袁梦娇	莫如芬	徐忠森
高四书	唐　伟	唐　华	黄　玮	梅占军
戚佩谊	符鸿俊	梁丽斯	梁思宇	董慧敏
韩辰宇	韩宏艳	覃月华	程子韵	鲁艳军
谢绍锋	强永杰	雷元东	黎　明	谌　鹏
戴淑琴	鞠　盼			

序　言

检验医学经过改革开放以来40多年的快速发展，整个学科在实验室环境、人员素质、仪器设备、质量管理等方面发生了巨大变化。在此基础上如何进一步加快学科发展，不断提升检验医学在临床疾病诊疗中的地位，促进检验医学与临床医学的融合发展，持续提升检验医生对临床疾病的诊疗能力成为学科发展的重要内容。检验医生的临床沟通、咨询和会诊能力的提升有赖于临床和实验室工作经验的长期积累，以及二者交叉融合实践的训练。同时，检验医学是联系基础医学与临床医学的纽带，是多学科的组合体。现代检验医学倡导以患者为中心，以疾病诊疗为目的，因此加强检验医学工作人员主动学习临床知识、开展检验与临床对话显得尤为重要。

鉴于此，在中华医学会检验医学分会指导下，2021年由检验医学新媒体主办了"第一届全国检验与临床思维案例展示"活动，通过全国征稿、初审、专家复审及现场评审，将选出的优秀案例进行线下展示和线上直播，受到了业内的一致好评。本书即从众多来稿中选出优秀案例编辑而成。书中案例的编写都是在检验医生与临床医生的反复沟通中完成的，本书为检验与临床协作配合、融合发展的成果。本书可供各级医疗机构临床医生和检验医生阅读与参考，有助于医务工作者掌握检验与临床结合的思维方法，对一线检验与临床工作者均具有较强的指导价值。

检验与临床的融合发展，不是一朝一夕的事情，不仅需要检验医生树立理念、不懈努力，更需要检验医生与临床医生的相互包容和理解；中华医学会检验医学分会历来十分重视检验与临床的融合发展，鼓励检验医生在日常工作中加强同临床医生的对话。我希望每年通过举办此类检验与临床思维案例展示活动及以出版相关系列图书为契机，持续推进检验与临床的沟通和融合；希望年轻一辈的检验医生，在今后的工作中更加积极主动地与临床医生沟通，为多学科的融合发展建言献策！

2022年10月

前　言

　　检验结果在疾病的临床诊断、治疗监测及随访过程中发挥着日益重要的作用，及时准确的检验结果是临床医生对患者疾病进行有效诊断和治疗的基础。在公元17世纪人们已在酸化的尿液中发现了白色沉淀，当时被描述为类似于煮鸡蛋的致密物质，后被证实是肾病综合征患者尿液中的白蛋白，开启了检验参与临床疾病诊断的新阶段。

　　检验医学具有双重任务，即"做检验"和"看检验"两方面。"做检验"体现检验的技术价值，而"看检验"包括分析结果、临床沟通和临床咨询等方面，体现检验的知识价值。检验医学历经几十年的发展，检验技术越来越成熟，智能化、自动化分析仪的广泛应用，使得检验结果的质量能够得到充分保证。随着检验技术的发展和相关研究的深入，涌现出越来越多的检验项目，同时需要检验给临床做好项目价值的解释工作。另外，检验结果的产生是一个复杂的过程，涉及患者准备是否恰当、样本采集是否合理、分析中存在的干扰对结果的影响等，检验医师对错误结果的发现等方面明显优于临床医师。因此，检验医师在保障检验质量的同时，更需要对检验结果进行分析，向患者和临床医师提供咨询和结果解释，不应该只给出表象的数字，更应该探寻数字背后的真相。检验结果的分析是一个需要长期学习和积累的过程，与临床医师沟通时，了解病史和治疗过程非常重要，离开具体患者去分析检验结果毫无意义，因此，检验医师更应该多学习临床知识、药理知识，学习临床思维，熟悉检验项目的来源、去路，其在体内的作用和与疾病的关系，同时从临床角度思考患者有什么临床表现？检验能提供哪些项目或项目组合？检验结果出来后如何分析？检验不仅是为临床服务，更应该是和临床一起为患者服务。

　　内分泌疾病是指内分泌腺或内分泌组织本身的分泌功能和（或）结构异常时发生的症候群，涵盖下丘脑和垂体性疾病、肾上腺疾病、甲状腺疾病、性腺疾病、糖尿病、钙磷代谢疾病等。内分泌疾病的突出特点是对检验结果的依赖性强，同时由于下丘脑/垂体分泌的激素与肾上腺、甲状腺、性腺等分泌的激素之间的相互调节作用而衍生了许多重要的功能试验，对于内分泌疾病的定性和定位诊断具有重要的作用。因此，为了更好地推进检验与临床的沟通和交流，真正用好检验指标，并进一步推动检验医学的发展和骨干队伍建设，由中华医学会检验医学分会青年委员会作为指导单位，检验医学新媒体作为主办单位，通过网络面向全国医院开展了检验与临床思维案例的系列征集活动。该活动得到了国内检验与临床同道的大力支持和积极响应，收到内分泌疾病相关案例稿件200余篇。前期经过国内检验及临床专家审核筛选，优选出部分案例进行了国内东、南、西、北四个分区的展示活动，在展示过程中得到了临床及检验专家的专业指导和精彩点评，展示过程中检验与临床"共话"的模式也得到了广大检验与临床同道的高度认可。为了能与更多的同道交流探讨，并推动全国各层级医院检验与临床沟通的进程，培养检验人员临床思维能力和主动服务临床的意识，在前期案例展示和专家点评的基础上对优选出的案例进行了更进一步的修改与完善，整理为本书。

　　希望本书能成为星星之火，带动检验与临床"共话"交流的热潮，促进检验与临床的融合发展。感谢所有编者、审稿专家和点评专家。也希望广大读者给予批评指正，并期待有更多的编者参与后续的案例分享。

闫存玲　李贵星　程歆琦　检验医学新媒体

2022年12月

目　　录

第四部分　性激素分泌异常

第五部分　其　　他

第一部分

肾上腺疾病

1 原发性色素结节性肾上腺皮质病

作者：尹逸丛[1]，卢琳[2]（北京协和医院：1.检验科；2.内分泌科）

点评专家：齐志宏，邱玲（北京协和医院检验科）

【概述】

库欣综合征又称皮质醇增多症，是多种病因引起肾上腺皮质长期分泌过量皮质醇所产生的一组症候群。内源性库欣综合征分为促肾上腺皮质激素（adrenocorticotropic hormone，ACTH）依赖性和非ACTH依赖性两类。原发性色素结节性肾上腺皮质病（primary pigmented nodular adrenocortical disease，PPNAD）是非ACTH依赖性库欣综合征的罕见类型，好发于青年人，隐匿起病，病情较轻，病程长。

【案例经过】

患者，男，自2016年（11岁）开始出现满月脸、面部及后背部散在痤疮，近3年体重增加明显（约15kg），近2年身高增长缓慢（增长2cm）、毳毛（俗称"寒毛"）增多，病程中监测血压间断升高。2019年8月24日因"生长迟缓"就诊于衡水市某医院，查血常规未见异常；上午8：00检测血ACTH < 1pg/mL。2019年8月26日就诊于笔者所在医院，下丘脑-垂体-肾上腺轴检查结果：上午8：00检测血ACTH为25.4pg/mL（参考范围：0～46pg/mL），24h尿游离皮质醇257.3μg/24h（参考范围：12.3～103.5μg/24h），血皮质醇昼夜节律消失，结果见表1-1。

表1-1 不同时间点血皮质醇检测结果

凌晨0：00	上午8：00	下午4：00
17.6μg/dL	17.9μg/dL （参考范围：4.0～22.3μg/dL）	20.5μg/dL↑

甲状腺功能指标正常，其他垂体前叶功能筛查未见异常。多发性内分泌腺瘤筛查未见明显异常。

【案例分析】

1.临床案例分析

该患者为青少年男性，隐匿起病。

临床表现：满月脸、面部及后背部散在痤疮，近2年身高仅增长2cm，但体重增加明显，病程中监测血压间断升高。

查体：生命体征平稳，身高154.5cm（＜第3百分位数）；体重指数（BMI）32.67kg/m²（＞第95百分位数）；腰围104.5cm。均匀肥胖，毳毛增多，面部、后背部皮肤可见痤疮，颈部、腋下可见黑棘皮症，左眼巩膜可见局部色素沉着。满月脸，锁骨上脂肪垫（±），水牛背（±）。

辅助检查：血糖，3h口服葡萄糖耐量试验（OGTT）提示胰岛素抵抗；多次查血结果示皮质醇升高同时ACTH水平不降低，皮质醇昼夜节律消失，小剂量、大剂量地塞米松抑制试验中血皮质醇及24h尿皮质醇均不被抑制，呈现反常性升高，见表1-2。

表1-2   不同时间检测血皮质醇和24h尿皮质醇结果

时间	血皮质醇（μg/dL）	24h尿皮质醇（μg）
对照日	18.00	243.18
小剂量地塞米松抑制试验后	19.60	363.60
大剂量地塞米松抑制试验后	20.10	300.00

患者的临床表现和辅助检查结果提示ACTH依赖性库欣综合征。影像学检查：垂体磁共振（NMR）见垂体柄偏移，垂体增大，内部信号不均；胸腹盆增强CT、生长抑素受体显像未见明确肿瘤；肾上腺CT平扫未见明显异常。

患者在衡水市某医院检查的ACTH水平（＜1pg/mL）与笔者所在医院ACTH水平（25.4pg/mL）结果差别大。如ACTH＜10pg/mL提示非ACTH依赖性库欣综合征（通常因肾上腺病变自主分泌皮质醇导致），ACTH＞20pg/mL则提示ACTH依赖性库欣综合征（通常为垂体病变或异位内分泌肿瘤分泌ACTH导致）[1]。因此，临床医生对ACTH不一致的结果提出疑问。经检验科进行多平台比对和进一步确认，该患者在笔者所在医院化学发光法平台的ACTH检测受异嗜性抗体干扰，致ACTH假阳性升高，患者多次检测结果示ACTH＜5pg/mL。基因检测结果提示*PRKAR1A*基因存在致病突变，支持患者诊断为非ACTH依赖性库欣综合征罕见类型PPNAD。经过多学科讨论后，患者接受右肾上腺切除术，术后恢复良好，皮质醇水平下降明显，体重逐渐减轻，身高增长速度较前增加。

2. 检验案例分析

笔者所在医院检验科检测ACTH的平台为西门子Immulite 2000，接到临床医师的反馈后，进行了以下试验。

（1）核实近1个月ACTH的质控。

（2）连续倍比稀释试验。在异嗜性抗体干扰存在的情况下，稀释试验结果通常不呈线性。用西门子平台配套的稀释液将血样分别稀释2、4、8倍，结果发现倍比稀释回收率较差，尤其在4倍和8倍稀释后，提示ACTH检测受干扰，结果见表1-3。

表1-3　连续倍比稀释试验检测ACTH的结果　　　　　　　　单位：pg/mL（%）

原液	2倍稀释液（回收率）	4倍稀释液（回收率）	8倍稀释液（回收率）
21.2	29.0（137.0）	31.6（149.0）	63.0（297.0）

（3）不同分析平台检测ACTH。将样本同时送至罗氏Cobas E601、索灵（DiaSorin®）XL及安图Lumo A2000分析平台检测，结果显示在上述平台检测结果一致，均小于定量限，与西门子Immulite 2000检测的结果差异大。

（4）聚乙二醇（polyethylene glycol，PEG）沉淀试验。异嗜性抗体通常为大分子蛋白，用20% PEG 6000沉淀血浆中的大分子蛋白后检测上清液中ACTH，结果显示PEG沉淀后患者的ACTH降至定量限以下（<5pg/mL），而对照样本变化不大（38.4pg/mL降为32.0pg/mL）。

（5）异嗜性抗体阻断试验。西门子Immulite 2000的ACTH检测试剂所用标记抗体来源于小鼠，因此选择针对小鼠的异嗜性抗体HBR11、HBR22、HBR26阻断剂进行试验，结果显示HBR22阻断剂有效，阻断前后ACTH由21.1pg/mL降为<5pg/mL，见表1-4。

表1-4　各仪器检测患者样本的参考范围　　　　　　　　　　　单位：pg/mL

检测项目	西门子Immulite 2000（患者样本）	西门子Immulite 2000（对照样本）	罗氏Cobas E601	安图Lumo A2000	索灵（DiaSorin®）XL
原始	21.1	38.4	<1.0	<1.0	<1.6
	（参考范围：<46）	（参考范围：<46）	（参考范围：7.2~63.4）	（参考范围：7.2~63.4）	（参考范围：4.7~48.8）
PEG沉淀后	<5	32.0	/	/	/
HBR11	44.3	/	/	/	/
HBR22	<5	/	/	/	/
HBR26	19.5	/	/	/	/

注："/"表示未进行试验。

上述试验提示，该患者的ACTH在西门子Immulite 2000的检测结果受到异嗜性抗体的干扰，导致ACTH检测结果假阳性，干扰了临床诊断。

【知识拓展】

库欣综合征是一种罕见疾病，在病因的诊断过程中，ACTH是重要的鉴别指标。如清晨血ACTH<10pg/mL，需要考虑为肾上腺病变如腺瘤、腺癌、原发性大结节肾上腺增生和原发性色素结节性肾上腺皮质病所致，考虑非ACTH依赖性库欣综合征可能；如清晨血ACTH>20pg/mL，则需要考虑为垂体腺瘤或异位ACTH综合征所致，考虑ACTH依赖性库欣综合征可能；如ACTH在10~20pg/mL，则需要仔细鉴别病因。因此，ACTH水平决定了下一步的检查和治疗方向。

临床医生对ACTH的波动存在疑问的原因是什么？该青少年库欣综合征患者查体时观察到巩膜褐色斑，这通常是卡尼综合征（Carney complex）的表现之一，而PPNAD是卡尼综合征的肾上腺功能亢进的表现。卡尼综合征是1985年被命名的一种疾病，主要包括黏液瘤、皮肤黏膜斑点状色素沉着和内分泌功能亢进3项主要表现。而该患者存在巩膜褐色斑和高皮质醇血症，需考虑卡尼综合征可能。后续进行基因检测也检出了 *PRKAR1A* 致病突变。

如考虑卡尼综合征，该患者库欣综合征病因是否为PPNAD？进一步检查发现在大小剂量地塞米松抑制试验中血皮质醇和24h尿皮质醇不仅未被抑制，反而进一步升高，这也是PPNAD地塞米松试验的独特点，该检查进一步支持PPNAD的诊断。因此，根据患者的查体、生化激素检查和基因检测明确了卡尼综合征，手术切除肾上腺的大体病理可见肾上腺组织内多发黑色素结节及手术后的良好效果也证实了该诊断。

而ACTH水平波动的原因需要考虑以下方面。首先因ACTH呈脉冲式分泌并且有昼夜节律，ACTH的最高水平出现在上午6：00～8：00，男性和女性的平均脉冲频率分别为每24h 18次和10次，平均峰值幅度分别为16.8ng/L和10.3ng/L[2]，临床推荐在上午8：00采集样本，固定采血时间可以消除昼夜节律对ACTH水平检测波动的干扰。ACTH的采集容器一般为肝素锂或乙二胺四乙酸二钾（EDTA-K_2）抗凝的塑料管，ACTH在玻璃容器中易吸附，如必须使用玻璃管，需使用硅化后的玻璃管。库欣综合征专家共识[3]中推荐为了避免ACTH被血浆蛋白酶迅速降解，需用预冷的EDTA试管收集血浆标本，取血后置于冰水中立即送至实验室低温进行离心检测。

检测过程中因ACTH不稳定，在制备和保存ACTH质控品时应小心谨慎，尽量冷冻干燥保存，若质控品为液体，应分为小份储存于-70℃并避免大量储存质控品。当发现ACTH检测结果与临床诊断不符合时，需及时与临床医师沟通。

【案例总结】

1. 检验案例总结

全自动化学发光免疫法的特点：通量高、灵敏度高、精密度佳，但也不可避免地会受到非特异性干扰。ACTH的检测原理是双抗体夹心法，上述案例中异嗜性抗体伪装成ACTH与试剂中的捕获抗体和标记抗体结合，导致结果呈假阳性。异嗜性抗体的筛查方法包括连续倍比稀释试验、更换检测平台、PEG沉淀试验及异嗜性抗体阻断试验等。联合应用上述筛查方法对异嗜性抗体的检出更具有价值。异嗜性抗体干扰的案例在临床中并不少见，除ACTH外，性激素、甲状腺激素、人绒毛膜促性腺激素（HCG）等也容易受到干扰，因此要求检验工作者在审核报告时擦亮双眼，增加与临床医师的沟通，为临床出具更加精准的结果。

2. 临床案例总结

在库欣综合征的诊断过程中，如果患者晨起时的ACTH＞20pg/mL，而MRI未检出垂体腺瘤，一般会建议患者行介入检查——双侧岩下窦静脉采血（BIPSS）。虽然BIPSS风险较高、费用较高，但它是库欣综合征定位诊断的金标准。

在本案例中，患者晨起时的ACTH＞20pg/mL，垂体未见明显腺瘤，通常情况下要接受

BIPSS检查。但笔者所在医院医师注意到该患者的巩膜处有褐色斑，面部散在黑斑，这些为卡尼综合征的常见特征，而在ACTH依赖性库欣综合征中罕见。卡尼综合征常表现为原发性色素结节性肾上腺皮质病（PPNAD）[4]。PPNAD是非ACTH依赖性库欣综合征中罕见的类型。经检验科工作人员的最终证实，该患者ACTH水平较低，与其他临床证据相符，使该患者免于BIPSS检查。基因检测结果与手术切除后的结果也进一步证实了该患者的诊断。

【专家点评】

PPNAD好发于青少年，是非ACTH依赖性库欣综合征的罕见类型，在库欣综合征中所占比例不足1%。迄今为止，国内外对该病报道例数较少，加之病情较轻，部分患者呈亚临床状态，临床多有误诊、漏诊，存在延误诊断和治疗的情况。该案例从临床医生提出ACTH检测结果与临床诊疗不符开始，检验医生通过标本连续倍比稀释试验、不同分析平台检测、PEG沉淀试验、异嗜性抗体阻断试验等方法确认了异嗜性抗体干扰ACTH检测造成其结果假阳性，从而为临床诊疗提供了可靠的依据。异嗜性抗体干扰在免疫学常用检测中比较常见，该案例全面分享了处理异嗜性抗体干扰的方法，为检验医生对异嗜性抗体干扰的处理起到了参考作用。整个案例思路清晰、数据翔实、分析严谨、语言流畅，完整展示了检验结果与临床诊疗不符时的分析思路，同时也为检验与临床通力合作起到了示范作用。

相较于睾酮、雌二醇等激素，ACTH临床干扰少见，国际上的报道也相对较少，但其临床后果更为严重，其中不乏多例行BIPSS，甚至垂体切除的案例。该案例得以识别获益于临床医生丰富的经验和敏锐的洞察力，同时笔者所在团队在处理该案例时也积累了新的经验，如"4倍稀释基本呈线性时如何进一步处理""PEG沉降中一个质控品也发生了检测结果降低该如何解释""非特异阻断剂（HBT）未成功阻断时如何进一步根据试剂抗体选择特异性阻断抗体"等。该案例中的检验结果直接指导了临床诊疗，避免了一次可能的BIPSS有创检查；同时完善了处理可疑异嗜性抗体干扰的流程，为临床诊疗提供了借鉴。用做科研的态度解决临床问题，将成为新时代打造检验工匠精神的核心理念。

致谢：感谢王林杰医生和张学斌医生对患者的悉心诊治，感谢胡莹莹老师与赵芳老师对本实验的帮助和指导。

参 考 文 献

[1] Beauregard C, Dickstein G, Lacroix A. Classic and recent etiologies of Cushing's syndrome: diagnosis and therapy[J]. Treat Endocrinol, 2002, 1（2）: 79-94.

[2] Talbot JA, Kane JW, White A, et al. Analytical and clinical aspects of adrenocorticotrophin determination[J]. Ann Clin Biochem, 2003, 40（Pt5）: 453-471.

[3] 中华医学会内分泌学分会. 库欣综合征专家共识（2011年）[J]. 中华内分泌代谢杂志, 2012, 2: 96-102.

[4] Kamilaris CDC, Faucz FR, Voutetakis A, et al. Carney Complex[J]. Exp Clin Endocrinol Diabetes, 2019, 127（2-03）: 156-164.

2 原发性醛固酮增多症未伴有血浆醛固酮水平升高

作者：梁丽斯[1]，张敏[2]（西安市第九医院：1.检验科；2.内分泌科）

点评专家：来艳君（西安市第九医院检验科）

【概述】

原发性醛固酮增多症（primary aldosteronism，PA）简称原醛症，为肾上腺皮质自主分泌过量醛固酮，且不受钠负荷抑制，以高血压和（或）低血钾、血浆醛固酮升高及血浆肾素活性受抑等为主要表现的一组临床综合征[1]。醛固酮、血浆醛固酮/肾素浓度比值（ARR）是原醛症的重要筛查、诊断指标。本案例患者表现为血清钾离子正常、血浆醛固酮升高不明显、ARR可疑的原醛症。

【案例经过】

患者，男，67岁，既往高血压病史7年，血压高达160/90mmHg，间断口服"特拉唑嗪"降压，血压维持在150/100mmHg。

肾上腺CT检查：显示左侧肾上腺结节（图2-1）。

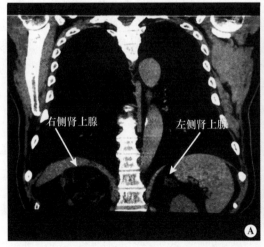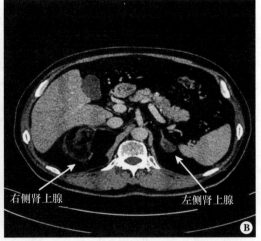

图2-1 肾上腺CT检查

实验室检查结果如下。

1. 生化检查结果（表2-1）

表2-1　生化检查结果

序号	项目名称	结果	单位	参考范围	检测方法
1	总胆红素（TBIL）	29.1 ↑	μmol/L	0～26	钒酸氧化法
2	直接胆红素（DBIL）	7.9	μmol/L	0～8.0	钒酸氧化法
3	间接胆红素（IBIL）	21.2 ↑	μmol/L	0～18	计算法
4	总蛋白（TP）	71.1	g/L	65.0～85.0	双缩脲法
5	白蛋白（ALB）	42.5	g/L	40.0～55.0	溴甲酚绿法
6	球蛋白（GLB）	28.60	g/L	20～40	计算法
7	白蛋白/球蛋白（A/G）	1.49		1.2～2.4	计算法
8	谷丙转氨酶（ALT）	16	U/L	9～50	速率法
9	谷草转氨酶（AST）	11 ↓	U/L	15～40	速率法
10	AST/ALT（AST/ALT）	0.69		15～40	计算法
11	碱性磷酸酶（ALP）	69	U/L	45～125	速率法
12	γ-谷氨酰基转移酶（GGT）	24	U/L	10～60	速率法
13	尿素（UREA）	4.82	mmol/L	3.6～9.5	酶法
14	肌酐（CREA）	66	μmol/L	57～111	酶法
15	尿酸（URIC）	412	μmol/L	208～428	酶法
16	胱抑素C（CysC）	0.92	mg/L	0.55～1.05	透射比浊法
17	葡萄糖（GLU）	7.92 ↑	mmol/L	3.80～6.10	酶法
18	钾（K）	3.97	mmol/L	3.5～5.3	电极法
19	钠（Na）	142.6	mmol/L	137～147	电极法
20	氯（Cl）	106.8	mmol/L	99～110	电极法
21	钙（Ca）	2.47	mmol/L	2.02～2.6	比色法
22	无机磷（P）	1.10	mmol/L	0.85～1.5	酶法
23	镁（Mg）	0.84	mmol/L	0.7～1.1	比色法
24	碳酸氢盐（HCO_3^-）	21.5 ↓	mmol/L	22～29	酶法
25	总胆固醇（CHOL）	4.87	mmol/L	1.70～5.20	酶法
26	甘油三酯（TRIG）	1.61	mmol/L	0.50～1.70	酶法
27	高密度脂蛋白胆固醇（HDL-C）	1.18	mmol/L	1.04～1.90	酶法
28	低密度脂蛋白胆固醇（LDL-C）	3.10	mmol/L	理想范围＜3.1	酶法

注：血清钾离子正常。

2. 初筛高血压五项检查结果（立位）（表2-2）

表2-2　初筛高血压五项检查结果（立位）

项目名称	结果	单位	参考范围		检测方法
促肾上腺皮质激素（ACTH）	22.20	pg/mL	0：00am	0～32	化学发光法
			4：00pm	3～32	化学发光法
			8：00am	7.2～63.4	化学发光法
皮质醇（cortisol）	16.55	μg/dL	0：00am	0～6.72	化学发光法
			4：00pm	2.9～17.3	化学发光法
			8：00am	4.26～24.85	化学发光法
血管紧张素Ⅱ（AⅡ）	117.88	pg/mL	立位	49～252	化学发光法
			卧位	25～129	化学发光法
肾素（renin）	5.33	pg/mL	立位	4～38	化学发光法
			卧位	4～24	化学发光法
醛固酮（ALD）	202.96	pg/mL	立位	40～310	化学发光法
			卧位	10～160	化学发光法
醛固酮/肾素比值	38.08				计算法

注：检测方法：化学发光法。检测仪器：安图A2000plus。立位醛固酮水平在参考范围内。

3. 原发性醛固酮确证试验结果——卡托普利试验（表2-3～表2-5）。

表2-3　卡托普利试验检查结果（空腹，坐位）

项目名称	结果	单位	参考范围		检测方法
促肾上腺皮质激素（ACTH）	25.35	pg/mL	0：00am	0～32	化学发光法
			4：00pm	3～32	化学发光法
			8：00am	7.2～63.4	化学发光法
皮质醇（cortisol）	15.48	μg/dL	0：00am	0～6.72	化学发光法
			4：00pm	2.9～17.3	化学发光法
			8：00am	4.26～24.85	化学发光法
血管紧张素Ⅱ（AⅡ）	119.98	pg/mL	立位	49～252	化学发光法
			卧位	25～129	化学发光法
肾素（renin）	1.80	pg/mL	立位	4～38	化学发光法
			卧位	4～24	化学发光法
醛固酮（ALD）	14.79	pg/mL	立位	40～310	化学发光法
			卧位	10～160	化学发光法
醛固酮/肾素比值	82.11				计算法

表2-4 卡托普利试验检查结果（1h，坐位）

项目名称	结果	单位	参考范围	检测方法
促肾上腺皮质激素（ACTH）	22.41	pg/mL	0：00am 0～32	化学发光法
			4：00pm 3～32	化学发光法
			8：00am 7.2～63.4	化学发光法
皮质醇（cortisol）	16.53	μg/dL	0：00am 0～6.72	化学发光法
			4：00pm 2.9～17.3	化学发光法
			8：00am 4.26～24.85	化学发光法
血管紧张素Ⅱ（AⅡ）	129.03	pg/mL	立位 49～252	化学发光法
			卧位 25～129	化学发光法
肾素（renin）	3.30	pg/mL	立位 4～38	化学发光法
			卧位 4～24	化学发光法
醛固酮（ALD）	165.26	pg/mL	立位 40～310	化学发光法
			卧位 10～160	化学发光法
醛固酮/肾素比值	50.08			计算法

图2-5 卡托普利试验检查结果（2h，坐位）

项目名称	结果	单位	参考范围	检测方法
促肾上腺皮质激素（ACTH）	21.88	pg/mL	0：00am 0～32	化学发光法
			4：00pm 3～32	化学发光法
			8：00am 7.2～63.4	化学发光法
皮质醇（cortisol）	15.07	μg/dL	0：00am 0～6.72	化学发光法
			4：00pm 2.9～17.3	化学发光法
			8：00am 4.26～24.85	化学发光法
血管紧张素Ⅱ（AⅡ）	129.31	pg/mL	立位 49～252	化学发光法
			卧位 25～129	化学发光法
肾素（renin）	2.98	pg/mL	立位 4～38	化学发光法
			卧位 4～24	化学发光法
醛固酮（ALD）	172.30	pg/mL	立位 40～310	化学发光法
			卧位 10～160	化学发光法
醛固酮/肾素比值	57.82			计算法

【案例分析】

1. 检验案例分析

目前醛固酮检测方法主要分为两类：免疫分析法与质谱法。临床实验室常规醛固酮检测方法主要为免疫分析法，包括放射免疫分析法（RIA）与化学发光免疫分析法（CLIA）[3]。笔者所在科室用于检测血浆醛固酮的仪器为安图A2000plus化学发光仪，检测方法为磁微粒化学发光免疫分析法，该检测方法所检测立位醛固酮的参考范围为40～310pg/mL。患者2021年4月21日血浆醛固酮检测结果为202.96pg/mL，在正常参考范围内；ARR为38.08，可疑。内分泌科医师提出，血浆醛固酮检测结果与患者临床症状及肾上腺CT等辅助检查结果不相符。

科室工作人员对此次血浆醛固酮检测进行了以下分析。

（1）分析前：患者采血前已停用对醛固酮、ARR影响较大的药物4周；采血前患者保持立位2h；采血后标本立即转运到检验科，低温离心分离血浆，样本状态良好。

（2）分析中：检测方法为磁微粒化学发光免疫分析法，采用竞争法原理进行检测。仪器状态良好、试剂状态良好、质控在控、检测环节无误，排除钩状效应的影响。

（3）分析后：醛固酮复检结果一致，检验科建议重新采血复检。

4月25日，患者进行原醛症的确证试验——卡托普利试验，试验结果为阳性。

2. 临床案例分析

患者持续性高血压（＞150/100mmHg），服用降压药后，血压控制不佳，实验室检查血清钾离子水平正常，虽初筛血浆醛固酮水平在正常参考范围内，但患者的ARR可疑，故不能排除原醛症。对该患者进行原醛症的确证试验——卡托普利试验，结果为阳性，卡托普利2h血浆醛固酮浓度＞110pg/mL且卡托普利2h血浆醛固酮水平不受抑制。遂请内分泌、泌尿外科、心血管内科、影像科、检验科的专家，对该患者进行多学科会诊（MDT）。经过各科专家研究讨论，结合患者的病史、体格检查、临床症状、实验室检查、肾上腺CT表现，并参考《原发性醛固酮增多症诊断治疗的专家共识（2020版）》，考虑该患者患有左侧肾上腺腺瘤，确诊为原醛症[2]。

【知识拓展】

醛固酮是一种由肾上腺皮质球状带细胞分泌的盐皮质激素，具有调节体内水、钠、钾代谢平衡的功能。醛固酮分泌受多种因素影响，主要受肾素-血管紧张素-醛固酮分泌轴调节，受体内血管紧张素Ⅱ、血钾、ACTH浓度调控。醛固酮合成前体物质为胆固醇，合成路径上其他物质多与醛固酮结构相似（图2-2）[3]。免疫分析法在检测血浆醛固酮的过程中容易受到醛固酮结构相似物质的干扰。

专家共识推荐将ARR作为原醛症首选筛查指标，通过查阅相关资料，目前国内文献中对ARR切点报道不一：内蒙古地区ARR为32[5]；上海地区ARR为18.26[6]；成都地区ARR为56.36[7]；西安地区ARR为35.54[4]。这些数值与《原发性醛固酮增多症诊断治疗的专家共识（2020版）》提到的ARR为38存在差异[2]。

由此可见，血浆醛固酮水平及ARR在不同地区及不同人群中存在差异，故不同实验室应该建立针对本实验室的血浆醛固酮水平及ARR参考值。

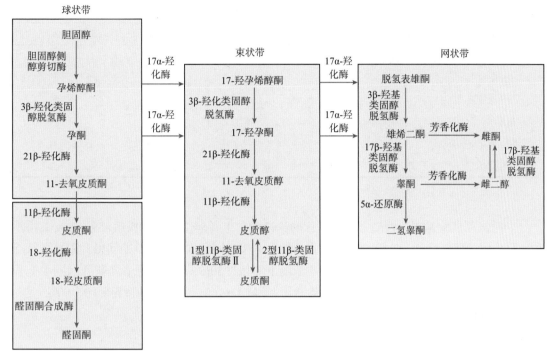

图2-2　肾上腺类固酮激素代谢路径

影响血浆醛固酮及ARR的因素较多，包括患者的年龄、性别、饮食、服用药物、体位、血钾及肌酐水平等，表2-6显示了各因素对醛固酮、肾素、ARR的影响[2]。

表2-6　可能导致假阳性或假阴性检查结果的因素

因素	对醛固酮的影响	对肾素的影响	对ARR的影响
药物因素			
β受体阻滞剂	↓	↓↓	↑（假阳性）
中枢α₂受体阻滞剂	↓	↓↓	↑（假阳性）
非甾体抗炎药	↓	↓↓	↑（假阳性）
排钾利尿剂	→↑	↑↑	↓（假阴性）
潴钾利尿剂	↑	↑↑	↓（假阴性）
血管紧张素转换酶抑制剂（ACEI）	↓	↑↑	↓（假阴性）
血管紧张素Ⅱ受体阻滞剂（ARB）	↓	↑↑	↓（假阴性）
二氢吡啶（CCB）	→↓	↑	↓（假阴性）
血钾状态			
低血钾	↓	→↑	↓（假阴性）
高血钾	↑	→↓	↑（假阳性）
钠盐摄入			
低钠饮食	↑	↑↑	↓（假阴性）
高钠饮食	↓	↓↓	↑（假阳性）

续表

因素	对醛固酮的影响	对肾素的影响	对ARR的影响
年龄增大	↓	↓↓	↑（假阳性）
其他因素			
肾功能不全	→	↓	↑（假阳性）
妊娠	↑	↑↑	↓（假阴性）
肾血管性高血压	↑	↑↑	↓（假阴性）
恶性高血压	↑	↑↑	↓（假阴性）

注：↑.升高；↓.降低；→.没有影响。

　　卡托普利试验是安全性较好的原醛症确诊试验。患者坐位或站位1h后口服50mg卡托普利，服药前及服药后1h、2h测定血浆肾素活性、血浆醛固酮水平，试验期间患者需始终保持坐位。正常人卡托普利试验后血浆醛固酮浓度下降超过30%，原醛症患者血浆醛固酮水平不受抑制，卡托普利试验后2h醛固酮最佳诊断切点为110pg/mg，灵敏度和特异度均为90%[2]。

　　原醛症的诊断流程如图2-3[2]所示。

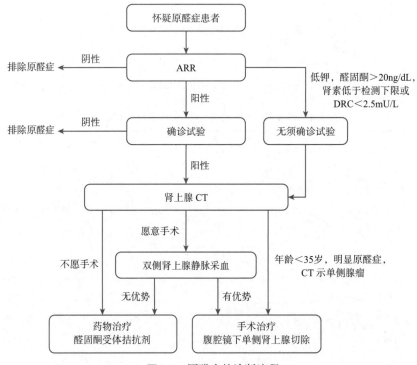

图2-3　原醛症的诊断流程

【案例总结】

1. 检验案例总结

原醛症引起的高血压对患者的心脏、肾脏等靶器官的损害极为严重，因此早期识别及诊断至关重要。ARR被用作原醛症筛查指标后，部分血钾正常的原醛症患者得以发现并确诊。作为检验科工作者，由于醛固酮本身的生理特性、患者采血状态及用药情况、检测方法学的局限性、各临床实验室间醛固酮检测结果标准化现状并不理想等因素，在血清醛固酮检测过程中更应该重视检验过程的规范化，包括制订分析前、分析中、分析后的标准操作程序（SOP），如有条件应建立适应本实验室的参考范围。

2. 临床案例总结

作为临床医生，要得到准确的血浆醛固酮及ARR检测结果，需考虑患者在样本采集前的充分准备，如相关药物的停用等，同时，临床医生要具体问题具体分析，仔细询问患者病史，选择合适的辅助检查，这样才能做到不漏诊和不误诊。

【专家点评】

准确检测血浆醛固酮含量对于筛查、诊断原醛症具有重要意义，目前临床实验室间醛固酮检测结果标准化现状并不理想，亟待提高。与此同时，临床科室与检验科应建立沟通和学习的桥梁，准确的检验结果离不开临床医生的配合。

参 考 文 献

[1] 朱娜，朱理敏. 原发性醛固酮增多症患者不同治疗方式的临床转归研究新进展[J]. 中华高血压杂志，2019, 27（11）: 5.

[2] 中华医学会内分泌学分会. 原发性醛固酮增多症诊断治疗的专家共识（2020版）[J]. 中华内分泌代谢杂志，2020, 36（9）: 727-736.

[3] 罗文波，周伟燕，张传宝. 醛固酮实验室检测及其标准化[J]. 临床检验杂志，2019, 37（11）: 861-864.

[4] 黄盼，杨淑珺，陈欢，等. 血浆醛固酮/肾素浓度比值在筛查原发性醛固酮增多症患者中的诊断价值[J]. 西安交通大学学报（医学版），2020, 41（3）: 400-404.

[5] 刘苗，闫朝丽. 血浆醛固酮/肾素在原发性醛固酮增多症中的应用[J]. 内蒙古医科大学学报，2020, 42（2）: 131-134, 144.

[6] 程艾邦，李明轩，陈波，等. 化学发光免疫分析法检测血浆肾素、醛固酮在原发性醛固酮增多症诊断中的价值[J]. 诊断学理论与实践，2020, 19（5）: 474-480.

[7] 刘稚，张玫，任艳，等. 肾素、醛固酮化学发光免疫法检测的性能验证及筛查原发性醛固酮增多症的价值[J]. 四川大学学报（医学版），2021, 52（3）: 472-476.

3 原发性醛固酮增多症伴高血压低血钾

作者：王莹[1]，张斯文[2]，单洪丽[1]，王欣[1]（吉林大学白求恩第一医院：1. 检验科；

　　　2. 内分泌科）

点评专家：曲林琳（吉林大学白求恩第一医院检验科）

【概述】

原发性醛固酮增多症（PA）简称原醛症，是肾上腺皮质原发病变[1]。原醛症最常见的病因是醛固酮瘤（aldosterone-producing adenoma，APA）和特发性肾上腺皮质增多症（idiopathic hyperaldosteronism，IHA），临床以高血压、低血钾、肌无力、夜尿增多为主要特征。醛固酮分泌增多是导致心肌肥厚、心力衰竭和肾功能受损的重要危险因素，与原发性高血压患者相比，原醛症患者心脏、肾脏等靶器官损害更为严重，早期诊断原醛症可降低心血管疾病发生的风险[2]。

【案例经过】

患者，女，42岁。6年前体检发现血压升高，表现为持续性升高，无骤升骤降表现，血压最高可达190/110mmHg，并间断伴有乏力，曾先后口服苯磺酸氨氯地平片、硝苯地平控释片降压治疗，血压控制最佳时为150/110mmHg，但仍间断乏力。自述2年前因感冒后乏力明显就诊于当地医院，检查发现血钾降低，最低为2.60mmol/L，间断口服药物补钾3个月后自行停药。1周前患者再次出现乏力明显，双下肢无力，就诊于笔者所在医院急诊科，查血钾2.53mmol/L，遂以"低钾血症"收入笔者所在医院内分泌科。患者平素饮食习惯良好，有夜尿增多表现，4～7次/晚；大便正常，近期体重无明显变化。入院查体：体温36.5℃，呼吸频率17次/分，血压171/116mmHg，脉搏85次/分；一般状态尚可，浅表淋巴结未触及肿大，双侧甲状腺Ⅰ度肿大，质软，无压痛；身高160cm，体重60kg，BMI 23.4kg/m²，四肢肌力正常，心、肺、腹及神经系统未见明显异常。

初步诊断：高血压，低钾血症。

入院后实验室检查：检查结果见表3-1～表3-6。

表3-1 患者肝功能检查结果

检验项目	结果判定	参考范围	单位	检验项目	结果判定	参考范围	单位
1. 肌酸激酶	145	40～200	U/L	17. 总胆汁酸	1.2	0～10	μmol/L
2. 肌酸激酶同工酶	12.2	0.0～25	U/L	18. 前白蛋白	0.22	0.18～0.36	g/L
3. 乳酸脱氢酶	164	120～250	U/L	19. 尿酸	326	150～360	μmol/L
4. α-羟丁酸脱氢酶	89	72.0～182.0	U/L	20. 胆固醇	4.22	2.7～6.0	mmol/L
5 谷草转氨酶	17.0	13.0～35.0	U/L	21. 甘油三酯	1.53	0.28～1.80	mmol/L
6. 谷丙转氨酶	12.5	7.0～40.0	U/L	22. 高密度脂蛋白胆固醇	0.80	0.76～2.1	mmol/L
7. γ-谷氨酰氨基转移酶	26.7	7.0～45.0	U/L	23. 低密度脂蛋白胆固醇	2.83	2.06～3.10	mmol/L
8. 碱性磷酸酶	81.9	35.0～100.0	U/L			低危目标值<4.14	
9. 胆碱酯酶	9673	3930～108 00	U/L			中危目标值<3.37	
10. 总蛋白	66.2	65.0～85.0	g/L			高危目标值<2.59	
11. 白蛋白	37.0↓	40.0～55.0	g/L			极高危目标值<2.07	
12. 球蛋白	29.2	20.0～40.0	g/L	24. 葡萄糖	9.69↑	3.9～6.1	mmol/L
13. 白球比	1.27	1.2～2.4		25. 铁	14.0	7.8～32.2	μmol/L
14. 总胆红素	15.5	0.0～21.0	μmol/L	26. 镁	0.89	0.74～1.02	mmol/L
15. 直接胆红素	2.9	0.0～6.8	μmol/L	27. 锌	12.6	10.7～17.7	μmol/L
16. 间接胆红素	12.6	5.0～20.0	μmol/L	28. 铜	21.4	12.6～24.4	μmol/L

表3-2 患者电解质检查结果

检验项目	测定结果	判定	参考范围	单位
1. 尿素氮（干化学）-急	7.68	↑	2.6～7.5	mmol/L
2. 肌酐（急）	109.8	↑	41～73	μmol/L
3. 钾	2.53	↓	3.5～5.3	mmol/L
4. 钠	139.2		137～147	mmol/L
5. 氯	88.7	↓	99～110	mmol/L
6. 钙	2.34		2.11～2.52	mmol/L
7. 二氧化碳结合力（急）	39.70	↑	22～30	mmol/L
8. 葡萄糖	16.41	↑	4.1～5.9	mmol/L

表3-3 患者尿检查结果

检验项目	测定结果	判定	参考范围	单位
1. 24h尿量	3.00			L/24h
2. 24h钾	79.6		51～102	mmol/24L
3. 24h钠	305.1	↑	130～260	mmol/24L
4. 24h钙	5.67		2.5～7.5	mmol/24L
5. 24h氯	201.9		100～250	mmol/24L
6. 24h磷	26.1		22～48	mmol/24L

表3-4　患者甲状腺激素指标检测结果

检验项目	测定结果	判定	参考范围	单位
1. 促甲状腺激素（TSH）	0.035	↓	0.35～4.94	μIU/L
2. 游离T₃（FT₃）	9.57	↑	2.43～6.01	pmol/L
3. 游离T₄（FT₄）	41.46	↑	9.01～19.05	pmol/L
4. 甲状腺球蛋白抗体（TG-Ab）	55.68	↑	0～4.11	IU/mL
5. 甲状腺过氧化物酶抗体（TPO-Ab）	150.21	↑	0～5.61	IU/mL

表3-5　患者血气分析指标检测结果

检验项目	结果	判定	参考范围	单位	检验项目	结果	判定	参考范围	单位
1. 酸碱度	7.50	↑	7.35～7.45		11. 总胆红素	14		3～20	μmol/L
2. 氧分压	87		83～108	mmHg	12. pH 7.4时钙浓度	1.15		1.15～1.29	mmol/L
3. 二氧化碳分压	45		35～45	mmHg	13. 实际碳酸氢根	35	↑	22～26	mmol/L
4. 红细胞压积	36	↓	37～43	%	14. 标准碳酸氢根	35	↑	22～26	mmol/L
5. 钠	141		136～146	mmol/L	15. 总二氧化碳含量	70	↑	16～22	mmol/L
6. 钾	2.1	↓	3.4～4.5	mmol/L	16. 细胞外液剩余碱	11	↑	−3～+3	mmol/L
7. 钙	1.09	↓	1.15～1.29	mmol/L	17. 剩余碱	10.8	↑	−3～+3	mmol/L
8. 氯	101		98～106	mmol/L	18. 阴离子间隙	5	↓	8～12	mmol/L
9. 乳酸	0.9		0.5～1.6	mmol/L	19. 平均肺泡氧分压	95		0～100	mmol/L
10. 葡萄糖	8.0	↑	3.9～5.8	mmol/L	20. 总血红蛋白浓度	11.8	↓	12.0～17.5	g/dL

表3-6　原醛症筛查试验（体位试验）

项目	肾素（μIU/mL）	血管紧张素Ⅱ（pg/mL）	醛固酮（ng/dL）	ARR
卧位	1.18	84.241	73.80	62.54 ↑
立位	1.43	102.772	70.00	48.95 ↑
参考范围	4.4～46.1	25～129	3.0～35.3	0～3.7

其他相关检测：肝肾功能无明显异常，促肾上腺皮质激素（ACTH）、皮质醇水平正常，可除外库欣综合征，24h尿游离皮质醇正常。皮质醇昼夜节律见表3-7。

表3-7　皮质醇昼夜节律

指标	8:00	16:00	24:00
皮质醇（nmol/L）	554.82	261.81	94.27
ACTH（pmol/L）	9.25	4.37	2.28

影像学检查：肾上腺多排CT增强检查结果显示，双侧肾上腺大致对称，右侧肾上腺见结节状低密度影，大小约2.2cm×1.4cm，二期增强CT值分别为25HU、21HU，左侧肾上腺形态良好，内外侧支粗细均匀，走行未见异常密度影（图3-1）。检查结论：右侧肾上腺低密度结节影，考虑腺瘤。

确诊试验：一般选用卡托普利试验，安全性更好，服用卡托普利2h后检测，醛固酮为61ng/dL（阳性）。

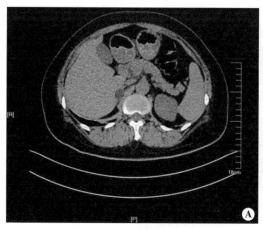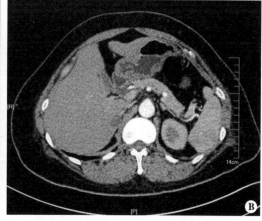

图3-1 肾上腺多排CT增强检查结果

术前准备及治疗：①给予螺内酯，拮抗醛固酮激素，纠正低钾血症；②转泌尿外科，行后腹腔镜右肾上腺占位切除术；③术后停用螺内酯及口服补钾，监测血压，血钾为3.75mmol/L。

病理回报：灰黄色脂肪组织一块，切面见金黄色结节，大小为2.2cm×1.4cm×1cm，肿物切面金黄色，质中，表面光滑，有完整包膜，诊断为右侧肾上腺皮质腺瘤（图3-2）。

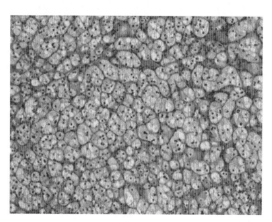

图3-2 病理检测结果（×40）

【案例分析】

1. 临床案例分析

该女性患者6年前发现血压升高；血压呈轻中度持续性升高，口服降压药物疗效不佳；高血压家族史（+），低钾血症，伴尿钾增多；从患者检查结果可知，患者肝肾功能大致正常；血钾<3.0mmol/L，尿钾>20mmol/24h，提示为肾性缺钾性低钾血症。血气分析提示代谢性碱中毒，游离钙降低。查体：双侧甲状腺Ⅰ度肿大，质软，无压痛，甲状腺激素检测提示甲状腺功能亢进。体位试验：卧位、立位均表现为肾素含量低、醛固酮水平明显升高，立位ARR为48.95，卡托普利确诊试验阳性，提示原醛症。肾上腺CT平扫：右侧肾上腺结节影，考虑腺瘤。根据《原发性醛固酮增多症诊断治疗的专家共识（2020版）》[3]，最终诊断为原发性醛固酮增多症-醛固酮腺瘤。术后病理回报证实为右侧肾上腺皮质腺瘤。建议进行分子生物学检测帮助确诊，可检测*KCNJ5*基因、*CYP11B*嵌合基因等。

2. 检验案例分析

原醛症是继发性高血压最常见的病因，临床医生仅对2.1%的难治性高血压或2.7%高血压合并低血钾的患者进行过原醛症相关检测，由于缺乏检测，中国有超过1500万原醛症患者未被诊断，肾脏病发病率升高，患者生活质量下降[4]。因此国外有学者建议，临床医生应考虑在大多数高血压患者中筛查原醛症[5]。目前，原醛症功能诊断依赖于可靠的醛固酮、肾素检测及醛固酮体位试验，本例患者卧立位试验均表现为肾素含量低、醛固酮水平明显升高，立位ARR为48.95，双激素分泌异常，原醛症可能性大。确诊试验包括生理盐水试验、卡托普利试验、氢化可的松抑制试验或口服高钠试验，只需要选择所在实验室最有经验的确诊试验，对于ARR阳性患者，推荐进行≥1种确诊试验以明确诊断，但对于合并自发性低钾血症、血浆肾素水平可低于检测水平且醛固酮>20ng/dL无须确诊试验。

原醛症患者一直以醛固酮腺瘤（APA）居多，近年来特发性肾上腺皮质增多症（IHA）比例逐年增多。APA患者行单侧切除术后，几乎所有患者的低钾血症均被纠正。对于双侧特发性肾上腺皮质增生患者来说，单侧肾上腺切除术不能治愈原醛症，双侧肾上腺切除术并不"划算"，所以准确区分原醛症亚型是关键。通过卧立位试验可予以区分鉴别。原醛症是肾素非依赖性醛固酮生成增多，醛固酮增多是因，肾素抑制是果。体位试验从卧位到立位回心血量减少，肾素-血管紧张素系统（RAS）被激活，血管紧张素Ⅱ增加，醛固酮增多，而APA患者因为本身醛固酮过度分泌，对RAS有强烈的抑制作用，立位醛固酮水平无明显升高或反而下降；而IHA患者醛固酮基础值轻度增高，立位时醛固酮升高，血管紧张素Ⅱ的敏感性增强，则立位时血浆醛固酮水平进一步升高。结合生化指标、肾上腺CT表现、双侧肾上腺静脉采血（AVS）结果，综合分析以明确区分亚型。

【知识拓展】

1. 低钾病因排查（图3-3、图3-4）

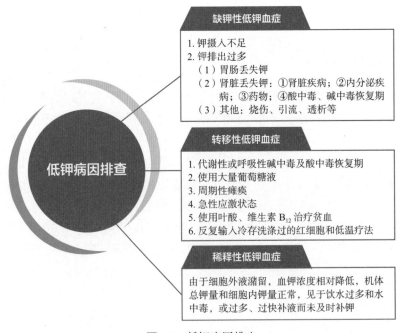

图3-3　低钾病因排查

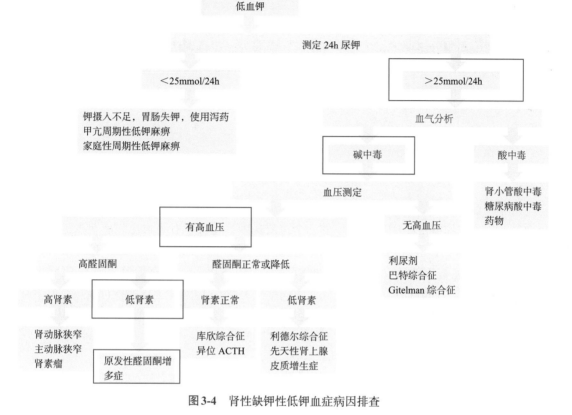

图3-4　肾性缺钾性低钾血症病因排查

2. 高血压低血钾病因剖析

根据患者病史及急诊检验结果，初步诊断考虑为低钾血症、高血压。那么，该患者反复出现低血钾的原因是什么？该患者高血压的分类是原发性高血压还是继发性高血压？二者之间是否存在相关性？能否用一元论解释？

通过以下思路对患者低钾血症进行鉴别诊断：钾摄入减少、细胞内外钾转移异常和钾排出增多。结合病史，患者摄食正常，无腹泻、大量出汗等胃肠道、皮肤失钾情况。甲状腺激素可影响细胞内外钾转移，该患者查体示甲状腺Ⅰ度肿大，建议完善甲状腺功能测定。甲状腺激素指标检测结果提示存在甲状腺毒症，甲状腺毒症可能引起周期性低钾血症，但分析患者的病历特点，无周期性低钾血症表现，患者以往出现低钾时需补钾治疗后方可纠正，而不能自行恢复，考虑甲状腺毒性周期性瘫痪可能性不大，还需筛查其他低钾血症原因以进一步鉴别。因此，需完善检查以明确患者是否存在肾性失钾，进行24h尿钾离子测定。24h尿钾在正常范围内，但结合患者病史，通常认为血钾＜3.5mmol/L、尿钾＞25mmol/24h，警惕肾性低血钾。

既然患者存在肾性失钾，是肾小管酸中毒或内分泌激素异常导致肾脏Na^+-K^+调节障碍而引起了低钾血症？因而需完善血气分析测定。血气分析检测提示pH升高，低钾血症时细胞膜H^+-K^+交换增加，常伴有碱中毒。

结合血气分析，暂排除肾小管酸中毒引起低钾血症的情况，完善醛固酮、皮质醇等调节肾脏水盐代谢激素的检测；该患者促肾上腺皮质激素、皮质醇水平及节律正常，24h尿游离皮质醇水平正常，可除外库欣综合征。

该患者醛固酮分泌增多，生理节律消失，需要进一步行确认试验以明确诊断。进行卡托普利试验，结果为阳性，原发性醛固酮增多症诊断成立。经过层层深入剖析，患者最终被诊断为原发性醛固酮增多症-醛固酮腺瘤。

【案例总结】

1. 临床案例总结

高血压是心脑血管疾病的危险因素，是常见的心血管病，也是脑卒中和冠心病发病的重要危险因素。原醛症是引起高血压的一个主要病因，建议所有高血压患者至少进行一次原醛症筛查试验。回顾原醛症的发展历程，1952年第一次发现醛固酮是一种激素，1954年醛固酮增多症被报道为一个新的临床综合征，1955年正式公布原醛症这一疾病，到1975年人们还认为原醛症是一种罕见病，患病率仅为1%，但实际上原醛症可能早就发生在正常血压、正常血钾的患者中，只是很多轻度、亚临床或不典型的病例未能被正确识别。

2. 检验案例总结

回顾案例，患者高血压伴乏力6年，一直没有进行继发性高血压的筛查，患者此次入院治疗后，高血压低钾血症得到纠正。正确的治疗方案依赖于准确的实验室检查结果。此案例中发现患者立位血浆ARR为48.95，怀疑原醛症的存在。为什么说立位血浆ARR是筛查原醛症的有效指标？那是因为测量ARR比单独测量血钾或醛固酮浓度更灵敏，比单独测定肾素特异性更高。

从检验技术的发展来看，过去只能检测肾素活性，而现今发展到可以检测肾素浓度。从放射免疫分析方法发展到化学发光免疫分析方法，ARR的切点值因检测方法不同而不同。但ARR也存在一定的局限性，如患者肾素水平低，醛固酮水平也低，得出ARR结果升高，这种情况不符合原醛症的诊断。为应对这一问题，一些研究者在筛查标准中加入了要求醛固酮绝对值 > 15ng/dL这一条件。检验医生只有看到各个检验项目"尺有所短、寸有所长"，才能扬长避短，为临床"保驾护航"。

对就诊的高血压患者诊疗中要认真细致，一点一滴收集患者资料，抽丝剥茧分析检验结果背后的可能病因，在常规检查的基础上重视内分泌检验的特殊性，重视检验医师的作用，综合分析患者症状和检查结果，排查各种可能的异常激素检测结果，为临床医生提供有价值的线索，将临床思路和检验结果相结合，最终明确诊断。

【专家点评】

根据导致高血压的病因，大体上分为原发性高血压和继发性高血压，后者常见于睡眠呼吸暂停综合征、肾脏疾病、原醛症和嗜铬细胞瘤等，准确辨证才能合理施治。原醛症作为常见的继发性高血压的病因，在新诊断高血压中原醛症的发生率超过4%，诊断分为筛查试验、确诊试验和分型试验，近年来随着ARR在原醛症筛查中的应用，越来越多的原醛症被检出。

　　值得注意的是，实验室对醛固酮和肾素的检测可能受到样本采集时机、采集时体位、用药史的影响，因此，为提供准确的实验室检测结果，检验医师应就采集前患者的准备和注意事项向临床医护人员提供必要的咨询和指导，以便使原醛症患者得到及时合理诊治。

参 考 文 献

[1] 王前, 王建中. 临床检验医学[M]. 北京: 人民卫生出版社, 2015.

[2] Hundemer GL, Vaidya A. Primary aldosteronism diagnosis and management: a clinical approach[J]. Endocrinol Metab Clin North Am, 2019, 48（4）: 681-700.

[3] 中华医学会内分泌学会. 原发性醛固酮增多症诊断治疗的专家共识（2020版）[J]. 中华内分泌代谢杂志, 2020, 36（9）: 727-736.

[4] Vaidya A, Mulatero P, Baudrand R, et al. The expanding spectrum of primary aldosteronism: Implications for diagnosis, pathogenesis, and treatment[J]. Endocr Rev, 2018, 39（6）: 1057-1088.

[5] Gordon CM, Ackerman KE, Berga SL, et al. Functional hypothalamic amenorrhea: An Endocrine Society clinical practice guideline[J]. J Clin Endocrinol Metab, 2017, 102（5）: 1413-1439.

4　17α-羟化酶缺乏症

作者：田晓怡[1]，李晓侨[2]（国家儿童医学中心/首都医科大学附属北京儿童医院：
　　　　1.检验中心；2.内分泌科）

点评专家：宋文琪（国家儿童医学中心/首都医科大学附属北京儿童医院检验中心）

【概述】

12岁患儿因"发现高血压1年余，偶有头痛、乏力"入院，入院后完善相关检查，发现患儿存在持续低血钾，促肾上腺皮质激素（ACTH）升高，皮质醇降低，性激素检查结果提示为高促性腺激素，进一步完善染色体核型分析提示为46，XY；盆腔超声提示未见子宫、卵巢，可见下降不全的睾丸，提示患儿为先天性肾上腺皮质增生症；进一步完善基因检测，发现患儿CYP17A1基因存在杂合变异，分别来源于父亲和母亲。完善家系基因检测，发现患儿的双胞胎妹妹之一存在与患儿相同的两个致病变异，对其妹妹进行查体，发现妹妹同样存在高血压和低血钾。在家长充分知情同意的情况下，对两名患儿进行睾丸切除术，同时口服高血压对症药物，后门诊随访，两名患儿均按女孩抚养，近期拟用雌激素替代治疗。

【案例经过】

先证者，12岁。主诉：发现高血压1年余，偶有头痛、乏力。查体：收缩压120~140mmHg，舒张压80~90mmHg，正常面容，无库欣综合征貌，无白纹、紫纹；心肺（−）；双侧乳房Tanner Ⅰ期，未见腋毛，正常女童外阴，阴毛Tanner Ⅰ期，四肢关节外形正常，活动自如，四肢肌张力正常，肌力Ⅴ级。家族史：G1P1为本女童患儿，母亲孕期体健；G2P2、G2P3双胞胎均为女孩，9岁，体健；G4P3，孕1月余行人工流产；G5P4为男孩，9个月，体健。祖父母、外祖父母、患儿父母均患高血压，否认其他家族性遗传病史。

入院后完善相关检查。血生化检查：钾2.81mmol/L，钠139.7mmol/L，氯102.4mmol/L。促肾上腺皮质激素：102pg/mL（上午8：00）。血清皮质醇：1.11μg/dL（上午8：00）。

肾素-血管紧张素-醛固酮系统（RAAS）（卧位）：肾素0.11ng/（mL·h），血管紧张素Ⅱ 54.2pg/mL，醛固酮10.02ng/dL。肾素-血管紧张素-醛固酮系统（RAAS）（立位）：肾素0.7ng/（mL·h），血管紧张素Ⅱ 75.5pg/mL，醛固酮13.81ng/dL。24h尿电解质：大致正常。17-羟孕酮：正常。心脏彩超：心内结构未见明显异常。腹部常规（肝胆胰脾）和淋巴结超声：腹部实质脏器未见明确异常，未见明显异常形态淋巴结。肾上腺超声：双侧肾上腺形态饱满，请结合临床除外肾上腺皮质增生症。睾丸超声示双侧髂血管旁所见，考虑为下降不全的睾丸，轮廓模糊，右侧内部多发点状强回声；子宫、卵巢超声示盆腔膀胱后方未见确切正常子宫回声，未见明显含卵泡的双侧卵巢结构。染色体核型：46，XY。*SRY*基因诊断：阳性（+）。完善基因检测，*CYP17A1* 基因存在2个变异：c.1142T＞A（p.I381N）（母源）；c.985_987delTACinsAA（p.Y329K fs *90）（父源）。同时，对家系中其他成员进行基因鉴定，发现患儿的双胞胎妹妹之一同样存在这两个致病变异。睾丸组织病理（光镜检查）：①（左侧）脂肪组织内见少量发育不良的生精小管（曲细精管）及附睾管组织，间质见增生的纤维组织、小血管及神经纤维丛；②（右侧）睾丸曲细精管，部分曲细精管发育不良，伴散在钙化形成。

【案例分析】

1. 检验案例分析

追踪一段时间内患儿的血清钾，发现多次危急值（低值），同时，皮质醇（Cor）显著降低，远远低于该年龄段的参考范围（5～25μg/dL），而ACTH在100pg/mL以上，远远高于该年龄段参考值（＜46pg/mL），考虑肾上腺皮质功能不全。补充完善肾上腺皮质激素的检测，发现醛固酮升高，皮质醇、雌二醇、睾酮均远远低于该年龄段的正常水平。这个正值青春期的患儿雌二醇水平并不高，而卵泡刺激素和黄体生成素却远远高于这个年龄段的参考值。

根据临床要求完善染色体核型分析，提示为46，XY（图4-1）。

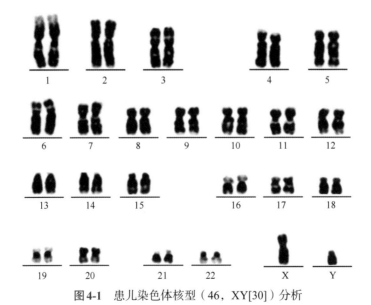

图4-1 患儿染色体核型（46，XY[30]）分析

同时，患儿的男性性别决定基因（*SRY*基因）为阳性（图4-2）。

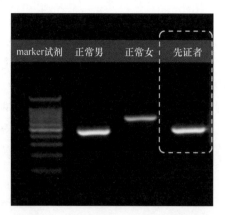

图4-2 *SRY*基因PCR扩增产物电泳

　　*CYP17A1*基因测序结果发现，患者存在两个致病突变 c.1142T＞A（图4-3）和 c.985_987delTACinsAA（p.Y329K fs*90）（图4-4）。

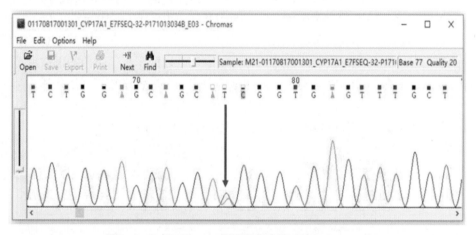

图4-3 患者*CYP17A1*基因测序结果（c.1142T＞A）

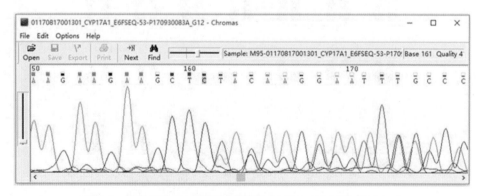

图4-4 患者*CYP17A1*基因测序结果（c.985_987delTACinsAA）

　　家系突变位点鉴定分析：该患儿的两个致病突变分别为父源和母源，双胞胎妹妹之一也同时有2个变异，而另外一个妹妹为母源变异携带者，家系中只有弟弟未携带变异（图4-5）。

2.临床案例分析

（1）从检验结果诊断。先证者（女童）表现为高血压，出现血清低钾危急值，而血清钠正常，肝肾功能基本正常，因此，不支持肾源性低钾高血压；患儿皮质醇显著降低，ACTH显著升高，提示肾上腺皮质功能不全；肾素（基础卧位）和血管紧张素Ⅱ降低，醛固酮升高，提示醛固酮增多；性激素中的黄体生成素和卵泡刺激素升高，睾酮和雌二醇降低，提示患儿性腺发育不良。

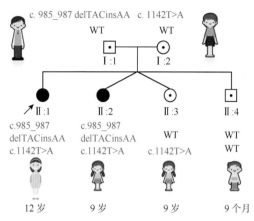

图4-5　家系突变位点鉴定分析示意

WT：野生型

（2）性腺的性别鉴定。腹部回声：子宫、卵巢超声示盆腔膀胱后方未见确切正常子宫回声。睾丸超声：双侧髂血管旁所见，考虑为下降不全的睾丸，轮廓模糊，右侧内部多发点状强回声。肾上腺B超：双侧肾上腺区未见占位，形态饱满，请结合临床除外肾上腺皮质增生症。

（3）判断遗传性别。染色体核型为46，XY；男性性别决定基因（SRY基因）为阳性（＋）。初步诊断考虑为先天性肾上腺皮质增生症。

通过肾上腺皮质激素合成通路（图4-6）中醛固酮升高，皮质醇、雌二醇和睾酮降低，初步推断是17α-羟化酶缺乏症。

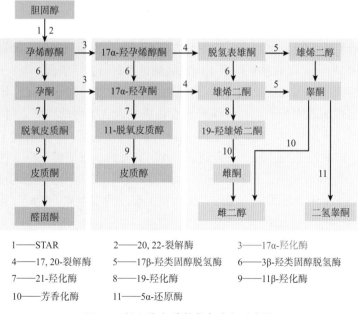

1——STAR　　　　　　　2——20, 22-裂解酶　　　　3——17α-羟化酶
4——17, 20-裂解酶　　　5——17β-羟类固醇脱氢酶　6——3β-羟类固醇脱氢酶
7——21-羟化酶　　　　　8——19-羟化酶　　　　　　9——11β-羟化酶
10——芳香化酶　　　　　11——5α-还原酶

图4-6　肾上腺皮质激素合成主要步骤

17α-羟化酶缺乏症为先天性肾上腺皮质增生症中的罕见类型，属常染色体隐性遗传病，是由编码该酶的CYP17A1基因突变而引起，进一步进行基因检测，发现两个致病突

变c.985_987delTACinsAA（p.Y329K fs*90）和c.1142T＞A（p.I381N），最终确诊为先天性肾上腺皮质增生症中的17α-羟化酶缺乏症。

对家系中父母亲、两个双胞胎妹妹和弟弟进行检测发现，先证者的两个致病突变分别为父源和母源，而双胞胎妹妹之一也同时有两个变异，而另外一个妹妹为母源变异携带者，家系中只有弟弟未携带变异。

同时，双胞胎妹妹之一也同样有高血压表现，染色体核型为46，XY，*SRY*基因为阳性，同样确诊为先天性肾上腺皮质增生症中的17α-羟化酶缺乏症。

【知识拓展】

就诊患儿为12岁女童，隐匿起病，病史较长，多次监测血压高于140/90mmHg，多次发现血钾水平明显降低，故诊断存在低血钾、高血压。

常见的同时存在低血钾、高血压的疾病如下：

（1）先天性肾上腺皮质增生症。该病由皮质醇合成过程中所需酶先天缺陷所致，皮质醇合成不足使血中其浓度减低，由于负反馈刺激ACTH分泌过多导致肾上腺皮质增生并分泌过多皮质醇前体物质而引发一系列临床症状[1]。根据酶缺陷类型不同可分为21-羟化酶缺乏症（21-OHD）、11β-羟化酶缺乏症（11β-OHD）、3β-羟类固醇脱氢酶缺乏症（3β-HSD）、类固醇激素急性调节蛋白（StAR）缺陷症、17β-羟类固醇脱氢酶（17β-HSD）缺陷症、17α-羟化酶缺乏症（17α-OHD）和20,22-碳链酶缺乏症等，其中仅后两种表现为低血钾，其余均表现为高血钾。

最常见的是21-羟化酶缺乏症，女性可表现为外生殖器男性化，如阴蒂肥大、大阴唇融合等，内生殖器不受影响，男性表现为性早熟[1]。失盐型可出现呕吐、腹泻、酸中毒、低钠高钾血症等失盐表现，血17α-羟孕酮升高，血脱氢表雄酮及睾酮可升高，血皮质醇可正常或偏低，尿17-酮类固醇排量增多，但该病通常没有高血压表现。

17α-羟化酶缺乏症患儿会出现与21-羟化酶缺乏症相异的临床表现，如高血压、高血钠、低血钾，男性患儿表现为假两性畸形，女性患儿表现为性幼稚[2-4]。本例患儿为12岁女童，起病隐匿，有高血压表现，查体有声音低沉，皮肤色黑，双侧乳房TannerⅠ期，阴毛TannerⅠ期，未见腋毛等表现，血钾降低，ACTH升高，皮质醇降低，性激素六项提示黄体生成素和卵泡刺激素高于正常，睾酮、雌二醇减低，B超未见确切子宫及卵巢结构，双髂血管旁可见下降不全的睾丸，考虑先天性肾上腺皮质增生症（17α-羟化酶缺乏）可能性大。

（2）原发性醛固酮增多症。该病主要是肾上腺皮质腺瘤或增生造成分泌醛固酮过多。其临床表现有高血压症候群、神经肌肉功能障碍，以肌无力及周期性瘫痪（周期性麻痹）较常见，伴有失钾性肾病及血钾过低症。临床生化检查示醛固酮分泌增多、尿钾增多、血钾过低及血浆肾素活性受抑制等改变[5]。影像学检查可见双肾上腺饱满。本例患儿偶有头痛、乏力表现，血生化检查提示低钾血症，伴有高血压、肾素偏低、醛固酮稍高，还需考虑该病的可能，但是该病一般无性发育异常，也无法解释患儿性反转。

【案例总结】

1. 检验案例分析

低血钾患者通常出现呕吐、腹泻等情况，该患儿没有上述症状却反复出现低血钾，而且临床初诊为高血压，追踪其他检验结果发现患儿皮质醇显著降低，促肾上腺皮质激素显著升高，且性激素中雌二醇较低，卵泡刺激素和黄体生成素远远高于患儿所在年龄段的参考值，这些结果提示患儿肾上腺功能异常，性发育与年龄不符。经多次与临床医生沟通后继续为患儿完善了染色体核型分析及相关致病基因测序，进一步对家系成员进行基因检测，证实了两个致病突变分别来源于父母，且一个妹妹为母源变异携带者，家系中只有弟弟未携带变异，促进了临床及时发现并治疗家族中的其他病例。两名患儿经手术治疗后带药出院，笔者也继续追踪后续化验结果，与临床医生及时沟通，有助于医生敦促患者按时、按剂量服药。

检验医师通过生化、激素、染色体核型、基因检测等多项目检查结果综合分析，最终为疾病的诊断提供确凿而完整的实验室证据，并且在家系追溯、出院后随访中扮演重要的角色。

2. 临床案例分析

该因高血压而入院的患儿在完善常规检查中发现存在血钾偏低，单独鉴别低血钾和高血压并不难，而高血压合并低血钾在临床上不多见，如果要用"一元论"解释的话，主要怀疑先天性肾上腺皮质增生症和原发性醛固酮增多症，而这两种疾病除了实验室检查结果相似，影像学上也都可以见到肾上腺增生，但是原发性醛固酮增多症不会累及性腺发育异常，因此，需要进一步完善性腺发育相关检查来了解是否存在性腺发育问题，再进一步用基因检测结果明确，从而确诊疾病。本案例还进行了家系基因检测，及早发现了家系中其他受累成员，达到了早诊断、早治疗的目的。

【专家点评】

先天性肾上腺皮质增生症是一种罕见病，其中大多数是21-羟化酶缺乏症，而该案例中展示的17α-羟化酶缺乏症更为少见。从临床和检验两个角度出发，联合生化检测、激素检查、染色体核型分析及基因测序等多种精准检测方法，最终明确诊断，并通过家系追踪，宣传了罕见病的早期诊断和产前筛查的必要性。

该案例充分体现了实验室检查在临床诊断中的重要性，为如何开展检验和临床沟通，提高临床诊断准确性和效率提供了新思路。

参 考 文 献

[1] 兰天, 姚辉. 先天性肾上腺皮质增生症遗传学及研究方向进展[J]. 国际儿科学杂志, 2018, 45(11): 872-876.
[2] 赵芳玉, 王新玲. 17α-羟化酶缺陷症的临床研究进展[J]. 疑难病杂志, 2018, 17(12): 1391-1394.

[3] 刘亚萌, 夏艳洁, 李小英, 等. 17α-羟化酶/17, 20-裂解酶缺陷症六例分析[J].中华内分泌代谢杂志, 2019, 35（10）: 825-828.

[4] Yang J, Cui B, Sun S, et al. Phenotype-genotype correlation in eight Chinese 17α-hydroxylase/17, 20 lyase-deficiency patients with five novel mutations of CYP17A1 gene[J]. J Clin Endocrinol Metab, 2006, 91（9）: 3619-3625.

[5] 李庆, 段凤霞, 高雅, 等. 17α-羟化酶缺陷症1例报道并文献复习[J]. 中华高血压杂志, 2020, 28（6）: 592-594.

5　双侧肾上腺占位的病因分析

作者：程子韵[1]，赵琳[2]（复旦大学附属中山医院：1. 检验科；2. 内分泌科）

点评专家：郭玮（复旦大学附属中山医院检验科）

【概述】

肾上腺偶发瘤（adrenal incidentaloma，AI）指因疑似肾上腺以外疾病进行影像学检查时发现的肾上腺肿块。随着影像学技术的不断进步和居民健康体检普及率的提升，AI的检出率不断提高。AI的病因包括肾上腺皮质的良性和恶性肿瘤、肾上腺髓质肿瘤及神经纤维瘤等。在AI的日常诊疗中，应对患者进行详细的临床和实验室评估，以判断患者有无激素异常分泌、肿瘤良恶性及可能的病因[1]。

【案例经过】

患者，男，45岁，因"发现双侧肾上腺占位2月余"入院。患者2个月前外院体检中发现双侧肾上腺占位。腹部CT平扫：右侧肾上腺软组织肿块，大小为33mm×47mm，左侧肾上腺内侧支和体部各见一软组织肿块，大小分别为25mm×30mm、11mm×13mm。近期患者出现无明显诱因头晕头痛，程度较轻，不伴血压升高，无乏力、食欲缺乏、脱水、心悸等症状。半个月前复查腹部MRI见结节稍增大。病程中，患者神清，精神可，二便无殊，体重无明显变化。

体格检查：一般生命体征平稳，血压140/90mmHg，身高149cm，体重61.3kg，BMI 27.6kg/m^2。呼吸平稳，营养中等。全身皮肤较黑，无紫纹、痤疮，甲状腺未触及肿大。双肺听诊无异常，心界不大，律齐，心音可，腹平软，肝脾肋下未及。生殖系统及神经系统检查（－）。

既往史、婚育史及家族史：否认高血压、糖尿病史。已婚，已育1子2女。患者有3个妹妹，均身材矮小，其中一妹妹为假两性畸形可能。

辅助检查：皮质醇节律见表5-1。

表5-1　患者皮质醇节律

时间	促肾上腺皮质激素ACTH（pg/mL）	皮质醇（nmol/L）
8：00	72.4	100.0
16：00	42.1	50.5
24：00	16.7	18.1

醛固酮-肾素（卧位）：醛固酮41.0pg/mL（立位参考值＜280pg/mL，卧位参考值30～160pg/mL），肾素1.81ng/（mL·h）[参考值0.25～5.82ng/（mL·h）]，ARR 2.265。儿茶酚胺代谢产物：甲氧基肾上腺素38.0pg/mL（参考值＜96.6pg/mL），甲氧基去甲肾上腺素99.0pg/mL（参考值＜163pg/mL），3-甲氧酪胺13.0pg/mL（参考值＜21.7pg/mL）。性激素：黄体生成素7.1mIU/mL（参考值1.7～8.6mIU/mL），卵泡刺激素6.3mIU/mL（参考值1.5～12.4mIU/mL），雌二醇150.9pmol/L（参考值41.4～159pmol/L），孕酮12.0nmol/L（参考值＜0.474nmol/L），睾酮8.8nmol/L（20～49岁参考值8.64～29nmol/L），硫酸脱氢表雄酮10.23μmol/L（45～54岁参考值1.20～8.98μmol/L）。

【案例分析】

1.临床案例分析

患者为中年男性，起病隐匿，体检发现双侧肾上腺多发占位，肿块最大径＞4cm，无明显不适。体格检查发现患者身材矮小，皮肤较黑。患者兄妹四人均身材矮小，其中一妹妹为假两性畸形可能，提示遗传性疾病可能。辅助检查：患者皮质醇节律结果提示血ACTH升高、皮质醇水平降低，进一步行ACTH兴奋试验，结果提示皮质醇合成障碍，见表5-2。

表5-2　ACTH兴奋试验

指标	0min	30min	60min
ACTH（pg/mL）	70.1	＞2000.0	＞2000.0
皮质醇（nmol/L）	122.9	116.7	125.7

患者体征和辅助检查结果提示原发性肾上腺皮质功能减退症（PAI）。引起该病的常见原因为肾上腺皮质组织破坏，包括自身免疫性、感染性、肾上腺出血/梗死及转移性肿瘤等多种因素。该患者起病隐匿、无明显不适症状，无结核病史，暂不考虑自身免疫性肾上腺炎、肾上腺结核等因素，影像学检查结果亦不支持自身免疫及肾上腺出血/梗死等病因。

该患者肾上腺占位最大径＞4cm，需考虑恶性肿瘤的可能性。肾上腺皮质癌（ACC）会出现类固醇激素水平异常，但ACC常见分泌紊乱类型为单纯皮质醇过量、单纯雄激素过量或两者混合分泌过量，与该例患者检测结果不符。此外，ACC多为单侧肿瘤，双侧病变较少见。患者无其余不适，肿瘤标志物无异常，暂不考虑转移性肿瘤可能。

除上述病因外，引起PAI的病因还包括先天性肾上腺皮质增生症（CAH）及肾上腺脑白质营养不良症等罕见疾病，后者合并有神经系统病变，且不会出现其他类固醇激素异常分泌，与患者表现不符。该例患者具有家族史，考虑遗传性疾病可能性大，CAH是一种常染色体隐性遗传代谢病，类固醇激素合成过程中某种酶缺陷导致皮质醇合成不足，继发性地负反馈升高ACTH并作用于肾上腺，引起肾上腺增生。

为了进一步明确诊断，需完善肾上腺皮质合成通路中上下游代谢产物检测。利用液相色谱-串联质谱（LC-MS/MS）对患者类固醇激素进行检测，结果见表5-3。

表5-3 患者类固醇激素检测结果

检测物质	检测结果（ng/mL）	参考范围（ng/mL）
孕烯醇酮	1.482	0.33～2.48
17α-羟孕烯醇酮	13.943	0.55～4.55
孕酮	2.04	0～0.2（≥30岁）
17α-羟孕酮	41.335	0.33～1.95（41～50岁）
11-去氧皮质酮	0.031	＜0.1
皮质酮	0.01	0.59～12.93
11-脱氧皮质醇	0.172	0～0.76（40～49岁）
皮质醇	27.95	63～207（早晨）
可的松	4.912	12～35
地塞米松	＜0.1	＜0.3
脱氢表雄酮	14.49	0～8（41～50岁）
雄烯二酮	4.118	0.4～1.9（31～50岁）
双氢睾酮	0.255	0.112～0.955
睾酮	3.006	2.5～11.0
雌酮	0.102	0～0.068
雌二醇	0.04	0～0.029
雌三醇	0.001	＜0.07

患者血清17α-羟孕烯醇酮、孕酮、17α-羟孕酮、脱氢表雄酮、雄烯二酮、雌酮、雌二醇升高，皮质酮、皮质醇、可的松降低。其中，17α-羟孕酮浓度为41.335ng/mL，强烈提示CAH中的21-羟化酶缺陷可能，且其他类固醇激素水平与21-羟化酶导致的代谢通路异常亦吻合，从减轻患者医疗负担角度出发，未进一步行ACTH激发试验。予以完善睾丸、阴囊超声和相关基因检测。超声结果未见明显异常。基因检测：*CYP21A2*基因发现2个杂合突变，c.518T＞A和c.1069C＞T，最终明确诊断为先天性肾上腺皮质增生症，21-羟化酶缺陷，单纯男性化型。明确诊断后给予泼尼松2.5mg治疗，每日1次，此后患者定期随访，肾上腺占位未出现进一步增大。

2. 检验案例分析

实验室检查在CAH的诊断和分型中均发挥着重要作用，通过检测肾上腺皮质合成通路中各项类固醇激素，临床医生可以对上下游产物水平进行分析，进而探究酶缺陷的具体类型。

【知识拓展】

21-羟化酶缺陷是CAH最常见的病因，其他缺陷种类包括11β-羟化酶缺陷、17α-羟化酶缺陷、3β-羟化酶缺陷、醛固酮合成酶缺陷等。21-羟化酶缺陷占CAH患者的90%以上，根据临床表现可分为经典型、单纯男性化型和非经典型。

经典型患者胎儿期即起病，出生后表现出低血压、低血糖、皮肤色素沉着等肾上腺皮质功能不全症候群，并伴有低钠、低氯、高钾等明显的失盐症状，女性出生时常表现为假两性畸形。

单纯男性化型患者临床无糖/盐皮质激素缺乏的典型症状，女性患者出生时表现为外生殖器畸形，但性腺和内生殖器发育正常，至青春期无第二性征出现，无月经来潮。男性患者睾丸小于正常水平，存在生精障碍。男女患者均出现儿童期生长加速，骨骺提前融合，最终身高不及正常成人。

非经典型患者发病时间较晚，症状较轻微，成年女性临床表现出高雄激素血症、月经不调等症状，需注意与多囊卵巢综合征相鉴别。

【案例总结】

1. 临床案例总结

CAH人群患病率低，临床症状复杂多样，易发生疾病的漏诊与误诊。本案例通过详细的病史询问，并采用LC-MS/MS技术对肾上腺皮质合成通路中全激素谱进行检测，实现了疾病的精准诊断，使患者避免经受多余的检查和不必要的手术治疗，显著减轻了患者的医疗负担。

2. 检验案例总结

类固醇激素结构相似，循环浓度低，传统检测方法难以对众多类固醇结构类似物进行区分，结果易受交叉干扰的影响。LC-MS/MS技术结合了色谱的高分离能力和质谱对物质的靶向定量能力，使检测结果具备更好的灵敏度和特异性，目前已成为检测小分子激素的金标准[2,3]。以合成通路中的皮质酮、21-脱氧皮质醇和11-脱氧皮质醇为例，这三种物质为分子式相同且化学结构类似的同分异构体，利用传统方法检测难以避免三者间的相互干扰。通过在色谱方法开发过程中选择合适的分离柱及流动相种类和比例可以对上述化合物进行良好分离。若不同物质的保留时间相近，则可以利用质谱技术选择不同的离子对来实现对物质的准确定量。对于体内低浓度激素而言，LC-MS/MS技术同样具备方法学优势。以女性和儿童的睾酮检测为例，LC-MS/MS可以准确定量至pg级别，在鉴别21-羟化酶缺乏症非经典型、多囊卵巢综合征等疾病中发挥着重要作用。

【专家点评】

该案例患者体检意外发现双侧肾上腺占位，并无自觉不适，进一步完善病史与初步检查，发现患者皮肤较黑，身材偏矮小（有家族史），皮质醇轻度缺乏（昼夜节律正常），ACTH兴奋试验无激发。通过缜密的临床鉴别诊断，推测该患者皮质醇缺乏的可能原因为先天性肾上腺皮质增生症，利用LC-MS/MS技术对肾上腺皮质合成通路中全激素谱进行检测，精准定位21-羟化酶缺陷，最终通过基因检测得以明确。案例内容详尽，思路清晰，体现了精准的激素检测在临床内分泌疾病诊治中的重要作用。

参 考 文 献

[1] Fassnacht M, Arlt W, Bancos I, et al. Management of adrenal incidentalomas: European Society of Endocrinology Clinical Practice Guideline in collaboration with the European Network for the Study of Adrenal Tumors[J]. Eur J Endocrinol, 2016, 175（2）: G1-G34.

[2] Lacey JM, Minutti CZ, Magera MJ, et al. Improved specificity of newborn screening for congenital adrenal hyperplasia by second-tier steroid profiling using tandem mass spectrometry [J]. Clin Chem, 2004, 50（3）: 621-625.

[3] Soldin SJ, Soldin OP. Steroid hormone analysis by tandem mass spectrometry[J]. Clin Chem, 2009, 55（6）: 1061-1066.

6 17α-羟化酶缺乏症复合杂合突变病例分析

作者：孙彤[1]，陈佳喜[1]，符鸿俊[2][台州恩泽医疗中心（集团）恩泽医院：1. 检验科；
        2. 内分泌科）]
点评专家：陈佳喜（台州恩泽医疗中心（集团）恩泽医院）

【概述】

患者入院后发现高促性腺激素性功能不全，患者自诉至青春期仍无月经来潮，父母非近亲婚配。患有"高血压"十余年，长期口服"卡托普利 12.5mg 每日 3 次（tid）及硝苯地平 10mg tid"，入院后测血压最高 129/73mmHg，伴有低钾血症。患者平素常自觉乏力、手脚麻木，休息数分钟后可自行缓解。于外院治疗后转入笔者所在医院寻求进一步治疗。

【案例经过】

患者，女，47 岁，浙江台州人，以"1 个月前因摔倒致左髋部疼痛，活动受限"为主诉入院。1 个月前因摔倒致左髋部疼痛，活动受限，于外院住院治疗，后建议于上级医院进一步就诊，遂就诊于笔者所在医院，门诊以"高促性腺激素性功能不全"收入院。

体格检查：患者身高 185cm，体重 62kg。无胡须生长，前额发际无退缩，无满月脸及多血质面容，齿龈有轻度色素沉着，未见喉结，颈部无假性黑棘皮，无腋毛生长，无颈蹼及肘外翻。双乳腺 Tanner Ⅰ期，无溢乳。掌纹未见色素沉着，下腹部及大腿内外侧未见紫纹，双下肢无水肿，阴毛 Tanner Ⅰ期，外阴呈女性分布，无阴蒂肥大。手指、足趾无畸形。四肢肌力 Ⅴ级。双上肢血压均为 129/73mmHg，心率 87 次/分，未闻及病理性杂音。

实验室检查：血钾 2.88mmol/L（参考值 3.5～5.5mmol/L）。高效液相色谱串联质谱检测类固醇激素全套结果显示，雌二醇＜5pg/mL（参考值 10～40pg/mL），孕酮 464.6pg/mL（参考值≤200pg/mL），11-脱氧皮质酮（DOC）670.8pg/mL（参考值≤190pg/mL），17-羟孕酮＜30pg/mL（参考值＜2200pg/mL），11-脱氧皮质醇 7832.6pg/mL（参考值 100～790pg/mL），皮质醇 2.0×10^3pg/mL[参考值（0.4～2.2）$\times 10^5$pg/mL]，脱氢表雄酮 1385.6pg/mL（参考值＜8000pg/mL），雄烯二酮＜20pg/mL（参考值 650～2100pg/mL），总睾酮＜50pg/mL（参考值 2400～9500pg/mL），17-羟孕烯醇酮 2216.8pg/mL（参考值＜2770pg/mL），21-脱氧皮质醇 109.0pg/mL（参考值＜50pg/mL），雌三醇 15.3pg/mL（参考值≤180pg/mL），可的松＜1000pg/mL（参考值 12 000～35 000pg/mL），硫酸脱氢表雄酮 2.95×10^3pg/mL[参考

值（1.04～4.68）×10^{6}pg/mL]，皮质酮87 658.1pg/mL（参考值530～15 600pg/mL），双氢睾酮110.5pg/mL（参考值240～650pg/mL），孕烯醇酮828.9pg/mL（参考值220～2370pg/mL）。卵泡刺激素83.98mIU/mL（参考值1.27～19.26mIU/mL），促黄体激素32.78mIU/mL（参考值1.24～8.62mIU/mL）。17α-羟孕酮0.40nmol/L（参考值0～11.5nmol/L）。尿钾：72.8mmol/24h（参考值25～100mmol/24h），肾素、醛固酮、皮质醇、ACTH均在正常范围，ARR尚可。促肾上腺皮质激素-皮质醇（ACTH-COR）节律如下：ACTH 8:00为7.9pg/mL（参考值6～40pg/mL），16:00为69.4pg/mL（参考值3～30pg/mL），24:00为13.2pg/mL（参考值<20pg/mL）；皮质醇8:00为0.1μg/dL（参考值6.7～22.6μg/dL），16:00为0.2μg/dL（参考值<10μg/dL），24:00为0.14μg/dL（参考值<10μg/dL）。生长激素0.19μg/L（参考值<10μg/L）。

影像学检查：肾上腺CT平扫显示，两侧肾上腺增粗，考虑增生。妇科超声检查显示未见子宫及卵巢组织，腹股沟区见睾丸样组织。左髋CT显示，左股骨颈骨折，并可见骨皮质变薄，骨小梁稀松，透亮度变高。左手骨龄片显示，13岁骨龄，骨骺未闭合。骨密度：重度骨质疏松，最大T值−5.0。外周血染色体核型分析提示为46，XY。

基因检测：在*CYP17A1*_ex2c.316T＞C（p.Ser106Pro）和*CYP17A1*_intr1c.-14G＞A均与17α-羟化酶复合杂合突变先天性肾上腺皮质增生症相关（表6-1）。

表6-1　先天性肾上腺皮质增生症基因检测报告

基因	核苷酸变异	氨基酸变异	功能改变	合子性	遗传方式	千人基因组频率/db138	临床意义	相关疾病	参考文献
*CYP17A1*_ex2 NM 000102.3	c.316T＞C	p.Ser106Pro	错义突变	杂合	AR	/	致病	17α-羟化酶缺乏性先天性肾上腺皮质增生症	[4-6]
*CYP17A1*_intr1 NM 000102.3	c.-14G＞A	/	错义突变	杂合	AR	0.0069／rs17115125	意义不明确的突变（VUS）	17α-羟化酶缺乏性先天性肾上腺皮质增生症	[4, 7]

出院诊断：①先天性肾上腺皮质增生症；②骨质疏松伴病理性骨折；③高血压；④低钾血症。

出院后定期门诊随访：给予"醋酸泼尼松（强的松）片每次1片，每日2次；阿法骨化醇片每次2片，每日1次；碳酸钙D$_3$咀嚼片每次1片，每日2次"，定期复查电解质，血钾在3.0mmol/L左右，病情较稳定。

【案例分析】

1. 临床案例分析

入院当天根据患者的临床症状及相关检查结果诊断为高促性腺激素性性腺功能减退症，其他考虑性腺发育不良和促性腺激素受体失活突变可能。考虑单纯性腺发育不全和先天性卵巢发育不全（特纳综合征）可能，需要基因检测进一步明确。

（1）单纯性腺发育不全：特征为患者表现为女性，具有条索状性腺，没有除腺瘤外的躯体异常，其核型为46，XY或46，XX。只有性腺发育不全而无特纳综合征的体态异常。本例患者不支持。

（2）先天性卵巢发育不全（特纳综合征）：特征为身材矮小、颈蹼和幼稚型女性外生殖器，其性腺为条索状，染色体缺一条X，导致第二性征不发育和原发性闭经。本例患者不支持。肾素、醛固酮、皮质醇、ACTH均在正常参考范围，ARR尚可，暂不支持原发性醛固酮增多症、利德尔综合征（Liddle syndrome）等诊断。

住院期间给予卡托普利片每日3次、硝苯地平控释片每日1次降压，戊酸雌二醇片补充性激素治疗，辅以碳酸钙D_3咀嚼片每日2次、阿法骨化醇片每日1次补钙及促进钙吸收，以及唑来膦酸注射液抗骨质疏松、氯化钾缓释片每日3次补钾等治疗，患者病情改善明显。结合B超、CT和检验激素水平与基因检测结果，以及临床表现考虑高血压、低血钾是先天性肾上腺皮质激素缺乏所引起的，且激素治疗有效，患者明确诊断为先天性肾上腺皮质增生症。

后期为明确发病机制，结合高效液相色谱串联质谱检测结果，诊断为17α-羟化酶缺乏症复合杂合突变先天性肾上腺皮质增生症。

2. 检验案例分析

临床诊断先天性肾上腺皮质增生症，常见的是21-羟化酶缺乏，21-羟化酶皮质醇、醛固酮、可的松降低，硫酸脱氢表雄酮、睾酮升高。11β-羟化酶缺乏症常见高水平雄激素前体硫酸脱氢表雄酮。但该患者醛固酮正常，硫酸脱氢表雄酮、睾酮降低，雌激素减少，所以检验不支持21-羟化酶缺乏和11β-羟化酶缺乏，考虑其他罕见酶类缺乏。患者基因检测存在CYP17A1致病突变，结合高效液相色谱串联质谱检测类固醇激素，符合17α-羟化酶缺乏症（17-OHD）（图6-1）。由于17α-羟化酶缺乏，负反馈作用刺激ACTH增多，导致肾上腺皮质增生。DOC合成障碍和皮质醇过多，引起潴钠排钾，符合患者高血压和低血钾表现。

进一步对患者进行病因分析，联系患者家属做基因测序（图6-2），发现只有患者存在CYP17A1_ex2c.316T＞C（p.Ser106Pro）致病变异。Ⅱ-1也存在CYP17A1_intr1c.-14G＞A变异，但无临床表现（表6-2）。

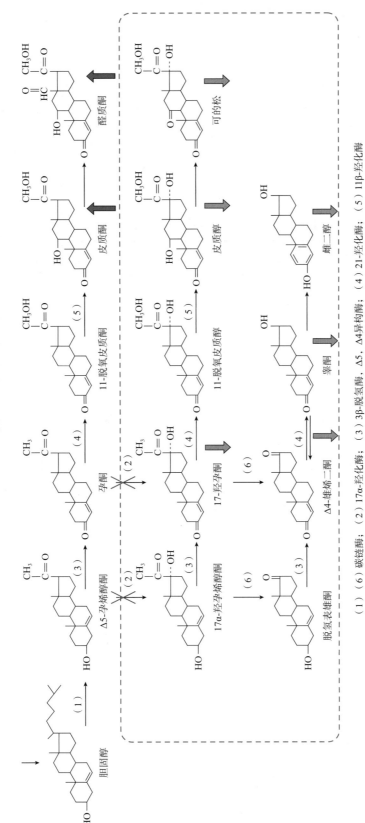

图6-1　17α-羟化酶缺陷症

（1）（6）碳链酶；（2）17α-羟化酶；（3）3β-脱氢酶，Δ5，Δ4异构酶；（4）21-羟化酶；（5）11β-羟化酶

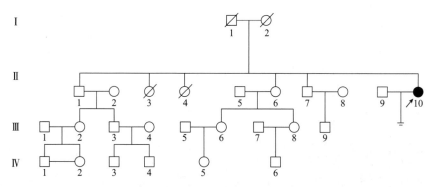

图6-2　患者家系谱

表6-2　先天性肾上腺皮质增生症家系基因验证报告

位点	II -10	II -7	II -1	II -6
*CYP17A1*_ex2c.316T＞C（p.Ser106Pro）	Het	N	N	N
*CYP17A1*_intr1c.-14G＞A	Het	N	Het	N

注：Het. 杂合突变；N. 未突变。

【知识拓展】

先天性肾上腺皮质增生症是由肾上腺皮质激素合成所需酶缺陷所引起的常染色体隐性遗传病。其中：21-羟化酶缺乏症最常见，占CAH的90%～95%；11β-羟化酶缺乏症占5%～8%；3β-羟类固醇脱氢酶缺乏症约占1%；17-OHD、20, 22-碳链酶缺乏症、类固醇激素急性调节蛋白缺陷症及17β-羟类固醇脱氢酶缺陷症等罕见[1]。1966年首次描述了17α-羟化酶缺乏[2]。由于这种疾病比较少见，早期没有男性化或肾上腺危象，通常直到青春期晚期才被诊断出表型女性和原发性闭经，所以确诊相对较晚，88%的病例在青春期、4%在婴儿期、8%在30～40岁确诊[3]。主要的临床表现为高血压，原发性闭经，第二性征缺失，体毛稀少。

17α-羟化酶缺失由 *CYP17A1* 基因突变导致，目前已发现100多种类型的变异[4]。引起该基因编码合成的P450c17酶缺失，造成肾上腺类固醇激素和17α-羟化酶/17, 20碳链酶合成障碍。该基因在肾上腺的束状带和网状带、性腺均有表达，造成相关激素代谢阻断，引起孕酮、DOC、皮质酮、醛固酮增加，17-羟孕酮、皮质醇、可的松、4-雄烯二酮、睾酮、雌二醇合成降低。性激素和皮质醇合成降低负反馈作用刺激下丘脑-垂体-性腺和下丘脑-垂体-肾上腺大量分泌卵泡刺激素、黄体生成素和ACTH。由于缺少雌激素的刺激作用，骨骺延迟闭合，骨龄落后于健康人，身高高于同龄人。基因型为46, XX可表现为卵巢囊肿，可能是因为体内存在高促性腺激素而雌激素水平低。ACTH分泌增多导致肾上腺皮质增生。17α-羟化酶/17, 20碳链酶缺乏使孕酮通过非17α-羟基化生成DOC，并使其水平升高，有研究表明17α-羟化酶缺乏症患者体内皮质酮水平可高达正常值的50～100倍，而DOC水平可达健康人的1000倍[5]。高水平皮质酮可弥补皮质醇的不足，因此17α-羟化酶缺乏症患者往往不会出现糖皮质激素不足甚至肾上腺危象，疾病早期难以被识别，临床上易漏诊[6]。而DOC作为醛固酮的前体，醛固酮升高使肾小管吸收Na^+、排K^+、排H^+功能增强从而导致患者反复出现低钾血症。水钠潴留导致患者血容量增加，从而出现高血压。所以，大多数患者高血压发病早，通常难以控制且病情较严重。由于缺少雌激素的刺激作用，骨骺延迟闭合，骨龄落后于健康人。睾酮及雌二醇合成均减少，造成46，XX患者有原发性闭经，第二性征缺如；46，XY患者外生殖器呈女性型或假两性畸形。相同基因突变类型，染色体核型为46，XY的患者临床表现较染色体核型为46，XX者更严重[7]。

17α-羟化酶缺乏症患者可分为完全型17-OHD、不完全型17-OHD和孤立型17, 20-碳链酶缺陷症。完全型17-OHD和不完全型17-OHD是根据17α-羟化酶和17, 20碳链酶活性丧失程度来区别的。完全型17-OHD患者的高血压和低血钾要比不完全型17-OHD患者严重。不完全型17-OHD比完全型17-OHD患者少见，参见中华医学会第十一次全国内分泌学学术会议确定的诊断标准（2012年8月）。①完全型17-OHD，根据染色体为46，XX或46，XY，表现为女性患者有性器官幼稚、原发性闭经、高血压、低血钾、皮质醇水平降低、ACTH水平反馈性增高；性激素（雌二醇、睾酮）明显低于参考值而促性腺激素（黄体生成激素、卵泡生成激素）水平增高可诊断。染色体为46，XX的患者可出现卵巢囊肿和卵巢破裂。染色体为46，XY的患者可出现发育不良的睾丸。②不完全型17-OHD，根据患者乳房发育，阴毛稀少，外生殖器存在假两性畸形或有自发的青春期第二性征发育及月经，或血压和血钾水平正常，结合可检测出17α-羟化酶，并且对ACTH兴奋试验有反应可诊断[8]。孤立型17, 20-碳链酶缺陷症由于只有性激素合成障碍，保留了17α-羟化酶的活性，所以通常只表现为性器官幼稚，无皮质醇和ACTH合成障碍，无高血压和低血钾等症状。

本病是一种罕见疾病，在临床很容易被忽略，一般出现在妇科和高血压门诊。94%的患者被误诊，常被误诊为原发性高血压（55%）、单纯性腺发育不全（35%）和雄激素抵抗综合征（21%）[9]。本病需要与原发性醛固酮增多症、单纯性腺发育不全和先天性卵巢发育不全（特纳综合征）、P450-氧化还原酶缺乏症（PORD）及17β-羟类固醇脱氢酶3型（17β-HSD3）缺乏症等鉴别。原发性醛固酮增多症患者典型临床特征为高血压、低血钾、肌无力、高血钠、碱中毒、醛固酮分泌过多、血浆肾素抑制等。患者无性腺发育不良。CT片上常表现为肾上腺腺瘤。单纯性腺发育不全：染色体为46，XY的患者主要表现为未发育的女性外生殖器、阴道、输卵管，始基子宫和条索状性腺。血清孕酮不存在持续性升高的特点，可以作为鉴别诊断。特纳综合征患者身材矮小，其他异常包括盾状胸、乳头间距宽、颈短伴颈蹼、肘外翻及前臂和手腕马德隆（Madelung）畸形，盾状胸和身材矮小有时会形成一种不成比例的矮胖或粗壮外形。新生儿可能有先天性手足淋巴水肿、蹼颈、指甲发育不良、窄且高拱的腭畸形，以及第四掌骨和（或）跖骨短小，并且多数患者丢失了整整一条X染色体（45，X性腺发育不全）。PORD是一种罕见的先天性肾上腺皮质增生症，表现为CYP17A1和CYP21A2联合缺乏症，男婴可能表现为重度男性化不足，女婴则表现为重度男性化。在17-OHD中，DOC和皮质酮的代谢物增加，而17-羟孕酮和类固醇的代谢物减少；在PORD中，由于21-羟化和17-羟化均存在缺陷，17-羟孕酮和皮质酮的代谢物均特征性地增加而类固醇减少。通过高效液相色谱串联质谱和分子诊断技术进行尿液类固醇分析是诊断PORD的金标准。17β-HSD3缺乏症的典型表现为出生时呈现女性外观，但是可见阴囊融合、阴蒂肥大、阴道盲端、腹股沟区可触及未下降的睾丸等畸形。患者一般不会出现ACTH增多所致的肾上腺皮质增生等一系列临床表现[10]。人绒毛膜促性腺激素兴奋后，睾酮/AD＜0.8高度怀疑17β-HSD3缺乏症。

【案例总结】

1.临床案例分析

本案例中患者长期有高血压，14岁（33年前）时就无青春期发育表现，身高持续增高，而在以往就诊时临床医生没有引起足够的重视，从而延误了诊断，也与患者的文化水平和认知有关。结合B超、CT和激素水平和基因检验结果，考虑患者是完全型17-OHD，具有典型的临床表现，性器官幼稚、闭经、高血压和低血钾，性激素和类固醇激素具有明显的改变。患者在住院期间对症治疗效果明显，用药合理。出院后定期复查，可以有效缓解临床症状。

2.检验案例分析

基因检测对17-OHD疾病诊断具有重要意义，该患者具有典型的突变基因CYP17A1_ex2c.316T＞C（p.Ser106Pro），杂合错义突变，该位点的致病性已有相关文献报道，且ClinVar数据库收录并注释其为致病突变[11]；该突变位点在正常东亚人群中的频率未见报道；用SIFT和PolyPhen-2软件对其蛋白保守性进行预测，结果均为有害，且该基因突变相关的疾病与受检者临床表现吻合，因此判定为致病突变。CYP17A1_intr1c.-14G＞A，杂合错义突变，该位点的致病性尚未有相关文献报道；ClinVar数据库收录并注释该变异为临床意义未明；该变异位点在健康人群中的频率为0.0069，因此判定为临床意义未明变异。由于患者哥哥Ⅱ-1也携带同样的基因，可能该基因突变来自父母的遗传，且该基因单独突变不是引起患者17-OHD发生的主要原因或为无义突变。由于患者父母过世，无法证实CYP17A1_ex2c.316T＞C（p.Ser106Pro）是否也来自遗传。

17α-羟化酶缺乏症是一种先天性肾上腺皮质增生罕见病，患者长期存在的病理生理改变及性发育异常除了会对器官功能造成影响之外，还会带来很多心理问题及社会问题，所以需要多学科治疗。尽早建立全面的个性化的疾病管理，做到早期诊断、及时干预，以达到改善预后、提高生活质量的目的，并且对患者的全家族成员应积极进行基因检查，以求尽早全面诊断。

【专家点评】

该案例中患者确诊时年龄已大，可见临床上对该病还是存在误诊。患者表现为低钾血症合并高血压，影像学检查未见子宫及卵巢组织，但在腹股沟区发现睾丸样组织；染色体分析显示46，XY核型；基因检测发现患者存在CYP17A1基因编码区复合杂合突变，检出CYP17A1_ex2c.316T＞C（p.Ser106Pro）突变和CYP17A1_intr1c.-14G＞A突变；突变位点在正常东亚人群中的频率未见报道；用SIFT和PolyPhen-2软件对其蛋白保守性进行预测，结果均为有害。所有这些检测结果结合低血钾性高血压临床表现，现有的结果支持17-OHD的诊断。17-OHD患者因性类固醇缺乏而导致身材高大，骨骺未闭合。高血压通过糖皮质激素治疗可缓解，该患者接受了小剂量氢化可的松治疗后高血压症状得到明显缓解，低血钾也得到较好的改善，更加支持了17-OHD的诊断。

参 考 文 献

[1] 国家卫生健康委临床检验中心新生儿遗传代谢病筛查室间质评委员会. 新生儿先天性肾上腺皮质增生症筛查与诊断实验室检测技术专家共识[J]. 中华检验医学杂志, 2019, 42（12）: 1014-1019.

[2] Biglieri EG, Herron MA, Brust N. 17-hydroxylation deficiency in man[J]. J Clin Invest, 1966, 45（12）: 1946-1954.

[3] Hinz L, Pacaud D, Kline G, et al. Congenital adrenal hyperplasia causing hypertension: an illustrative review[J]. J Hum Hypertens, 2018, 32（2）: 150-157.

[4] Zhang Y, Zhang X, Wang Y, et al. Genetic defect of a combined 17α-hydroxylase/17, 20-lyase deficiency patient with adrenal crisis[J]. Gynecol Endocrinol, 2018, 34（6）: 540-544.

[5] Aydin Z, Ozturk S, Gursu M, et al. Male pseudohermaphroditism as a cause of secondary hypertension: a case report[J]. Endocrine, 2010, 38（1）: 100-103.

[6] 马婧, 杜雅丽, 权金星. 17α-羟化酶缺陷症诊治研究进展[J]. 国际内分泌代谢杂志, 2020, 40（5）: 323-326.

[7] Miura K, Yasuda K, Yanase T, et al. Mutation of cytochrome P-45017 alpha gene（CYP17）in a Japanese patient previously reported as having glucocorticoid-responsive hyperaldosteronism: with a review of Japanese patients with mutations of CYP17[J]. J Clin Endocrinol Metab, 1996, 81（10）: 3797-3801.

[8] 赵芳玉. 17α-羟化酶缺陷症的临床研究进展[J]. 疑难病杂志, 2018, 17（12）: 1391-1394.

[9] Fontenele R, Costa-Santos M, Kater CE, et al. 17α-hydroxylase deficiency is an underdiagnosed disease: high frequency of misdiagnoses in a large cohort of Brazilian patients[J]. Endocr Pract, 2018, 24（2）: 170-178.

[10] Mendonca BB, Gomes NL, Costa EM, et al. 46, XY disorder of sex development（DSD）due to 17β-hydroxysteroid dehydrogenase type 3 deficiency[J]. J Steroid Biochem Mol Biol, 2017, 165（Pt A）: 79-85.

[11] Lin D, Harikrishna JA, Moore CC, et al. Missense mutation serine 106: proline causes 17 alpha-hydroxylase deficiency[J]. J Biol Chem, 1991, 266（24）: 15992-15998.

7 周期性库欣综合征

作者：陈光[1]，金婷[2]，郑芬萍[2]（浙江大学医学院附属邵逸夫医院：1. 检验科；
　　　2. 内分泌科）
点评专家：郑芬萍（浙江大学医学院附属邵逸夫医院内分泌科）

【概述】

库欣综合征是由于下丘脑 - 垂体 - 肾上腺轴调控失常，肾上腺皮质分泌过量的糖皮质激素，从而导致的一种临床综合征。常出现向心性肥胖、高血压、糖代谢异常、低钾血症和骨质疏松等临床表现。测定 24h 尿皮质醇、促肾上腺皮质激素（ACTH）、17- 羟类固醇或 17- 酮类固醇及影像学等检查可做出定性、定位诊断。由垂体分泌过量的 ACTH 引起的库欣综合征最为常见，而由垂体以外的肿瘤组织分泌过量的 ACTH 及其类似物引起的库欣综合征比较少见，称为异位促肾上腺皮质激素综合征。周期性库欣综合征是库欣综合征的一种特殊表现形式，此病罕见。因皮质醇分泌的周期性特点会对内分泌功能试验产生干扰，导致功能试验出现阴性结果，因此动态监测皮质醇分泌水平十分必要。

【案例经过】

患者，女，61 岁，因"发现血压升高 5 年，血糖升高 1 个月"于 2016 年 12 月 4 日收入笔者所在医院内分泌科。2011 年患者血压升高，诊断为"高血压病"，先后予以"比索洛尔 2.5mg 每日 1 次""雷米普利（剂量不详）""替米沙坦（剂量不详）"降压。2016 年 1 月停用降压药，监测血压维持在 120/80mmHg 左右。2016 年 11 月 8 日至笔者所在医院就诊，测血压 150/90mmHg，查"随机血糖 6.85mmol/L，血钾 4.01mmol/L"，血压高时有面色变红，伴心慌，有全身水肿，少尿。

既往史：子宫腺肌症病史 15 年，室上性心动过速病史 7 年。查体：血压 180/110mmHg，BMI 23.8kg/m²，脸圆，球结膜水肿，皮肤略薄，肘部抽血处可见散在瘀斑，无水牛背、锁骨上脂肪垫、黑棘皮、紫纹，无痤疮，双下肢轻度水肿。

初步诊断：高血压待查？原发性醛固酮增多症？库欣综合征？嗜铬细胞瘤？

入院完善相关检查。

实验室检查：①血钾 2.59mmol/L，尿钾 70.47mmol/24h，分析结果为低钾血症，肾性失钾；②基础皮质醇节律见表 7-1；③标准小剂量地塞米松抑制试验结果显示，抑制后血可的松 28.98μg/dL，ACTH 158ng/L，24h 尿可的松＞ 60μg/dL，结合基础皮质醇节律紊乱、24h 尿可的松水平升高和小剂量地塞米松试验不能被抑制，提示存在库欣综合征；④标准大剂量地塞米松抑制试验结果显示，抑制后血可的松 27.07μg/dL，24h 尿可的松＞ 60μg/dL，大剂量地塞米松试验不能被抑制，结合基础ACTH水平，提示异位促肾上腺皮质激素综合征可能性大；⑤OGTT试验结果显示，糖耐量异常，C肽基础值偏高，胰岛素及C肽分泌峰值延迟，倍增尚可，见表7-2；⑥立位初筛试验显示ARR无升高，排除原发性醛固酮增多症。

表7-1 基础皮质醇节律

检测时间点	可的松（μg/dL）	ACTH（ng/L）
0：00	30.86	—
8：00	35.67	163
16：00	32.79	151

注："—"表示无数据。

表7-2 OGTT试验

时间（h）	血糖（mmol/L）	胰岛素（μIU/mL）	C肽（pmol/L）
0	6.15	7.06	746
0.5	10.77	42.05	1994
2	10.72	73.17	4270

影像学检查：①肾上腺增强CT显示左侧肾上腺内侧支增粗，考虑增生；②垂体增强MR未见明显异常；③胸部增强CT见左肺上叶少许炎症渗出，两肺多发纤维增殖灶，胃肠镜见慢性非萎缩性胃炎伴糜烂，结直肠黏膜未见明显异常，^{18}F-脱氧葡萄糖扫描未见异常摄取灶，外院PET-CT未见明显异常。

完善"岩下窦静脉采血"，岩下窦/外周血比值未达2倍，基本上排除垂体来源，结果见表7-3。

表7-3 岩下窦静脉采血检测结果

采血部位	外周血ACTH（ng/L）	比值（岩下窦/外周血）
左侧岩下窦	107	0.86
右侧岩下窦	140	1.12

其他：动态血压检查提示患者血压为持续性升高，无骤升骤降，排除嗜铬细胞瘤及其他占位。

临床初步诊断：库欣综合征，异位ACTH综合征。

然而入院8天后，患者体重下降5kg，且尿量明显增多，双下肢水肿明显好转。复查血可的松、ACTH无明显下降，原因未明。为进一步诊治，患者先后到北京某医院、上海某医院住院就医。

（1）2017年3月至北京某医院就诊：①行镓标记PET-CT未见异常占位病灶；②经典小剂量地塞米松抑制试验未被抑制；③经典大剂量地塞米松抑制试验可被抑制，患者拒绝行1-脱氨基-8-D-精氨酸血管加压素（DDAVP）刺激下岩下窦静脉采血。两次大剂量地塞米松抑制试验结果不一致，追踪血可的松和ACTH结果趋于正常（表7-4），血压也趋于正常，是否自行好转？

表7-4　2017年随访追踪结果

检测时间（年.月.日）	血可的松（μg/dL）	ACTH（ng/L）
2017.02.16	26.92	138
2017.03.14	35.08	126
2017.04.21	10.31	69

（2）2017年5月至上海某医院就诊：①查基础皮质醇节律（表7-5），24h尿可的松正常（具体数值不详），和笔者所在医院检测结果完全不一致，诊断为"假性库欣综合征"，考虑"抑郁症"；②2019年4月至上海某医院行外周DDAVP试验，结果见表7-6，ACTH峰值未超过基础值的1.5倍，不考虑垂体来源的库欣病。

表7-5　基础皮质醇节律检测结果

检测时间点	可的松（μg/dL）	ACTH（ng/L）
0：00	11.5	64
8：00	5.53	50
16：00	3.47	40

表7-6　外周DDAVP试验结果

时间（min）	可的松（μg/dL）	ACTH（ng/L）
−15*	1.33	23.79
0	0.97	27.72
15	0.94	28.55
30	0.33	25.64
45	1.26	30.83
60	1.41	31.03
90	1.55	29.68
120	1.66	30.24

*试验前15min。

【案例分析】

1.临床案例分析

患者以血压波动、高血糖、血钾波动起病，查体可见部分库欣貌。多次小剂量地塞米松抑制试验不能被抑制，明确提示存在库欣综合征。随访中患者表现为高血压、低血压、低血钾、肢体水肿等可自发缓解并反复发作，监测尿可的松水平周期性变化，且有"三峰两谷"，与血ACTH呈平行变化，周期6～10个月，临床诊断为"周期性库欣综合征"。

连续4年来的治疗过程中，两次大剂量地塞米松抑制试验结果不一致，可能与其皮质醇周期性分泌有关。结合基础ACTH水平高，且肾上腺影像学检查见肾上腺增生，但PET-CT未见异常摄取，考虑为库欣病或异位ACTH综合征。明确病灶是否在垂体，先后完善岩下窦静脉采血、外周DDAVP试验均提示不考虑库欣病，但未行DDAVP刺激下岩下窦静脉采血，且垂体影像学见垂体左侧小结节，而PET-CT、胃肠镜均未见其他异常病灶。目前周期性库欣综合征诊断明确，仍需考虑库欣病或异位ACTH综合征。

2. 检验案例分析

该患者4年来的求医经历了从发病入院到辗转外地医院的各种检查。在患者和医生的共同努力下，通过动态监测皮质醇的变化，终于逐渐明确了该患者内分泌相关皮质醇结果忽高忽低的缘由，回顾与检验相关的近200个内分泌检测数据，也逐步掌握了该患者周期性库欣综合征的规律。因此，检验与临床密不可分。检验可以通过测定体液中某一激素水平来判断内分泌功能，也可以通过对某激素（如可的松、ACTH）的连续监测来反映激素的节律性改变，还可以配对检测功能激素及其调节性激素（如ACTH）的水平辅助内分泌疾病的诊断定位。同时，功能试验（地塞米松抑制试验）也有助于确定内分泌疾病的病变部位与性质。

动态监测项目：①血清皮质醇测定，现临床实验室多采用免疫法检测皮质醇。检测血清中与蛋白质结合和游离的总皮质醇浓度。正确的样本采集对皮质醇测定结果真实反映肾上腺皮质功能状态有重要意义。由于皮质醇的分泌存在昼夜节律，因此包括住院、静脉穿刺在内的各种应激状态，都将使其分泌迅速成倍增加。现多推荐检测0：00、8：00、16：00 3个时间点皮质醇浓度来判断昼夜节律。此患者在入院初期的连续检测中，皮质醇无正常节律。后期的随访坚持动态监测，最终明确诊断。4年来该患者的血清皮质醇水平监测结果见图7-1。②血浆ACTH测定，血浆ACTH的分泌存在昼夜节律，故分别收集清晨和午夜的样本。由于ACTH极易被玻璃器皿大量吸附，并且易被血液中的肽酶水解成无免疫活性的代谢物，因此，血样采集于预加有抗凝剂的冰冻聚乙烯试管中，迅速低温离心分离血浆，立即测定。整个过程不宜使用血清检测，尤其要关注分析前的干扰。本病例中采用ACTH与皮质醇共同测定来判断病变部位，同时进行了岩下窦采血检测ACTH，与外周血的ACTH进行比较，若岩下窦血ACTH为外周血的2倍以上，即可诊断为库欣病。对该患者岩下窦采血后检测结果进行分析，排除了垂体来源的库欣病。ACTH与皮质醇的同步动态监测对于临床内分泌疾病的诊断有着重要作用。③24h尿皮质醇测定，尿皮质醇反映血清中未结合（或游离）皮质醇水平，而且有助于肾上腺功能亢进的诊断。由于血清皮质醇的分泌存在节律且不稳定，24h尿皮质醇排泄量（UFC）可间接反映全天血浆游离皮质醇的状态，不用考虑昼夜节律波动，因此该项目是评估肾上腺皮质功能的主要依据。同时，检测尿肌酐（以UFC/g肌酐作为单位矫正），可排除24h尿收集不完全及肾小球滤过功能的影响。该患者在4年的就诊期间，尿可的松的动态监测多次超过仪器的线性范围，应注意严格按照说明书，不超过3倍的稀释检测，得出最终结果。④午夜唾液皮质醇测定，唾液中不含皮质醇结合蛋白，因此唾液皮质醇能反映血液中具有生物活性的游离皮质醇水平。测定午夜唾液中皮质醇水平对库欣综合征筛查具有较好的特异性和敏感性。由于影响唾液分泌的因素很多，因此唾液成分不够稳定，采集时需要固定时间段。

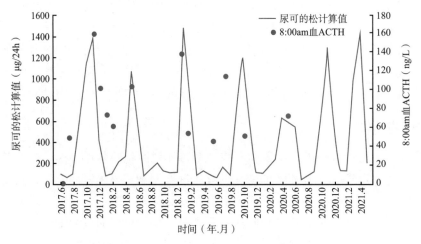

图7-1　4年来该患者的血清皮质醇水平监测

功能试验：①地塞米松抑制试验，地塞米松对ACTH可产生强大的皮质醇样负反馈抑制作用，进而用于库欣综合征的定性和定位诊断。本病例中患者在笔者所在医院与外院的地塞米松抑制试验结果不一致，可侧面反映患者处于周期性库欣综合征的状态。②外周DDAVP试验，DDAVP是一种长效的抗利尿激素类似物。它具有促肾上腺皮质激素释放激素（CRH）样作用，可促进垂体ACTH肿瘤细胞分泌ACTH。在岩下窦静脉取血过程中，通过测定基础和DDAVP刺激后的中枢（岩下窦静脉）与外周血ACTH浓度差异，可有效鉴别库欣病和异位ACTH肿瘤，灵敏度和特异度均接近100%。岩下窦静脉取血在大多数医院难以实现，本检测经肘静脉注射DDAVP后，通过外周静脉取血测定ACTH水平。DDAVP兴奋试验中外周血ACTH水平是否发生变化，可用于库欣病和异位ACTH综合征的鉴别诊断。

【知识拓展】

周期性库欣综合征的诊断标准为至少观察到"三峰两谷"的皮质醇变化曲线[1]。目前病例报道的周期为12h至86天，缓解期的出现不可预测。Alexandraki等[2]对201例库欣综合征患者进行回顾分析，发现15%的患者符合周期性库欣综合征的诊断标准，说明周期性库欣综合征并不罕见。

当临床上怀疑周期性库欣综合征时，动态监测皮质醇分泌水平尤为重要，包括血皮质醇、24h尿皮质醇、清晨尿皮质醇/肌酐及午夜唾液皮质醇。最近的研究提出头皮质醇水平可有助于诊断周期性库欣综合征。此时，大、小剂量地塞米松抑制试验的定性和定位诊断意见不大，缓解期时地塞米松抑制试验呈现阴性结果，而发作期甚至出现反常性升高[3]。

【案例总结】

1. 临床案例总结

对于库欣综合征症状自发缓解并反复发作、重复地塞米松抑制试验结果不一致、重复皮质醇水平监测结果差异大的患者，需警惕周期性库欣综合征，此时动态监测皮质醇分泌水平显得格外重要。

2. 检验案例总结

检验指标在内分泌疾病诊断治疗中发挥了重要的作用，检验科医生可以根据检验项目的特点给临床医生提供建议与参考。对经典检验项目和新检验项目的方法学和局限性充分了解，便于临床医生在纷繁复杂的检验项目中选择相对合适的作为监测指标。

【专家点评】

周期性库欣综合征是库欣综合征的一种特殊形式，皮质醇呈现周期性分泌增多，临床症状可自发缓解并反复发作，定性和定位症状均较为困难，临床漏诊率极高。本例患者病初有典型库欣体貌和激素自主分泌增高的依据，但因皮质醇水平的大幅度波动，地塞米松抑制试验前后结果不一，在病初的缓解期甚至被诊断为"假性库欣综合征""抑郁症"，而后续在临床长期的随访监测中观察到患者皮质醇分泌呈周期性增多和自发缓解的现象，伴随着临床症状的周期性出现和自发缓解，且在随访中观察到明确的"三峰两谷"皮质醇变化曲线，使得"周期性库欣综合征"得以诊断。

临床上大部分周期性库欣综合征患者具有相对较长的缓解期（如此例患者，缓解期达3个月），需要长期的监测和随访。对于该类患者的皮质醇水平的监测可以根据患者周期的长短选择合适的监测方法。周期较短者选择ACTH、可的松水平和节律就可以直接观察到皮质醇的变化情况，而周期较长的患者可选择24h UFC。本例患者结合其周期特点，利用24h UFC监测确立了明确的"三峰两谷"现象。对于长期随访患者，晨尿可的松/肌酐值与24h UFC水平呈现良好的相关性（$r=0.93$），可用于门诊长期随访监测。当怀疑周期性库欣综合征可能时，无论采用何种方法，无论其周期长短，动态而重复检测对于明确诊断是非常重要的。

周期性库欣综合征发作时的临床症状、定性和定位诊断均同一般库欣综合征，其病因主要是库欣病（54%），其次是异位ACTH综合征（26%）及原发性肾上腺疾病（11%）。该例患者第一次发病时ACTH升高，小剂量和大剂量地塞米松抑制试验不能被抑制，双侧岩下窦静脉采血提示中枢和外周ACTH水平接近，高度提示该患者系异位ACTH综合征。尽管患者在多家医院就诊，完善了多种影像学和核素检测，但其具体病因均未明。结合多年病史和ACTH水平，类癌可能性较大。不同于一般库欣综合征，周期性库欣综合征应在"峰"期而避免在"谷"期进行功能试验，尤其是避免在"谷"期行岩下窦采血以明确ACTH来源。对于周期性库欣综合征的治疗，手术切除病灶是首选治疗方法，但该病例病因不明，患者拒绝行"双侧肾上腺切除术"，故以对症治疗为主（降压、补钾治疗）。

总之，通过对该例特殊患者从定性到定位诊断，病程中临床症状多变、周期性出现和自发缓解，皮质醇的测定变异大且地塞米松抑制试验前后不一（甚至矛盾）的特点进行描述和剖析，详细阐述了周期性库欣综合征的临床特点和诊治要点，以期能提高临床医生对该类疾病的认识和临床诊疗能力。

参 考 文 献

[1] Meinardi JR, Wolffenbuttel B, Dullaart RP. Cyclic Cushing's syndrome: a clinical challenge[J]. Eur J Endocrino, 2007, 157（3）: 245-254.

[2] Alexandraki KI, Kaltsas GA, Isidori AM, et al. The prevalence and characteristic features of cyclicity and variability in Cushing's disease[J]. Eur J Endocrinol, 2009, 160（6）: 1011-1018.

[3] Liberman B, Wajchenberg BL, Tambascia MA, et al. Periodic remission in Cushing's disease with paradoxical dexamethasone response: an expression of periodic hormonogenesis[J]. J Clin Endocrinol Metab, 1976, 43（4）: 913-918.

8 高血压伴双侧肾上腺结节样增生

作者：李凤英[1]，袁琴[2]，郑芬萍[2]，张钧[1]（浙江大学医学院附属邵逸夫医院：

 1. 检验科；2. 内分泌科）

点评专家：郑芬萍（浙江大学医学院附属邵逸夫医院内分泌科）

【概述】

原发性醛固酮增多症（PA，简称原醛症）是由于肾上腺皮质发生病变，分泌过多的醛固酮，导致水钠潴留、血容量增加、肾素-血管紧张素系统活性受抑制的一种疾病，临床主要表现为高血压、伴或不伴不同程度的低钾血症、肾素活性抑制（且不受容量和钠调节），其病因主要为醛固酮腺瘤（APA，占30%）和双侧肾上腺增生［特发性醛固酮增多症（IHA），占60%］。原醛症是最常见的继发性高血压病因之一，占高血压人群病因的5%～10%，占难治性高血压病因的10%～20%。及早发现、诊断、治疗原醛症可使部分原醛症通过手术治愈，或选择盐皮质激素拮抗剂（MRA）针对性治疗，可减少心脑血管疾病发生风险。本案例为一名青年男性患者，高血压病史十余年，合并低钾血症，肾上腺影像学提示双侧肾上腺多发结节，功能试验证实为原醛症，经过双侧肾上腺静脉采血（AVS）检测，比较左右两侧肾上腺静脉校正后的醛固酮水平并最终找到"真凶"，成功进行手术治疗。

【案例经过】

1. 患者临床资料

患者，男，39岁。主诉：血压高12年，发现肾上腺占位、低钾2年。

现病史：患者12年前发现血压升高，具体血压数值不详，伴BMI增加，以腹部、颈部、躯干部脂肪增加为主，无阵发性心悸、头痛、大汗，无夜尿增加，8年前开始服用"氨氯地平每次5mg，每日1次；厄贝沙坦氢氯噻嗪每次1片，每日1次"降压，血压控制尚可。2年前因"肾结石"在外院住院期间检查发现"左侧肾上腺腺瘤、低钾血症"，当时建议手术治疗，患者拒绝，调整为"厄贝沙坦每次150mg，每日1次；氨氯地平每次5mg，每日1次"降压，血压控制在140/90mmHg左右，2年来不规律复查血钾，其波动范围为3.0～3.5mmol/L，稍感乏力，间断口服补钾。患者为进一步诊治来笔者所在医院泌尿外科就诊，门诊收治入院，复查肾上腺增强CT提示"双侧肾上腺增粗伴多发结节，最大结节直径约18mm，增强后轻度强化，考虑两侧肾上腺腺瘤"（图8-1），经会诊后转入内分泌科病房。

既往史：自幼隐睾，"双侧隐睾下降固定术后"25年余，青春期发育正常，无生育能力。

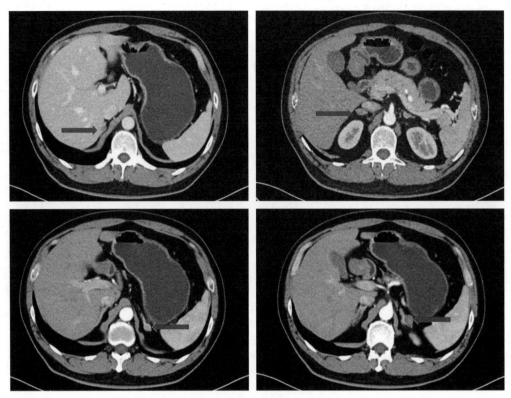

图8-1 肾上腺增强CT结果
CT显示双侧肾上腺多发结节，增强后轻度强化

查体：血压143/90mmHg，BMI 26.8kg/m²，颈部脂肪垫。

初步诊断：高血压、低钾血症、双侧肾上腺结节样增生待查。该病例特点为青年男性，慢性病程、无高血压家族史、有隐睾手术史，青春期发育正常，无生育能力，两联药物降压治疗血压控制一般，无利尿剂使用的情况下反复低钾血症，肾上腺影像学提示双侧病变。究竟是什么病因导致其血压难以控制，低血钾反复发作？对该案例的诊断有3个关键点：①患者为青年男性，高血压、自发性低钾血症及双侧肾上腺结节样增生，需排查肾上腺性继发性高血压可能；②隐睾与高血压是否可用"一元论"来解释？③既往（2年前）发现"左侧肾上腺腺瘤"，而此次住院复查提示"双侧肾上腺增粗伴多发结节"，双侧肾上腺占位，病变部位如何确定？为明确诊断，进行了相关的实验室检查。

2. 实验室检查结果

（1）肾功能检测结果无特殊：24h尿钾31.19mmol↑，同步血钾3.19mmol/L↓；24h尿可的松160.6μg（参考范围：58.0～403.0μg/24h），24h尿醛固酮7.7μg（参考范围：1.0～8.0μg/24h）。

（2）性激素：黄体生成素19.53IU/L↑（参考范围：男性1.24～8.62IU/L），卵泡刺激素58.01IU/L↑（参考范围：男性1.27～19.26IU/L），睾酮1.75μg/L（参考范围：1.75～7.81μg/L）；硫酸脱氢表雄酮956.0ng/mL（参考范围：男性200～5000ng/mL），17α-羟孕酮1.70nmol/L（参考范围：0～30nmol/L）。

（3）皮质醇昼夜节律紊乱：见表8-1。

表8-1　皮质醇昼夜节律（静脉血）

检测项目	时间点		
	8：00	16：00	24：00
促肾上腺皮质激素（ACTH, ng/L）	10.00（10.00～80.00）	11.00（5.00～40.00）	—
可的松（μg/dL）	8.86（6.70～22.60）	9.78（0.00～10.00）	2.47（0.00～5.00）

注：—为无数据。括号中为参考范围。

（4）小剂量地塞米松抑制试验：可的松（8：00）1.54μg/dL（参考范围：<1.8μg/dL）。

（5）醛固酮立位筛查：醛固酮25.40ng/dL（参考范围：3.0～35.3ng/dL），肾素2.60μIU/mL↓（参考范围：4.4～46.1μIU/mL），ARR 9.77↑（参考范围：<2.4）。

（6）卡托普利试验：阳性。用药前醛固酮、肾素分别为24.10ng/dL、1.08μIU/mL，用药后醛固酮、肾素分别为21.20ng/dL、1.88μIU/mL。

（7）AVS检测可的松及醛固酮：右侧肾上腺为优势侧（表8-2）。

表8-2　AVS检测可的松及醛固酮结果

静脉类型	可的松（μg/dL）	醛固酮（ng/dL）	醛固酮/可的松
右肾上腺静脉	572.03	18 075.0	31.60
左肾上腺静脉	171.06	160.0	0.94
下腔静脉	24.63	53.2	2.20

3. 病例确诊过程

（1）肾上腺性高血压的鉴别诊断及排除。实验室结果显示，患者24h尿可的松正常，1mg地塞米松抑制试验被抑制，皮质醇节律稍紊乱，且无典型库欣病体貌，排除库欣综合征；患者血压无明显波动，无典型临床症状，CT增强后强化不明显，增强较均匀，通过临床表现及影像学可基本排除嗜铬细胞瘤。实验室检查：ACTH未见升高，可的松、醛固酮未见降低，睾酮、硫酸脱氢表雄酮、17-羟孕酮未见升高，排除11β-羟化酶缺乏引起的先天性肾上腺皮质增生症。隐睾，性激素检查结果提示原发性性腺功能减退，无性分化异常，外生殖器正常，ACTH未见升高，硫酸脱氢表雄酮、17-羟孕酮未见降低，排除17α-羟化酶缺陷引起的先天性肾上腺皮质增生症及去氧皮质酮瘤，且考虑隐睾与高血压并不相关。

（2）原醛症的确诊。尿钾31.19mmol/24h，同步血钾3.19mmol/L，血钾、尿钾均降低，证实为低钾血症，且为肾性失钾。醛固酮立位筛查：醛固酮25.40ng/dL，肾素2.60μIU/mL，ARR 9.77，以原醛症初筛试验国内公认的ARR切点4.3判断，原醛症初筛试验阳性。卡托普利试验：醛固酮水平由24.10ng/dL下降到21.20ng/dL，下降了12%，未达到30%，醛固酮未被抑制，肾素未被激发，抑制试验阳性，可确诊为原醛症。

（3）原醛症的分型。原醛症定性诊断确立后应进行分型诊断，以确定患者系单侧或双侧病变，从而进行精准治疗。AVS检测可的松及醛固酮，比较左右两侧肾上腺静脉校正后醛固酮（醛固酮/可的松）差异，右/左=33.6（＞4），提示右侧优势分泌，病因考虑为右侧肾上腺醛固酮瘤。

结合病史、临床特点、辅助检查，该患者明确诊断为原醛症，病因为右侧肾上腺醛固酮瘤。

4. 治疗与随访

治疗方案：术前准备1周，口服螺内酯每次40mg，每日3次，行后腹腔镜右肾上腺及肿物切除术。

术后随访：术后4天该患者血压、血钾及醛固酮水平均恢复正常，术后20天肾素抑制也被解除；术后10个月时在不用任何降压药物的情况下，血钾、血压、醛固酮及肾素水平均正常（表8-3）。复查肾上腺增强CT发现左侧肾上腺与术前相比，无明显变化。

表8-3　术后随访情况

项目	术前1天	术后4天	术后20天	术后10个月
血钾（mmol/L）	3.85	4.16	4.06	4.39
醛固酮（ng/dL）	—	4.39	5.52	10.8
肾素（μIU/mL）	—	0.77↓	13.03	11.25
血压（mmHg）	正常	正常	126/89	126/78
用药	螺内酯120mg/d	无	无	无

注：—为无数据。

【案例分析】

1. 临床案例分析

肾上腺性高血压是由肾上腺皮质或髓质激素异常所致，特征表现为高血压、低钾血症及肾上腺影像学异常[1]，需要与以下疾病进行鉴别。①嗜铬细胞瘤及副神经节瘤：该病特征表现为阵发性心悸、头痛、大汗，85%～90%的病灶位于肾上腺内，平扫CT值大于20HU，富血供，对比剂廓清延迟，可伴出血或囊性改变，血尿儿茶酚胺水平升高。②库欣综合征：表现为体重增加，向心性肥胖，多血质面容，颈部及锁骨上脂肪垫，皮肤紫纹，皮肤菲薄等，皮质醇节律紊乱，小剂量地塞米松抑制试验不能被抑制。③先天性肾上腺皮质增生症：其中11β-羟化酶缺陷和17α-羟化酶缺陷会导致盐皮质激素前体去氧皮质酮增加，表现为高血压、低钾血症；11β-羟化酶缺陷导致去氧皮质酮和11-去氧皮质酮不能转化成皮质酮和皮质醇，醛固酮、可的松减少，17-羟孕酮、性激素合成增加，可表现为女性男性化及男性性早熟；17α-羟化酶缺陷导致孕烯醇酮和孕酮无法转化为17-羟孕烯醇酮和17-羟孕酮，17-羟孕酮、可的松、性激素合成减少，可表现为女性原发性闭经及男性假两性畸形。④去氧皮质酮瘤：大部分肿瘤形态较大，呈恶性，自主分泌去氧皮质酮，典型表现为高血压、低血钾、低醛固酮、低肾素。去氧皮质酮与醛固酮结构类似，应用目前的检测方法很难区分，但去氧皮质酮瘤还可分泌雄激素及雌激素，临床表现为女性男性化及男性女性化，可协助鉴别。⑤利德尔（Liddle）综合征：也称假性醛固酮增多症，为肾小管上皮钠通道基因突变，钠重吸收增加，排钾增加，导致高血压、低血钾，同时导致低肾素、低醛固酮。

该病例需排查肾上腺性继发性高血压可能，患者临床表现及影像学表现可基本排除嗜铬细胞瘤，地塞米松抑制试验可排除库欣综合征。库欣综合征、原醛症、嗜铬细胞瘤为单一的皮质激素或髓质激素自主合成增加，不会伴随性激素合成减少，因此不会出现隐睾；而先天性肾上腺皮质增生症中的17α-羟化酶缺陷是因性激素合成障碍，在男性当中可伴隐睾，该患者无性分化异常，进一步评估皮质激素合成过程中各项激素水平均无异常，可排除高血压与隐睾一元论。ARR筛查试验结果显示原醛症初筛阳性。患者双侧肾上腺占位，病变部位的确定，需要结合相关检查，才能进行下一步手术治疗。

2. 检验案例分析

醛固酮、肾素检测对于原醛症的筛查和诊断具有重要价值。较传统的检测方法为放射免疫分析法（RIA），通过测定血浆醛固酮与血浆肾素活性计算ARR，但该方法难于自动化，检测结果受血管紧张素原水平、样品预处理、培养时间、pH或其他因素的影响且对环境存在污染，将逐步被其他方法所取代。目前应用越来越广泛的方法为化学发光免疫分析法（CLIA），检测简便快速，稳定性、重复性好，易于标准化。LC-MS/MS技术相较于化学发光法，可避免免疫交叉反应，具有更高的灵敏度、特异性及重复性，被认为是醛固酮检测的金标准，但由于仪器昂贵、耗材成本高、专业操作人员缺乏、实验室自建检测方法有待规范等原因，在临床中的推广仍存在一定局限性。笔者所在医院采用化学发光免疫检测技术检测血浆醛固酮及活性肾素的水平，通过ARR对原醛症进行了有效的筛查。该检验项目也是原醛症分型必不可少的辅助手段。本案例中由于该患者为肾上腺双侧病变，为评估有无优势侧，进一步行AVS。血浆醛固酮的检测范围为3～100ng/dL，对于肾上腺静脉大于＞100ng/dL的血标本，视情况进行1:10、1:50、1:250、1:500稀释，确定数值。该案例中比较左右两侧肾上腺静脉校正后醛固酮（醛固酮/可的松）差异，提示右侧优势分泌，考虑病因为右侧肾上腺醛固酮瘤，从而抓到了隐藏的"真凶"，明确了后续手术治疗的方案。

【知识拓展】

原醛症在高血压人群中的比例为5%～10%，是最常见的继发性高血压，发病高峰在30～50岁，诊断过程分为筛查、确诊和分型三个步骤[2]。该例患者有高血压，合并自发性低钾血症、双侧肾上腺占位，符合原醛症的筛查条件。血浆ARR是原醛症首选筛查指标，ARR的结果会直接影响后续临床诊断。导致结果假阴性的因素包括低血钾、药物［利尿剂、血管紧张素转换酶抑制剂（ACEI）、血管紧张素Ⅱ受体拮抗剂（ARB）、二氢吡啶（CCB）］、低钠饮食等；可能导致结果假阳性的因素包括高血钾、药物（β受体阻滞剂、中枢α₂受体阻滞剂、非甾体抗炎药）、高钠饮食、年龄增长等。因此，在筛查前需维持正常钠饮食，纠正低钾，停用醛固酮受体拮抗剂、利尿剂、甘草类药物至少4周，停用ACEI、ARB、CCB至少2周，以保证ARR结果的准确性。

推荐筛查试验阳性的患者进行≥1项确诊试验[2]，目前国内主要开展生理盐水抑制试验（SIT）或卡托普利试验（CCT），两者均具有较高的诊断效能。SIT短时间内输注大量生理盐水，可能导致心力衰竭和肾衰竭、血压急剧升高或严重低钾血症，因此在高龄、心肾功能不全患者中为禁忌。卡托普利试验安全性更高，且操作方便，在门诊或病房均可进行，美国相关指南使用醛固酮抑制率≥30%作为诊断切点，国内有研究以服药后醛固酮11ng/dL作为切点，诊断敏感度和特异度均为90%[3]；另一项回顾性研究提出，卡托普利试验服药后ARR最佳切点为46.2，灵敏度和特异度分别为88.7%和84.8%[4]。

对于所有确诊原醛症（除外年龄＜35岁，自发低钾，肾上腺单侧腺瘤；手术高风险，不考虑手术治疗；怀疑皮质癌；基因检测证实为家族性醛固酮增多症Ⅰ型或Ⅲ型患者），有手术意愿、肾上腺影像学提示单侧或双侧形态异常（增生或腺瘤）者，建议进一步行AVS明确有无分泌优势侧，AVS是原醛症分型诊断的金标准[5]。笔者所在医院采用ACTH持续静脉滴注下双侧同步采血，以选择指数（肾上腺静脉可的松/下腔静脉可的松）＞3作为插管成功的标志。由于左肾上腺静脉有左膈下静脉汇入，会造成醛固酮和可的松被稀释，因此在进行两侧醛固酮比较时，使用同侧可的松来校正误差，侧别指数是指两侧校正后醛固酮（醛固酮/可的松）的比值，＞4则提示高的一侧为优势侧。近年来，越来越多的研究将非优势侧抑制指数（非优势侧校正后醛固酮/下腔静脉校正后醛固酮）作为参考指标之一，＜1提示对侧优势。

【案例总结】

1. 检验案例总结

在本案例中，临床上需要通过检验指标对肾上腺性继发性高血压进行鉴别诊断，ACTH、17α-羟孕酮、硫酸脱氢表雄酮、性激素指标等在鉴别诊断中扮演了重要角色，醛固酮及肾素实验室检查在该原发性醛固酮增多症案例的初筛及确诊试验中发挥了不可替代的作用。笔者所在医院提供的精准的实验室结果使得该病例最终被确诊，并得到了根治。

2. 临床案例总结

本案例是一名患病十余年的年轻高血压患者，因发现低钾血症和双侧肾上腺占位而就诊，准确定性是诊断的第一步，分型诊断则是制订治疗方案的关键。"眼见不一定为实"，影像学检查在原醛症分型诊断上存在一定的局限性，如该例患者，双侧病变不一定就是"特发性醛固酮增多症（双侧增生）"，利用更精准的技术（如AVS检测）准确定位并进行肾上腺静脉局部激素检测能够帮助明确诊断。

【专家点评】

对于原醛症的诊治，由于其与原发性高血压临床特征极其相近，所以要强调筛查的重要性。本例患者符合指南要求的筛查对象：年轻高血压（27岁诊断为高血压）伴自发性低钾血症及高血压伴肾上腺占位。利用ARR筛查试验发现醛固酮为25.40ng/dL，肾素为

2.60μIU/mL，ARR为9.77↑（正常＜2.4），血浆肾素水平低于正常低限，而血浆醛固酮提示筛查试验阳性，且ARR＞4.5即使无确诊试验，原醛症的定性诊断亦明确（当然，此例患者后续的卡托普利确诊试验亦支持原醛症的定性诊断）。准确地测定肾素和醛固酮水平是诊断原醛症的基础。现行的化学发光法直接测定血浆中活性的肾素水平和血浆醛固酮，灵敏度和特异度均＞90%，且成本低，也避免了放射性损害。基于原醛症的高发病率及极高的漏诊率，有学者建议对所有高血压患者一生中至少筛查一次ARR。

　　原醛症定性诊断确立后应进行分型诊断，以确定患者系单侧或双侧病变。《原发性醛固酮增多症诊断治疗的专家共识》提出，对于原醛症定性诊断明确者，如肾上腺CT显示为正常或双侧病变、单侧增生或腺瘤且有手术意愿以长期获得原醛症缓解的患者，需行AVS检测确定醛固酮分泌优势侧。研究显示，CT对于分型诊断的准确性仅为50%～60%，AVS检测系原醛症诊断的金标准。本例患者肾上腺CT增强提示双侧结节样增生伴腺瘤，且左侧腺瘤最大者直径近2cm。经AVS检测确定为右侧肾上腺为醛固酮分泌优势侧，经右侧肾上腺切除术后患者获得了临床治愈（停用所有高血压药物，不补钾血钾可正常，肾素抑制恢复、醛固酮水平不高）也证实了分型诊断的正确性。如该例患者未进行AVS检测，基本会被认定为IHA，即使手术也一般会切除影像学更明显的一侧（即左侧），则后果不言而喻。研究表明，以CT（显示单侧病变）或AVS分型诊断明确优势侧行单侧肾上腺切除术，后者可获得更高术后生化治愈率（即肾素和醛固酮水平恢复正常），这也强调了AVS检测在有手术意愿的原醛症患者分型诊断中的重要性，而AVS的开展有赖于能够精确地测定醛固酮水平和操作医生的经验累积。

　　目前，国内外指南对于原醛症单侧优势病变者均统一建议行单侧肾上腺切除（而不是腺瘤摘除术）。近年来原醛症组织病理及遗传学研究取得了极大的进展，增生的肾上腺、肾上腺微结节甚至在APA周围均发现有分泌醛固酮的细胞簇（APCC），组织病理研究的进展也为原醛症的术式提供了理论依据。本例患者的临床治愈也得益于完整的醛固酮分泌优势侧的单侧肾上腺完整切除。

　　鉴于原醛症的常见性、危害性及可治愈性（或针对性治疗），阐述并分析了该例患者诊断和治疗的过程，以帮助临床医生提高对原醛症的认识和规范诊疗，减少原醛症的漏诊和错治。

参 考 文 献

[1] Young WF, Calhoun DA, Lenders JWM, et al. Screening for endocrine hypertension: an Endocrine Society Scientific Statement[J]. Endocr Rev, 2017, 38（2）: 103-122.

[2] 中华医学会内分泌学分会肾上腺学组. 中国原发性醛固酮增多症诊断治疗的专家共识[J].中华内分泌代谢杂志, 2016, 32（3）: 188-195.

[3] Song Y, Yang S, He W, et al. Confirmatory tests for the diagnosis of primary aldosteronism: A prospective diagnostic accuracy study[J]. Hypertension, 2018, 71（1）: 118-124.

[4] 陈适, 曾正陪, 宋爱羚, 等. 卡托普利试验在原发性醛固酮增多症诊断中的应用[J]. 中华内科杂志, 2017, 56（6）: 402-408.

[5] Rossi GP, Auchus RJ, Brown M, et al. An expert consensus statement on use of adrenal vein sampling for the subtyping of primary aldosteronism[J]. Hypertension, 2014, 63（1）: 151-160.

9 罕见库欣综合征

作者：王雄[1]，鲁艳军[1]，何文涛[2]（华中科技大学同济医学院附属同济医院：1.检验科；2.内分泌科）

点评专家：何文涛（华中科技大学同济医学院附属同济医院内分泌科）

【概述】

库欣综合征（CS）又称皮质醇增多症，是由多种原因引起的肾上腺皮质长期分泌过多糖皮质激素所产生的临床症候群，也称为内源性库欣综合征。CS常见于垂体瘤、肾上腺皮质肿瘤，也可见于部分垂体-肾上腺外肿瘤、小细胞肺癌、胸腺癌等，其中原发性双侧大结节性肾上腺皮质增生（PBMAH）是CS的一种罕见形式[1]。据报道，PBMAH占我国CS患者的6.2%～9.0%。该病临床异质性较大，从无明显症状的亚临床CS到有严重并发症的明显CS。CT检查显示CS典型体征为双侧肾上腺有多个"葡萄串状"结节。双侧肾上腺组织缓慢进展的扩张通常持续数十年，慢性轻度皮质醇过多症导致严重疾病发作延迟，最常见于40～60岁，晚于大多数由单侧肾上腺皮质肿瘤引起的CS患者[2]。双侧结节以多中心方式逐渐生长，遗传易感性和获得性病理生理因素均与疾病进展有关，20%～50%的病例是由*ARMC5*基因的失活突变引起的[3]。

【案例经过】

患者，男，51岁，因"发现高血压6年，双下肢水肿2个月"来笔者所在医院就诊。6年前，因头晕伴面部潮红发现血压高，最高达200/130mmHg，其间患者接受降压药物缬沙坦和美托洛尔治疗，血压控制不理想。2个月前无明显原因出现双下肢水肿，伴心悸、胸闷及活动后气促。入院查体：面部潮红、满月脸，双上肢瘀斑，背部大片色素沉积，腹型肥胖，双下肢凹陷性水肿。心脏B超提示左室肥厚（50mm），腹部CT提示双侧肾上腺多发结节（图9-1A），垂体增强CT提示垂体后部可见4mm低信号灶，垂体微腺瘤可能。骨密度检测提示骨质疏松。实验室检查示血钾2.82mmol/L，促肾上腺皮质激素（ACTH）1.63pmol/L↓，皮质醇节律异常升高（7：00～10：00：332.2μg/L，12：00：295.2μg/L，16：00：245.2μg/L），小剂量和大剂量地塞米松抑制试验均只能轻度抑制皮质醇水平，孕酮2.2ng/mL↑，游离睾酮0.138nmol/L↓，生物活性睾酮3.240nmol/L↓。既往有11年糖尿病史，日常可通过皮下注射胰岛素加口服降糖药治疗将血糖控制在正常范围。患者父亲和1位姐姐患有高血压和糖尿病，其父亲死于急性脑卒中，另外3位姐妹均健康。

入院后诊断：CS；非ACTH依赖性双侧肾上腺大结节增生症，双侧肾上腺肿瘤待查。考虑到部分肾上腺切除术后CS复发的高风险，双侧肾上腺结节分别择期进行手术，手术切除组织见图9-1B。术后病理提示右侧肾上腺皮质腺瘤，左侧肾上腺多结节增生（图9-1C）。术后使用硝苯地平（30mg）可将血压控制在正常范围内，氢化可的松（20mg）和氟氢可的松（0.1mg）替代疗法用于替代正常的肾上腺功能，症状和体征得到逐渐缓解。

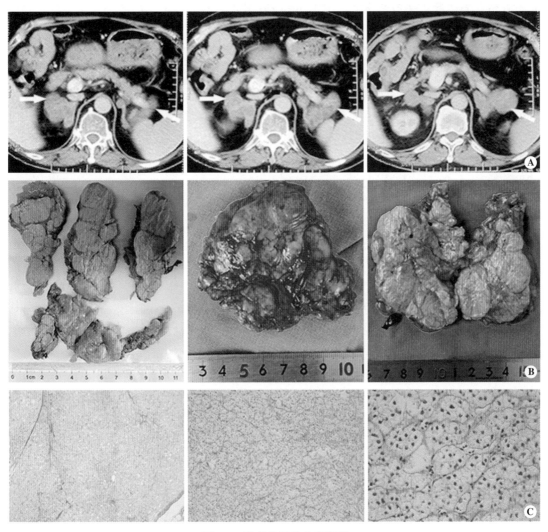

图9-1 患者的相关临床资料
A.肾上腺CT扫描结果；B.手术切除的肾上腺；C.肾上腺组织HE染色

【案例分析】

1.临床案例分析

CS主要是因皮质醇长期分泌过多引起了蛋白质、脂肪、糖、电解质代谢的严重紊乱及干扰了其他多种激素的分泌。CS典型表现为向心性肥胖、满月脸、水牛背、悬垂腹和锁骨上窝脂肪垫。结合患者的临床表现和实验室检查结果，CS的临床诊断相对明确。本例患者有低血钾、水肿，结合高血压等特点，需排除原发性醛固酮。此外，对CS还需进行病因诊断和定位诊断，本例患者垂体增强CT提示垂体微腺瘤，但患者ATCH含量低，确定为无功能垂体腺瘤。通过肾上腺CT表现结合地塞米松抑制试验结果，提示非ACTH依赖性双侧肾上腺大结节增生症。手术切除是主要的治疗手段，术后需终身使用肾上腺皮质激素替代治疗。患者有多年糖尿病史，皮质醇升高会导致糖代谢紊乱，需高度关注患者糖尿病并发症、糖尿病肾病及糖尿病视网膜病变。

健康人皮质醇呈脉冲式分泌，有明显的昼夜节律。CS患者血浆皮质醇水平升高且昼夜节律消失。24h尿游离皮质醇（UFC）测定是诊断CS的另一个特异性指标，患者UFC测定结果为848.24μg/24h，支持该诊断。肾上腺皮质肿瘤无论良性还是恶性，其血浆ACTH水平均低于正常值低限。地塞米松抑制试验结果显示，口服小剂量地塞米松后，ACTH降低为1.37pmol/L，皮质醇水平可被抑制17.2%。口服大剂量地塞米松后，ACTH降低为1.24pmol/L，皮质醇可被抑制27.9%。

2. 检验案例分析

PBMAH具有常染色体显性遗传易感性，要发展为大结节性肾上腺皮质增生需要*ARMC5*基因"二次打击"。Assie等[3]从33例PBMAH患者中的18例（55%）肿瘤中发现了*ARMC5*突变。*ARMC5*的两个等位基因均携带突变：一个生殖腺突变，一个体细胞突变。此外，他们在4名携带*ARMC5*生殖腺突变PBMAH患者的结节中发现了*ARMC5*另外一个等位基因上的不同突变。因此，*ARMC5*基因生殖腺和体细胞突变检测对于PBMAH的精准诊断有非常重要的意义。检验科分子诊断组积极和临床医生沟通，详细了解患者的家系信息（图9-2A），建议同时送检患者外周血和术后结节组织进行*ARMC5*基因突变检测。基因检测结果发现，患者*ARMC5*基因存在一个生殖腺突变（c.967 C＞T，p.Gln323Ter）（图9-2B），同时在增生的结节组织中检测到杂合错义突变*ARMC5*（c.1369C＞T，p.Arg457Trp）（图9-2C），该突变经SIFT、PolyPhen2、CADD和GenoCanyon软件预测均提示致病性突变，符合肿瘤发生的"二次打击"学说。

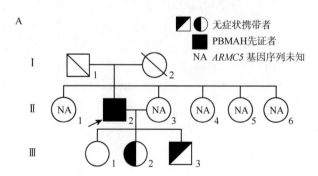

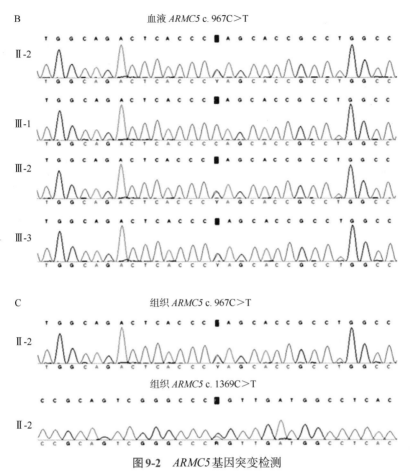

图9-2 ARMC5基因突变检测

A. 家系图；B. 血液标本ARMC5 c.967C＞T突变；C. 组织标本ARMC5 c.967C＞T和ARMC5 c.1369C＞T突变

【知识拓展】

目前研究肾上腺大结节增生主要涉及肿瘤相关基因，如TP53、BCL2、E2F1、EGF、c-KIT等。从肿瘤发生发展的视角研究PBMAH有助于全面阐述其病理生理过程。ARMC5是PBMAH的主要致病基因，本例患者检测到ARMC5基因生殖腺突变和另外一个体细胞突变，符合肿瘤发生的"二次打击"学说。肿瘤的"二次打击"学说最早由Knudson提出，他分析了儿童视网膜母细胞瘤（RB）的发病情况，用此学说来解释RB的遗传性和散发性。该学说涉及肿瘤抑制基因（TSG），正常个体具有两个正常的TSG拷贝，只有当两个正常拷贝都存在缺陷时才能导致肿瘤的发生。因此，在散发的肿瘤患者中，需要两次独立的打击（突变）来启动肿瘤的发生；而在家族性或者遗传性肿瘤患者中，首次打击（突变）由父母遗传得到，第二次打击（突变）则发生在体细胞本身，这就是"二次打击"学说。

【案例总结】

1. 临床案例总结

大部分原发性肾上腺CS由良性单侧腺瘤引起，占所有病例的75%～90%，不到5%的病例归因于肾上腺皮质癌。大约10%的病变由双侧肾上腺增生引起，其中PBMAH最常见。近年来，文献表明PBMAH的遗传病因可能由cAMP/PKA途径的异常激活或*ARMC5*的失活引起[4]。ARMC5是一种功能未知的胞浆蛋白，可能与几种蛋白质相互作用以调节胎儿发育、细胞增殖和凋亡，具有抑癌作用。以往研究显示，PBMAH患者普遍存在*ARMC5*的生殖腺失活突变。本文从典型临床表现，实验室检查指标ACTH、皮质醇水平，以及影像学结果等完成此例罕见CS的诊断，进一步通过基因测序等手段，在分子水平揭示可能的发病机制源于肿瘤的"二次打击"学说。由于在患者的子代中均检测到*ARMC5*的胚系突变，因此推测患者子代发生PBMAH的风险要高于普通人群。

2. 检验案例总结

PBMAH具有常染色体显性遗传易感性，要发展为大结节性肾上腺皮质增生需要*ARMC5*基因的"二次打击"，*ARMC5*基因生殖腺和体细胞突变检测对于PBMAH的精准诊断有非常重要的意义。本案例中，检验科和临床科室积极沟通，详细了解患者家系信息，同时对患者外周血和术后结节组织分别进行*ARMC5*基因生殖腺和体细胞突变检测。基因检测结果发现了*ARMC5*（c.967 C > T，p.Gln323Ter）生殖腺突变及*ARMC5*（c.1369C > T，p.Arg457Trp）体细胞突变，符合肿瘤发生的"二次打击"学说。

【专家点评】

PBMAH是CS的一种罕见形式，临床异质性较大，遗传易感性和获得性病理生理因素均与疾病进展有关，20%～50%的病例是由*ARMC5*基因的失活突变引起的。临床、影像、病理、分子诊断等多学科人员合作，可有效实现PBMAH的精准诊断，为治疗提供指导。

参 考 文 献

[1] Zhou J, Zhang M, Bai X, et al. Demographic characteristics, etiology, and comorbidities of patients with Cushing's syndrome: a 10-year retrospective study at a large general hospital in China[J]. Int J Endocrinol, 2019, 2019: 7159696.

[2] Li LL, Dou JT, Yang GQ, et al. Etiology analysis of 522 hospitalized cases with Cushing's syndrome[J]. Zhonghua Yi Xue Za Zhi, 2016, 96（31）: 2454-2457.

[3] Assie G, Libe R, Espiard S, et al. ARMC5 mutations in macronodular adrenal hyperplasia with Cushing's syndrome[J]. N Engl J Med, 2013, 369（22）: 2105-2114.

[4] Mulatero P, Schiavi F, Williams TA, et al. ARMC5 mutation analysis in patients with primary aldosteronism and bilateral adrenal lesions[J]. J Hum Hypertens, 2016, 30（6）: 374-378.

10　膀胱副神经节瘤

作者：林宇新[1]，陈小豹[2]（福建医科大学附属协和医院：1.检验科；2.泌尿外科）

点评专家：郑培烝（福建医科大学附属协和医院检验科）

【概述】

高血压已成为全人类健康的重要杀手之一，其中继发性高血压虽然只占高血压患者总数的10%左右，但其具有年轻化、危险性高、病因明确和可根治的特点，是临床工作中不可忽视的重要部分。其中，内分泌性继发性高血压，因其来源复杂，成为临床诊断和鉴别诊断中的难点之一。嗜铬细胞瘤/副神经节瘤（PPGL）是诱发此类高血压的重要原因之一。PPGL在普通高血压门诊患者中患病率为0.2%～0.6%，相比于肾上腺嗜铬细胞瘤，异位嗜铬细胞瘤和副神经节瘤更为少见，仅占PPGL阳性患者的10%左右[1]。PPGL是起源于肾上腺外的交感神经链并具有激素分泌功能的神经内分泌肿瘤，主要合成、分泌和释放大量儿茶酚胺，如肾上腺素（E）、去甲肾上腺素（NE）和多巴胺（DA），引起患者血压升高和代谢性改变等一系列临床症候群，并造成心、脑、肾、血管等器官的严重并发症，甚至造成患者死亡。虽然该病发病率低，但因其危害性大、存在隐蔽性，具有一定的诊断难度。随着液相色谱-串联质谱（LC-MS/MS）在临床检验诊断领域的推广应用，通过定量检测患者血、尿儿茶酚胺（CAS）及其代谢产物［主要为甲氧基肾上腺素类物质（MNs）］，可极大地帮助临床确诊该疑难疾病。

【案例经过】

患者，女，50岁。7年前开始出现反复一过性血压升高，排尿时明显，当即血压高至测不出，休息后测血压180～190/105～110mmHg，伴剧烈头痛、面色苍白、胸闷、胸痛、心悸、多汗，胸痛可放射至双上肢，持续10余分钟后自行缓解。无腰痛、肉眼血尿、尿少、水肿等不适。多次就诊于当地医院，相关检查未见明显异常，给予降压药和中药治疗，效果欠佳。于2021年1月7日于外院行全身检查，腹部彩超提示"膀胱肌层低回声结节，性质待定"。2021年1月17日就诊于笔者所在医院，进一步行膀胱MR平扫+增强扫描，提示"膀胱右上前壁异常信号灶，子宫内膜异位症？肿瘤？"患者初步诊断为"膀胱占位"，为进一步诊治，收住院。住院期间，经血儿茶酚胺及其代谢物检测发现，该患者NE和甲氧基去甲肾上腺素（NMN）分别为6.07nmol/L（参考范围：0.00～5.17nmol/L）和3.89nmol/L（参考范围：0.00～0.71nmol/L）。结合临床表现，考虑异位（膀胱）嗜铬细胞瘤可能性大，按嗜铬细胞瘤术前准备服用"酚苄明"择期手术。2021年3月3日行"腹腔镜膀胱部分切除术"，切除肿物送病理检查。术后病理回报：（膀胱肿物）副神经节瘤，肿瘤大小2.9cm×2.0cm×1.6cm，免疫组化结果示Syn、CgA、NSE、S100阳性。患者术后各生命体征平稳，一般情况尚可，术后2天携尿管、引流管出院。

【案例分析】

1.临床案例分析

临床表现：患者为中年女性，多年前起病。常在排尿时出现高血压发作的症状，如剧烈头痛、胸闷、心悸等，持续十余分钟后可自行缓解。无腰痛、肉眼血尿、尿少、水肿，无腹胀、腹痛，无恶心、呕吐、视物模糊。在当地医院就诊后以降压药和中药治疗，但效果欠佳。相关检查未见异常。

查体：心律齐，各瓣膜听诊区未及杂音。肾脏：双肾区平坦，双肾肋下未及，双肾区无叩痛，未闻及血管杂音。输尿管：双侧输尿管径路无压痛。膀胱：膀胱区平坦，未触及胀大膀胱，叩诊呈鼓音。外生殖器：阴毛女性分布，阴道口无异常分泌物。

辅助检查：2021年1月外院腹部彩超提示膀胱肌层低回声结节（3.0cm×1.8cm），性质待定。后于笔者所在医院就诊，行膀胱MR平扫+增强扫描，提示"膀胱右上前壁异常信号灶（2.1cm×2.5cm），子宫内膜异位症？肿瘤？"心脏彩超未见异常。膀胱镜检查未见膀胱内肿物，考虑外源占位。血儿茶酚胺及其代谢物检测：NE和NMN明显升高。尿常规、电解质、血常规、肝肾功能等结果大致正常，醛固酮及皮质醇等检测未见异常。

本案例为典型的膀胱副神经节瘤病例。由于该病发病率极低，起病通常仅发生在患者如厕、排尿时，且数分钟后能自行缓解，因此常常被患者和医生所忽视。然而其发病时血压升至测不出，且伴有剧烈头痛、胸痛等危险的心血管相关症状，病情凶险，需要引起高度重视。由于其病灶（泌尿系统）与症状（心血管系统）相去甚远，仅依靠临床症状和常规的影像学、检验学检查难以初步诊断，可能会出现漏诊或误诊。该患者肿物位于膀胱前上壁，从影像学角度，病灶位置、大小和发病年龄等来看，子宫内膜异位症或膀胱癌皆有可能；然而患者平素无腹痛和阴道异常出血，且无肉眼血尿、体重减轻等症状，膀胱镜及各项血、尿检测结果正常，与上述假设不符。患者出现头痛、心悸等类似PPGL"三联征"症状，但肾上腺相关检查结果又无异常，因此只能怀疑为异位嗜铬细胞瘤，可能是排尿时膀胱瘤体受到挤压或牵拉，导致儿茶酚胺在短时间内大量释放。异位嗜铬细胞瘤患者的术前准备和术中麻醉监护非常关键。因肿瘤所处部位不典型，在不知情的情况下，术前或术中挤压触碰肿瘤、患者受创伤或应用某些药物如糖皮质激素、β受体阻滞剂、甲氧氯普胺（胃复安）、麻醉药，均可产生高血压危象。PPGL高血压危象病死率高，术前的合理判断和充分准备至关重要。血、尿儿茶酚胺及其代谢物检测结果成为诊断的重要依据。该患者肿瘤释放的NE和NMN明显升高，提示瘤体可能为神经内分泌源性，这为进一步确诊，及时进行合理的术前和术中准备，降低手术风险，提供了非常大的帮助。

2.检验案例分析

检验科医生在日常血儿茶酚胺检测中，发现此例初诊为"膀胱占位"患者的NE和

NMN升高，分别为6.07nmol/L（参考范围0.00～5.17nmol/L）和3.89nmol/L（参考范围0.00～0.71nmol/L），E（0.25nmol/L，参考范围0.00～0.34nmol/L）和MN（0.29nmol/L，参考范围：0.00～0.42nmol/L）则正常。其中NMN大幅高于健康人的参考范围上限。这是由于以E、NE为代表的儿茶酚胺为脉冲式分泌，其释放后易被多种酶（单胺氧化酶等）迅速代谢，具有半衰期短、稳定性差和生理浓度低的特点；而以MN和NMN为代表的儿茶酚胺代谢物在瘤体中持续生成，此过程不受细胞释放儿茶酚胺的影响，加之在其他肿瘤中儿茶酚胺的释放很少，因此具有半衰期长、稳定性好和特异性强的特点。本例患者的血浆NMN水平明显升高，强烈提示其为可疑嗜铬细胞瘤和副神经节瘤患者，且该患者E、MN正常而NE和NMN异常升高，该特点符合起源于肾上腺外交感神经的瘤体的分泌特点。本案例中的一个遗憾是患者由于种种原因未能及时检测尿儿茶酚胺，如能同时辅助检测尿儿茶酚胺代谢物，获得尿香草扁桃酸（VMA）值，将使案例具有更完善、全面的诊断证据。该患者后续的复查也将持续跟进。

LC-MS/MS作为目前一种灵敏度高、检测快捷的新技术，对检验质量控制的各个环节提出了更高的要求。实验室为LC-MS/MS测定儿茶酚胺及其代谢物制定了规范和详细的SOP文件，涉及检验前、中和后全过程，检验者在实际操作时应严格执行以保证检验质量。在儿茶酚胺检测项目开展后，检验与临床持续保持良好的沟通和配合，同时保证各项质控环节落实到位。

【知识拓展】

肾上腺外嗜铬细胞瘤少见，约占成人嗜铬细胞瘤的10%，儿童嗜铬细胞瘤的30%，膀胱副神经节瘤（亦称膀胱嗜铬细胞瘤）约占肾上腺外嗜铬细胞瘤的10%，仅占膀胱肿瘤的0.06%[1]。1953年Zimmermann等报道了第一例膀胱副神经节瘤，至今国内外文献报道不到300例[2]。肾上腺外嗜铬细胞瘤发生于副神经节组织，与人体内副神经节分布特点相同，主要发生在颅底部至盆腔的中轴两侧。而膀胱副神经节瘤常位于输尿管末端膀胱壁附近，膀胱三角区或顶部的黏膜下，发病年龄为11～84岁，年轻人多见，好发年龄为40岁左右，发病没有性别差异。65%的患者可出现阵发性高血压和血尿，因此如在排尿、膀胱充盈或按压膀胱时出现血压升高等情况，对诊断该病具有重要意义。然而这种发作性血压升高往往持续时间很短，而一些患者无高血压，甚至仅在术中按压肿瘤时才出现血压升高，即隐匿性膀胱副神经节瘤，极易漏诊。肾上腺外嗜铬细胞瘤较肾上腺嗜铬细胞瘤恶性倾向高，且发作时血压通常很高，易出现危象，漏诊或误诊将会给患者带来很大的生命安全隐患。

从临床检验角度而言，目前可供检测的各项生理指标浓度低，多为pg/mL级别。传统的儿茶酚胺检测方法，如放射免疫法、高效液相色谱法（HPLC）和酶联免疫法等，存在敏感性低、准确度和精密度欠佳、通量低、稳定和可操作性不理想等问题。随着质谱技术在临床检验诊断领域应用的迅猛发展，近年来国内外PPGL诊断指南中都推荐血浆游离或尿液儿茶酚胺代谢物质（MNs）为首选检测指标，并推荐LC-MS/MS作为首选的检测方法[3]。美国国立卫生研究院（NIH）进行了筛查遗传性PPGL患者的研究，LC-MS/MS检测血浆游离代谢物质诊断PPGL的灵敏度高达97%，超出了其他检测方法。在由15家独立研究所发表的报道中，检测血浆游离代谢物质比CAS和VMA具有更高的灵敏度和更好的特异性，其中9项研究中受试者操作特征曲线（ROC）下面积为0.965～1[3]。相比于传统的检验方法，LC-MS/MS所需样本量小，每次检测只需几分钟，可同时检出多种产物，检测下限达到pg级，并且分离性能好、可避免各种交叉反应和相似化合物干扰，因此该技术可快捷准确地检出血、尿标本中儿茶酚胺代谢物含量，临床可根据检测结果对PPGL进行初步筛查，为治疗方案的制订提供重要依据。基于LC-MS/MS检测儿茶酚胺及其代谢产物，在PPGL定性诊断及手术效果评估、难治性高血压的鉴别诊断、肾上不明阴影的鉴别诊断、肿瘤复发的跟踪随访等方面，都具有重大的临床应用价值。

【案例总结】

1. 临床案例总结

该患者自多年前反复在排尿时出现剧烈头痛、胸闷、心悸等高血压发作症状，但因基本只在排尿时发生，并常能短时间内自行缓解，并未引起重视。直到7年后行腹部超声检查发现膀胱肿物时，甚至一度怀疑为子宫内膜异位症或膀胱癌，给患者带来了思想负担，排尿时匪夷所思的阵发性高血压，难以与肿物联系在一起，给临床诊断带来了困扰。血儿茶酚胺及其代谢物检验提示患者NE和NMN远高于正常范围上限，这极大地帮助了医生将诊断方向进一步锁定为"异位（膀胱）嗜铬细胞瘤/副神经节瘤"，从而为顺利开展手术和后续康复治疗奠定了基础。若遇到患者同时有阵发性高血压、体位性低血压，并伴头痛、心悸和多汗"三联征"[4]，则应尽快行PPGL筛查，行血、尿儿茶酚胺及其代谢物检测，该检测对PPGL，尤其是发病率更低、诊断难度更大的副神经节瘤（PGL），具有很高的辅助诊断价值。

2. 检验案例总结

检验科自开展儿茶酚胺及其代谢物检测项目以来，利用LC-MS/MS平台已帮助临床确诊多例各类型的嗜铬细胞瘤，获得临床科室的肯定。检验科在日常血儿茶酚胺检测中，发现本例患者儿茶酚胺代谢物结果明显异常，而该患者初步诊断仅为"膀胱占位"。在经过复查程序确认结果异常后，检验科医生第一时间与临床医生沟通，帮助确认该病例为罕见的膀胱副神经节瘤。在经充分术前准备后，患者及时进行了手术治疗，手术效果良好，消除了重大隐患。通过此案例，检验科医生也认识到了LC-MS/MS技术在临床检验应用中的实力和潜力。检验医学作为医学重要的分支学科，从来不是孤立存在的，一手抓技术，一手联临床，才能更好地提升自身实力，为临床和患者服务。

【专家点评】

肾上腺外嗜铬细胞瘤少见，而膀胱副神经节瘤则更少见。作为一种罕见肿瘤，其发病时机和症状又有一定特殊性，因此该病具有一定的隐匿性，存在漏诊或误诊的可能；而一旦发病，患者心脑血管相关症状非常严重，可出现高血压危象等危及生命的症状和体征。LC-MS/MS技术由于其高灵敏度、高通量、高特异性，成为定量检测肿瘤分泌重要标志物——儿茶酚胺及其代谢产物的"利器"。而其中，又以儿茶酚胺代谢产物水平为判断PPGL的重要依据。该案例中，基于LC-MS/MS检测平台，及时检出患者儿茶酚胺代谢产物水平异常，极大地助力了临床诊疗工作，帮助患者消除了隐患。从该案例中不仅看到了质谱技术对临床检验和临床诊断的巨大助力，也进一步认识到检验与临床沟通协作的重要性：先进的检验技术平台、严格的标本质控流程和良好的临床-检验配合模式，对于疾病诊疗至关重要。

参 考 文 献

[1] Naqiyah I, Rohaizak M, Meah FA, et al. Phaeochromocytoma of the urinary bladder[J]. Singapore Med J, 2005, 46（7）: 344-346.

[2] 吴阶平. 吴阶平泌尿外科学[M]. 济南：山东科学技术出版社，2011.

[3] Lenders JW, Duh QY, Eisenhofer G, et al. Pheochromocytoma and paraganglioma: A Endocrine Society clinical practice guideline[J]. J Clin Endocrinol Metab, 2014, 99（6）: 1915-1942.

[4] 中华医学会内分泌学分会肾上腺学组. 嗜铬细胞瘤和副神经节瘤诊断治疗专家共识[J]. 中华内分泌代谢杂志，2020, 36（9）: 737-750.

11   免疫相关性肾上腺皮质功能减退症

作者：朱苑莹[1]，江畅[2]（中山大学肿瘤防治中心：1. 医学检验科；2. 综合科）
点评专家：戴淑琴 （中山大学肿瘤防治中心）

【概述】

随着医学水平的不断提高，许多恶性肿瘤的免疫治疗时代已经开启，随着日益增多的免疫检查点抑制剂（immune checkpoint inhibitor，ICI）的临床应用，临床医师观察到越来越多的治疗相关不良事件。免疫相关不良事件（immune related adverse event，irAE）是与免疫检查点抑制剂相关的自身免疫毒性作用所致的疾病，有研究表明，免疫相关不良事件与免疫检查点抑制剂的临床获益相关，其发生、发展与用药时间长及疾病预后等均有相关性。

【案例经过】

患者，男，35岁，诊断为左手背皮肤黑色素瘤复发术后双肺、左腋窝淋巴结转移，慢性乙型病毒性肝炎。

在日常审核检验报告时，发现本案例患者（2015年6月2日8:00）皮质醇为＜0.500nmol/L，对比其两周前的结果（8:00）皮质醇341.1nmol/L，在短时间内与既往报告结果相差≥50%是否与临床病情相符？

患者（2015年6月1日）入院复诊，拟行第3疗程伊匹木单抗（ipilimumab）+帕博利珠单抗（pembrolizumab）方案治疗，患者精神一般，自诉2周前出现头痛、乏力，但可自行缓解。查皮质醇（CORT）（6月2日0:00、8:00）均＜0.500nmol/L，促肾上腺皮质激素（ACTH）（0:00、8:00）均＜0.220pmol/L，患者两项激素均为低于检测限，节律消失。甲状腺功能：促甲状腺激素（stimulating hormone，TSH）0.084μIU/mL（参考范围0.27～4.2μIU/ml）。血常规、电解质、肝肾功能、激素［泌乳素（PRL）、黄体生成素（LH）、卵泡刺激素（FSH）、人生长激素（HGH）］等检验结果未见明显异常。细查病历，患者完成第2疗程ipilimumab+pembrolizumab方案治疗后（5月7日），复查生化（电解质、肝肾功能）、内分泌指标（甲状腺功能、激素等）均无明显异常，随后出院。患者既往治疗情况见表11-1。

表 11-1 患者既往治疗情况

时间	治疗方案	皮质醇（nmol/L）	ACTH（pmol/L）
2015年3月1日	紫杉醇（白蛋白结合型）+卡铂	\	\
2015年3月27日	ipilimumab	\	\
2015年4月15日	ipilimumab+pembrolizumab	343.3（8：00）	\
2015年5月7日	ipilimumab+pembrolizumab	341.1（8：00）	\
2015年6月2日	未行治疗	<0.500（0：00）	<0.220（0：00）
		<0.500（8：00）	<0.220（8：00）

注："\"表示未检测相关项目。

【案例分析】

1. 临床案例分析

（1）危急病情的判断及处理：一般认为血浆皮质醇基础值≤3μg/dL可确诊为肾上腺皮质功能减退症。对于本案例患者，皮质醇<0.500nmol/L且无分泌节律，应首先判断患者是否处于肾上腺皮质危象，表现为肾上腺皮质激素缺乏所致的症状，如脱水、血压下降、体位性低血压、虚脱、厌食、呕吐、精神不振、嗜睡乃至昏迷。查看患者情况可知：患者步行入院，神志清，自诉有头痛、乏力，无高热，无眩晕，无恶心、呕吐；检验相关结果示无低血钠、高血钾等电解质紊乱；根据患者神志、症状及检验结果，可以明确的是患者存在肾上腺皮质功能减退，但不考虑患者处于肾上腺皮质危象。给予氢化可的松静脉治疗后，患者自诉头痛症状完全缓解。

（2）为进一步评估患者治疗疗效及病情，进行了以下辅助检查：胸部、上下腹部、盆腔CT（6月1日）：左手背恶性黑色素瘤治疗后，与之前（3月30日）结果对比，原双肺多发结节较前明显缩小、变少。左侧腋窝条索影增多，考虑术后改变。左侧腋窝小结节，建议随诊复查；盆腔未见明显异常；甲状腺及颈部淋巴结彩超，甲状腺、颈部未见明显占位性病变。

颅脑MR+增强（6月2日）：黑色素瘤复查，与之前（2月27日）对比，垂体结节，大小约13mm×17mm×8mm，较前为新增，考虑转移瘤可能性大，建议随诊。左侧小脑近小脑幕条状异常信号，较前无明显变化，余颅脑未见明确病变。

（3）鉴别诊断：根据以上辅助检查，未见下丘脑病变，需进一步区分鞍区肿瘤：垂体瘤？黑色素瘤转移瘤？还是免疫相关性垂体炎？

1）影像学上提示有新发垂体瘤的可能，但功能性垂体瘤往往表现为垂体功能激素分泌的亢进，PRL、HGH异常升高最常见，该患者仅有皮质醇与ACTH异常，因此可能性不大。

2）患者有黑色素瘤病史，查阅相关文献知黑色素瘤被认为是最具嗜中枢性的肿瘤之一，脑转移率高达10%～40%。但黑色素瘤脑转移一般呈现多发性，影像上垂体占位为单一病灶，且垂体转移瘤以尿崩与视觉损害为首发临床表现的占绝大多数[1]，与本案例患者病情不相符。

3）患者已行ipilimumab+pembrolizumab免疫治疗2个疗程，已有大量文献明确指出经细胞毒 T 淋巴细胞相关抗原4（CTLA-4）抑制剂治疗后的患者近乎100%会表现出肾上腺皮质功能减退和甲状腺功能减退，且最常影响的是肾上腺皮质轴，其次是甲状腺轴及性腺轴，生长激素减少的情形较少见。

（4）临床诊断及治疗：患者为35岁青年男性，为恶性黑色素瘤晚期患者，已经没有取脑组织病理诊断的必要，因此给临床诊断带来了很大的困难。根据患者使用抗CTLA-4单抗 ipilimumab + 抗程序性死亡蛋白1（PD-1）单抗 pembrolizumab 方案治疗后2个月内出现皮质醇下降，综合考虑诊断为免疫相关垂体炎继发肾上腺皮质功能减退可能性大，暂停单抗治疗，予以经静脉氢化可的松治疗，以纠正糖皮质激素缺乏，复查患者血生化、尿常规等项目指标大致正常，患者乏力、疲倦、头痛的症状完全缓解，治疗有效，予出院带药泼尼松继续口服替代治疗。

后续追踪患者病情，患者原双肺多发结节较前明显缩小、变少，垂体病灶较前缩小，患者长期口服泼尼松替代治疗，但患者肾上腺皮质功能并未恢复，见图11-1。

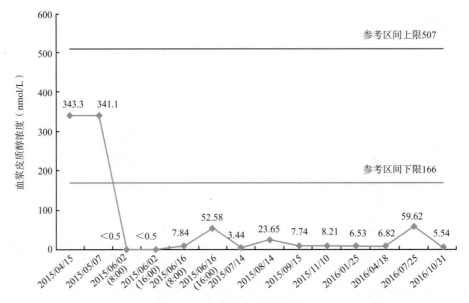

图11-1　血浆皮质醇浓度变化

免疫检查点抑制剂已成为包括黑色素瘤等多种癌症的标准治疗方法。该患者为晚期黑色素瘤，行2个疗程 ipilimumab+pembrolizumab 方案治疗后出现免疫相关肾上腺功能减退，而在检验相关检查中，可看到患者ACTH及皮质醇均下降，而本案例中，患者性别、年龄、发病时间、临床表现及检验结果等与文献所报道的免疫检查点抑制剂诱导的垂体炎（immunotherapy induced hypophysitis，IH）相符。有研究发现TSH经常在IH确诊或临床症状出现前就开始减低，并可进展至明显的中枢性甲状腺功能减退（甲减），这可以解释患者甲状腺功能仅TSH降低的原因（TSH变化趋势见图11-2）。

2.检验案例分析

（1）当天的仪器状态、试剂均无异常，质控通过，且其他标本结果亦未见异常，可排除系统误差的影响。进一步查询患者病史，了解患者检验结果是否与临床相符。

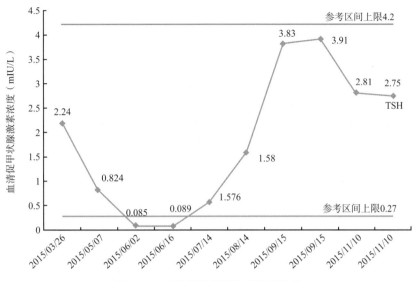

图 11-2 血清促甲状腺激素浓度变化

（2）由于激素的分泌有节律性，性别、年龄、生理周期、妊娠等正常生理情况会导致激素水平不在参考区间内，因此在选择医嘱和抽血及后续分析结果时，要充分考虑生理因素及个体生物学变异对项目结果的影响。皮质醇、促肾上腺皮质激素的分泌存在明显的昼夜节律，因此一般采取 0：00 及 8：00 两个时间点检测其分泌的节律性。为此，与临床医生沟通后，明确患者的采集时间点，4 月 15 日、5 月 7 日采集标本的时间点均为 8：00，而 6 月 2 日采集标本的时间点为 0：00 和 8：00，且标本状态、使用的抗凝剂均符合要求，因此与以往结果具有可比性。

（3）患者的肾上腺皮质功能减退是哪种原因导致的呢？一般按照病因可分为原发性及继发性两类：当表现为皮质醇减低而 ACTH 升高时，考虑为原发性肾上腺皮质功能减退；当皮质醇和 ACTH 均减低时，考虑为继发性肾上腺皮质功能减退。该患者皮质醇及 ACTH 均低于检测限，考虑继发性肾上腺皮质功能减退，该病最常见于长期应用超生理剂量的糖皮质激素者，也可继发于下丘脑-垂体疾病，如鞍区肿瘤、淋巴细胞性（自身免疫性）垂体炎、外伤、手术切除、产后大出血引起垂体大面积梗死或坏死（希恩综合征）等。但患者无长期应用糖皮质激素、无外伤史、无近期手术史，那么患者存在下丘脑-垂体疾病从而导致肾上腺皮质功能减退的可能性最大。

至此，可以判断该患者 6 月 2 日出现的皮质醇结果与历史结果差异较大，与该患者应用 ICI 治疗所致垂体炎相关，该检验结果符合临床表现及患者病程进展，且经过追踪患者病情后，患者病情变化符合免疫相关垂体炎（继发性肾上腺皮质功能减退）诊断。

【知识拓展】

随着免疫检查点抑制剂的广泛应用，其导致的 irAE 也越来越受到重视，其中甲状腺功能障碍、垂体炎、肾上腺功能不全等起病表现隐匿，不易被发现，导致治疗延误，往往带来严重不良后果甚至危及患者生命。本案例重点对免疫检查点抑制剂诱导的垂体炎进行介绍。

（1）发生率及临床表现：垂体炎通常发生在接受 ipilimumab 治疗的患者中，且患者常为年龄偏大的男性，平均年龄为63岁，表现为全垂体功能减退或垂体前叶功能减退，伴或不伴垂体增大（在影像学上，50%以上的垂体炎患者在垂体增强磁共振成像上表现为垂体的弥漫性增大），一般很少出现与垂体占位相关的一些症状[2]。一项回顾性研究报道，ipilimumab 引起的垂体炎最常见的症状是头痛和疲劳[3]。其他罕见症状包括神经精神症状（意识模糊、幻觉、记忆力减退和情绪波动）、视觉障碍、失眠、厌食、恶心、腹泻、畏寒、寒战、勃起功能障碍和性欲减退等[4]。由于上述症状都不具典型性，所以在临床上往往会被误认为与原发病或其他疾病相关而出现漏诊、误诊。因此，在开始ICI治疗前，进行 TSH、游离三碘甲腺原氨酸（FT_3）、游离甲状腺素（FT_4）、ACTH、清晨皮质醇、胰岛素样生长因子-1（IGF-1）、电解质和葡萄糖等基线水平的评估是必要的。当患者出现提示垂体炎的症状时，需要在每个治疗周期之前都进行系统的激素评估[3]。在晚期黑色素瘤患者中，接受 ipilimumab、抗 PD-1 单抗及 ipilimumab 和纳武利尤单抗（nivolumab）联合治疗的患者，发生垂体炎的中位时间分别为2～4个月、3.3～5.5个月和2.7个月[5]，常见于应用免疫检查点抑制剂3次治疗后。据文献报道，应用CTLA-4抑制剂、PD-1抑制剂和程序性死亡蛋白配体-1（PD-L1）抑制剂进行单药治疗时，垂体炎的发生率分别为3.2%、0.4%和小于0.1%，而两药联合（nivolumab 和 ipilimumab）治疗时其发生率最高，为6.4%[6]，多项关于免疫相关性垂体炎（IH）发病率的研究表明，ipilimumab 相关性垂体炎的毒性特征表现为剂量依赖性[7]。最近一项 Ⅲ 期临床试验证实，ipilimumab 相关性垂体炎的发生率在高剂量组（10mg/kg）是低剂量组（3mg/kg）的两倍，分别为6.6%和3.3%[8]。根据疾病的严重程度，IH 被分为1～4级（1级，无症状或轻度症状；2级，中度症状，日常活动不受限；3级，重度症状，影响日常活动；4级，严重症状，危及生命，不能进行日常活动）[9]。近年研究中不同免疫检查点抑制剂诱导的垂体炎发病率如表11-2。

表11-2 近年研究中不同免疫检查点抑制剂诱导的垂体炎发病率

免疫检查点抑制剂种类	具体药物	发病率（%）		
		研究1	研究2	研究3
CTLA-4抗体	ipilomumab	5.6（95%CI，3.9～8.1）	—	3.2
	曲美木单抗（tremelimumab）	1.8（95%CI，1.1～2.9）	—	
PD-1抗体	nivolumab	0.5（95%CI，0.2～1.2）	0.3（95%CI，0.1～0.8）	0.4
	pembrolizumab	1.1（95%CI，0.5～2.6）	0.4（95%CI，0.2～0.9）	
PD-L1抗体	阿特珠单抗（atezolizumab）	—	0.0（95%CI，0.0～0.4）	<0.1
	阿维鲁单抗（avelumab）	—		
	durvalumab	—		
联合治疗	ipilomumab+nivolumab	8.8（95%CI，6.2～12.4）	—	6.4
	ipilomumab+pembrolizumab	10.5（95%CI，6.5～16.4）		

（2）发病机制：ipilimumab 相关性垂体炎的发病机制目前仍不十分清楚。据文献[10]报道，在小鼠垂体内分泌细胞上发现了 CTLA-4 的表达。试验人员通过给小鼠反复注射抗CTLA-4抗体建立小鼠模型，当CTLA-4抗原抗体结合时，通过补体依赖的细胞毒性作用

攻击垂体内分泌细胞，引起小鼠继发性垂体炎。研究人员还发现，CTLA-4 除了在小鼠垂体内表达，在人类的垂体中也有表达，这可能是 ipilimumab 相关性垂体炎发生的毒性机制。

（3）毒性管理：IH 的治疗需要考虑是否停用免疫检查点抑制剂和受累的下丘脑-垂体轴的激素替代治疗两个方面。对于 1～2 级 IH，建议继续免疫检查点抑制剂的治疗，以免影响原发肿瘤的治疗效果。对于 3～4 级 IH，因患者多合并垂体危象，需要中断治疗并给予激素替代治疗，同时评估垂体轴的功能，行垂体磁共振检查以除外脑转移，并请内分泌科医师协助治疗。

目前，大剂量糖皮质激素冲击治疗在 IH 的应用中存在争议，早期研究认为初始治疗策略应该包括大剂量糖皮质激素（1～2mg/kg 泼尼松或等效物）的冲击治疗[11]，但是近年研究证明在有 ipilimumab 单抗诱发的垂体炎的黑色素瘤患者中接受大剂量糖皮质激素治疗会降低患者的生存率[12]，并且大剂量糖皮质激素治疗并不能显著改善垂体前叶功能[8]，因此，不推荐大剂量的糖皮质激素治疗。IH 患者因激素替代治疗后其继发性肾上腺功能不全未能痊愈，仍需长期的激素替代治疗[13]。若患者存在头痛或其他神经系统症状，则需给予大剂量皮质类固醇激素治疗，头痛患者可给予对乙酰氨基酚对症镇痛治疗。

【案例总结】

1. 临床案例总结

近年来在肿瘤患者中广泛使用 ICI，导致内分泌系统损伤的情况也越来越多见，因此在明确患者诊疗方案后，应及时评估患者内分泌相关激素的基础水平，在治疗过程中对已经发生 irAE 者应及时诊断，并对疾病的严重程度进行分级，继而进行对症治疗，减轻患者在治疗过程中的痛苦。在治疗用药方面，临床医师应该加强对药物的药理、作用机制的学习，才能更好地保障患者在治疗过程中获益最大。

2. 检验案例总结

近年来 ICI 在晚期恶性肿瘤患者中的应用取得了很大进展，其所诱导的自身免疫性垂体炎也逐渐受到关注，因 IH 所致的垂体危象会危及患者生命，因此早期识别 IH 甚至 irAE 尤为重要。作为检验医师，首先要把好检验前、检验中各环节的质量关，保证内分泌检查（包括 ACTH、TSH、FSH、LH、GH、PRL、皮质醇及甲状腺功能等项目）数据的准确性是分析异常案例的基础。在检验后，关注患者的相关临床表现，分析治疗方案，了解药物治疗原理，综合生理和病理生理基础知识，抽丝剥茧，才能做到思路清晰，逐项鉴别，最终得出准确判断。另外，与临床医师就此种案例进行沟通，强化医师对激素指标等开具定期、全方位的检验医嘱。检验与临床紧密联系与合作才能及时准确地应对可能或已经出现的 irAE。

【专家点评】

目前，免疫治疗在肿瘤领域已取得重要的进展，随着 ICI 的广泛使用，所出现的免疫相关不良事件也越来越多。该案例介绍的是由发现与历史结果差异较大的检验报告单而牵出的一例IH。该案例患者经免疫治疗后出现肾上腺皮质功能减退，并且复查头颅MR时发现垂体新增结节，患者相关内分泌检查指标相对完善，结合患者免疫治疗的时间点及其他相关信息，临床医师能较早准确地诊断出IH，为患者后续的治疗提供了保障。

案例分析部分叙述详细，鉴别诊断证据充足，知识拓展部分亦为临床诊断提供了有力的支持。除此之外，ICI不良事件涉及的内分泌系统靶点多，不同案例的首发症状及异常指标的结果也各不相同，包括性激素、IGF-1、泌乳素、甲状腺功能、皮质醇、ACTH等指标出现的异常。检验医师需提高自身知识水平，拓展临床思路，紧跟学科的发展，多思考异常的检验结果是否与疾病发展及用药相关。希望通过该案例抛砖引玉，促进以后的检验工作更加结合临床实践，将对患者的诊断及治疗具有一定的帮助。

参 考 文 献

[1] Al-aridil R, El Sibai K, Fu P, et al. Clinical and biochemical characteristic features of metastatic cancer to the sellaturcica: ananalytical review[J]. Pituitary, 2014, 17（6）: 575-587.

[2] Faje AT, Sullivan R, Lawrence D, et al. Ipilimumab-induced hypophysitis: a detailed longitudinal analysis in a large cohort of patients with metastatic Melanoma [J]. J Clin Endocrinol Metab, 2014, 99（11）: 4078-4085.

[3] Ihara K. Immune checkpoint inhibitor therapy for pediatric cancers: a mini rewiew of endocrine adverse events[J]. Clin pediatr Endocrinol, 2019, 28（3）: 59-68.

[4] Joshi MN, Whitelaw BC, Palomar MT, et al. Immune checkpoint inhibitor-related hypophysitis and endocrine dysfunction: clinical review[J]. Clin Endocrinol, 2016, 85（3）: 331-339.

[5] Barroso-sousa R, Ott PA, Hodi FS, et al. Endocrine dysfunction induced by immune checkpoint inhibitors: Practical recommendations for diagnosis and clinical management[J]. Cancer, 2018, 124（6）: 1111-1121.

[6] Barroso-sousa R, Barry WT, Garrido-castro AC, et al. Incidence of endocrine dysfunction following the use of different immune checkpoint inhibitor regimens: A systematic review and meta-analysis[J]. JAMA Oncol, 2017, 4（2）: 173-182.

[7] Feng Y, Roy A, Masson E, et al. Exposure-response relationships of the efficacy and safety of ipilimumab in patients with advanced melanoma[J]. Clin Cancer Res, 2013, 19（14）: 3977-3986.

[8] Ascierto PA, Del Vecchio M, Robert C, et al. Ipilimumab 10mg/kg versus ipilimumab 3mg/kg in patients with unresectable or metastatic melanoma: arandomised, double-blind, multicentre phase 3 trial[J]. Lancet Oncol, 2017, 18（5）: 611-622.

[9] Brahmer JR, Lacchetti C, Thompson JA. Management of immune-related adverse events in patients treated with immune checkpoint inhibitor therapy: American Society of Clinical Oncology clinical practice guideline summary[J]. Oncol Pract, 2018, 14（4）: 247-249.

[10] Iwama S, De Remigis A, Callahan MK, et al. Pituitary expression of CTLA-4 mediates hypophysitis secondary to administration of CTLA-4 blocking antibody[J]. Sci Transl Med, 2014, 6（230）: 230ra45.

[11] Corsello SM, Barnabei A, Marchetti P, et al. Endocrine side effects induced by immune checkpoint inhibitors[J]. J Clin Endocrinol Metab, 2013, 98（4）: 1361-1375.

[12] Faje AT, Lawrence D, Flaherty K, et al. High-dose glucocorticoids for the treatment of ipilimumab-induced hypophysitis is associated with reduced survival in patients with melanoma[J].Cancer, 2018, 124（18）: 3706-3714.

[13] Min L, Hodi FS, Giobbie-Hurder A, et al. Systemic high-dose corticosteroid treatment does not improve the outcome of ipilimumab-related hypophysitis: a retrospective cohort study[J]. Clin Cancer Res, 2015, 21（4）: 749-755.

12　垂体ACTH腺瘤

作者：林子艺[1]，林纬[2]，陈文[1]（福建省立医院：1. 核医学科；2. 内分泌科）

点评专家：温俊平[1]；陈发林[2]（福建省立医院：1. 内分泌科；2. 检验科）

【概述】

库欣综合征是由多种病因引起肾上腺皮质长期分泌过量皮质醇所产生的一组症候群。内源性库欣综合征分为ACTH依赖性库欣综合征和非ACTH依赖性库欣综合征，主要表现为满月脸、多血质外貌、向心性肥胖、高血压、继发性糖尿病、骨质疏松等，好发于任何年龄，成人多于儿童，女性多于男性，男女比例为1：（3～5）。

【案例经过】

患者，女，48岁。5年前无明显诱因开始出现脸部变圆、皮肤多毛、水牛背，伴体重增加，每月增加3kg，最高达80kg，伴月经失调。4年前发现血压、血糖升高，多次就诊于当地医院，不规律服用"吡格列酮二甲双胍+瑞格列奈+甘精胰岛素"降血糖，"西尼地平+缬沙坦"降血压。2年前因外伤导致肋骨骨折。1年前出现反复头痛，右下腹胀痛，伴双下肢水肿、乏力、麻木，感双眼视物模糊、流泪，就诊于当地医院，查皮质醇（8：00）831.37nmol/L↑、皮质醇（16：00）979.49nmol/L↑。小剂量地塞米松抑制试验：（抑制后）皮质醇（8：00）1058.66nmol/L↑。大剂量地塞米松抑制试验：（抑制后）皮质醇（8：00）652.65nmol/L。肾上腺CT平扫+增强：左侧肾上腺局限性增粗。颅脑MRI平扫+增强：①多发脑缺血灶；②双侧脑室旁脑白质变性；③轻度脑萎缩；④可疑垂体后叶异常信号影，建议行垂体检查；⑤鼻咽顶后壁异常信号影，考虑良性病变（囊肿）可能。骨密度检查示骨量减少。住院期间给予降血糖、降血压等治疗，后出院。出院后仍反复头痛、下腹胀痛，伴双下肢水肿、乏力、麻木，感双眼视物模糊、流泪，血糖、血压控制不佳，2021年4月8日就诊于笔者所在医院，查下丘脑-垂体-肾上腺轴：促肾上腺皮质激素71.25pg/mL↑（参考范围：7.2～63.6pg/mL），皮质醇（8：00）805.97nmol/L↑（参考范围：240～680nmol/L）。甲状腺功能指标正常，其他垂体前叶筛查结果未见异常。血生化：糖化血红蛋白（HbA1c）9.1%。垂体MRI平扫+增强：①垂体前后叶之间异常信号，考虑Rathke裂囊肿；②部分副鼻窦炎。肾上腺CT平扫+增强检查：双侧肾上腺局限性增粗。

【案例分析】

1.临床案例分析

临床表现：该患者为中年女性，满月脸、水牛背、向心性肥胖、皮肤多毛，合并糖尿病、高血压、骨量减少；同时右下肢皮下多发脓肿感染症状。入院查体：血压169/110mmHg；身高158cm、体重58kg；腰围98cm、左小腿围33cm、右小腿围33cm；双侧眼睑水肿、右下肢及左上肢皮下可触及硬结，右下肢可见数处皮肤破溃。腹平坦，未见胃形、肠形，右下腹压痛，无反跳痛。上述表现具有典型库欣综合征临床症状。

辅助检查主要结果：糖化血红蛋白9.1%；多次查血皮质醇升高的同时ACTH水平也升高，分型诊断为ACTH依赖性库欣综合征；在定位诊断中，小剂量地塞米松抑制试验皮质醇未被抑制，大剂量地塞米松抑制试验皮质醇略有下降但抑制率仅为21.5%（表12-1）。

表12-1 外院血皮质醇检查结果

项目	血皮质醇（8：00，nmol/L）
基线值（参考范围：185～624nmol/L）	831.67
小剂量地塞米松抑制试验后	1058.66
大剂量地塞米松抑制试验后	652.65

垂体MRI平扫+增强未发现垂体瘤，肾上腺CT平扫+增强仅见双侧肾上腺局限性增粗，均提示ACTH增高不显著，对靶器官（肾上腺皮质）促进功能不强。因此需考虑肾上腺功能轻度增高的垂体微小腺瘤或异位ACTH综合征。从大剂量地塞米松抑制试验的结果看似乎为异位ACTH综合征，但异位ACTH综合征大多来源于肺部、胸腺或胃肠道的一些恶性神经内分泌肿瘤，病情进展相对较快，除了皮质醇增多症的临床表现外，还常出现低钾血症和女性明显男性化的表现，而且ACTH会明显升高，引起皮肤色素沉着也较垂体ACTH瘤明显，这些特点均与该患者的症状不相符。因此，尽管患者的垂体MRI平扫+增强未提示垂体腺瘤，仍然不能排除垂体来源的ACTH分泌增多。为了进一步诊治行双侧岩下窦静脉采血（BIPSS）多部位检测ACTH，最终精准定位为垂体ACTH腺瘤。

2. 检验案例分析

患者血皮质醇均高于正常值，昼夜节律消失；24h尿皮质醇增高（表12-2），患者"库欣综合征"诊断明确。

表12-2 血皮质醇和24h尿皮质醇测定

项目	结果		参考范围
血皮质醇（8：00，nmol/L）	805.97	↑	240～680
血皮质醇（16：00，nmol/L）	766.70	↑	＜276
血皮质醇（23：00，nmol/L）	680.09	↑	＜130
24h尿皮质醇（nmol）	1600.44	↑	58～395

同时，继续完善小剂量地塞米松抑制试验：口服地塞米松0.5mg（q6h×48h），结果（表12-3）提示小剂量地塞米松抑制试验皮质醇不被抑制，同时ACTH升高，明确该患者为"ACTH依赖性库欣综合征"。

表12-3　小剂量地塞米松抑制试验结果

项目	用药前	用药后
皮质醇（8:00，nmol/L）	925.85	776.10
ACTH（pg/mL）	69.93	79.13
24h尿皮质醇（nmol）	991.76	553.70

为明确库欣综合征病因，继续完善大剂量地塞米松抑制试验，口服地塞米松2mg（q6h×48h），结果（表12-4）仍提示抑制率小于50%。大剂量地塞米松抑制试验不能被抑制，表明是肾上腺性库欣综合征或部分异位ACTH综合征，大部分垂体ACTH腺瘤应该被大剂量地塞米松所抑制，但也存在不被抑制的情况，因此患者ACTH依赖性库欣综合征诊断明确，但仍需要进一步明确定位诊断。

表12-4　大剂量地塞米松抑制试验结果

项目	用药前	用药后
皮质醇（8:00，nmol/L）	925.85	730.26
ACTH（pg/mL）	69.93	60.20
24h尿皮质醇（nmol）	991.76	880.63

尽管影像学未提示垂体腺瘤，仍然不能排除垂体来源的ACTH分泌增多，因为部分垂体ACTH瘤比较小，尤其是对于<6mm的腺瘤MRI不易显示，甚至有些只是表现为垂体分泌ACTH的细胞增生，这种情况下进行双侧岩下窦静脉取血联合去氨加压素（DDAVP）刺激试验[1]是十分必要的，它是ACTH依赖性皮质醇增多症定位诊断的金标准，因此，该患者进行了双侧岩下窦静脉采血，ACTH水平如表12-5所示。阳性标准（提示ACTH分泌为垂体源性）：未行DDAVP刺激试验前分别采双侧岩下窦静脉血（inferior petrosal sinus，IPS）、外周血检测ACTH，两者ACTH比值（IPS:P）>2；DDAVP刺激试验后IPS:P>3。如果左右两侧ACTH比值>1.4，则提示肿瘤偏于一侧[2]。

表12-5　双侧岩下窦静脉采血ACTH水平

时间	各部位ACTH水平（pg/mL）			比值	
	左IPS	右IPS	外周静脉	左IPS:P	右IPS:P
DDAVP刺激试验前	197.30	578.50	68.39	2.88	8.46
DDAVP刺激试验后	263.50	945.20	69.30	3.80	13.64

表12-5显示DDAVP刺激试验前左右侧岩下窦静脉血ACTH/外周静脉血ACTH>2，DDAVP刺激试验后左右侧岩下窦静脉血ACTH/外周静脉血ACTH>3，右侧岩下窦静脉血ACTH/左侧岩下窦静脉血ACTH>1.4，考虑患者为垂体ACTH腺瘤（右侧优势型）。

【知识拓展】

垂体前部的静脉血汇入海绵窦，随之汇入岩上窦、岩下窦，之后血液回流至颈静脉孔，汇入颈内静脉。检查时两边的导管均通过同侧的股静脉插入岩下窦双侧。岩下窦和外周静脉同步采血测定ACTH浓度是确定ACTH来源的较为准确的方法之一。在注射一定剂量的造影剂之后从两侧岩下及一根外周静脉中分别采血，测量血浆中ACTH浓度。异位ACTH综合征患者从岩下窦到外周静脉不存在ACTH水平的渐变过程。

BIPPS在技术操作上比较困难，即使是最有经验的操作者也不能保证完全安全。该方法适用于有典型库欣综合征表现但垂体MRI为阴性或不能明确确诊者；或者患者垂体MRI为阳性，但是抑制试验与刺激试验结果不支持者。BIPPS可以明确区分ACTH分泌性垂体腺瘤与肺癌或胸腺癌，并为术者提供肿瘤可能偏于哪一侧的依据。在确诊垂体源性ACTH高分泌方面，BIPPS的诊断精确率可以超过95%，而在定位腺瘤偏侧方面却只有60%左右，可能与静脉引流有很多变异有关。BIPPS常规取样前进行静脉成像，将对ACTH偏侧梯度有一个更准确的认识。

【案例总结】

1. 临床案例总结

库欣综合征的病因有库欣病、异位ACTH综合征和肾上腺皮质增生/腺瘤等。鉴别诊断是难点，而对治疗却有至关重要的作用。正常人群MRI检出垂体瘤的比例约为10%[3]。微小病灶的库欣病和异位ACTH腺瘤在垂体MRI上均无法观察到病灶，但两者的临床症状和实验室指标都很相似。

该患者有典型库欣综合征表现且确诊为ACTH依赖性皮质醇增多症，但垂体MRI为阴性，是双侧岩下窦静脉采血的适应证，加用去氨加压素刺激试验能够提高双侧岩下窦静脉采血的准确性，根据DDAVP刺激试验前左右侧岩下窦静脉血ACTH/外周静脉血ACTH＞2、DDAVP刺激试验后左右侧岩下窦静脉血ACTH/外周静脉血ACTH＞3、右侧岩下窦静脉血ACTH/左侧岩下窦静脉血ACTH＞1.4，最终该患者被确诊为垂体ACTH腺瘤（右侧优势型），从而为进一步的精准治疗提供了重要依据。

2. 检验案例总结

笔者所在医院ACTH检测平台为罗氏Cobas E601，检测原理为电化学发光双抗体夹心法。采用此方法检测结果不受黄疸（胆红素＜428μmol/L或＜25mg/dL）、溶血（血红蛋白＜0.25mmol/L或＜0.4g/dL）、高脂血（症）（脂肪乳剂＜1500mg/dL）和生物素（＜246nmol/L或＜60ng/mL）的影响。由于ACTH检测试剂盒中含有单克隆抗体，因此某些接受单克隆鼠抗体治疗或诊断的患者的检测结果可能有误。在临床诊断过程中，如发现ACTH检测结果与临床诊断不符合，应当考虑单克隆抗体干扰导致检测结果不符合临床诊断。

ACTH易被血浆蛋白酶迅速降解，因此在标本采集时应采用合适的标本容器（如 EDTA-K$_2$或EDTA-K$_3$抗凝的硅化管或塑料管），并且在收集完标本后立即送至实验室低温离心检测，避免因ACTH被降解而导致检测结果不准确。因此，要求检验人员在发布报告时应小心谨慎，及时发现异常检测结果，避免给患者或临床医师带来不必要的麻烦，同时应及时与临床医师进行沟通，为患者和临床医师出具精准的检测结果。

【专家点评】

库欣综合征的诊断包括3个步骤：①根据患者的症状和体征怀疑该病；②证实存在皮质醇增多症；③确定病因。本案例完整地展示了库欣综合征的诊断流程。本例患者ACTH依赖性库欣综合征诊断明确，在大剂量地塞米松抑制试验皮质醇不能被抑制且垂体MRI阴性无法明确库欣综合征的病因时，采用了双侧岩下窦静脉采血联合DDAVP刺激试验，明确了ACTH来源于垂体且有右侧优势分泌的定位诊断，为下一步针对病因的治疗创造了条件。

BIPSS是ACTH依赖性皮质醇增多症定位诊断的金标准，因其有创，同时在技术操作上比较困难，因此，在临床上较少通过BIPSS来确诊病因，但其临床价值是很高的。大剂量地塞米松抑制试验并不能完全准确地将每例ACTH依赖性库欣综合征患者分类，一项研究表明，垂体ACTH瘤大剂量地塞米松抑制试验抑制率为88%，而异位ACTH综合征仅为33%。BIPSS+DDAVP联合试验对于诊断库欣病的敏感性可达95%～99%，特异性可达100%。该案例从临床需要出发，采用BIPSS技术进行了明确定位诊断，为后续治疗起到了积极的作用。

该案例从患者的典型临床表现入手，以实验室检查为主线，通过24h尿皮质醇、不同时间点血皮质醇检测、促肾上腺皮质激素检测、大小剂量地塞米松抑制试验、双侧岩下窦静脉采血检测ACTH等手段，详细阐述了库欣综合征的临床表现和实验室特征。经过多学科合作，精准定位高ACTH的来源，让患者得到明确的诊断。实验室的检测结果直接指导了临床诊断和治疗，从该案例可以看出实验室精准的检测结果能为患者的临床诊断和治疗提供很大的帮助。

致谢： 感谢张友华老师与谢丽华老师的帮助和指导。

参 考 文 献

[1] 杨叶虹，张晓龙，周丽诺，等. 双侧岩下窦静脉取血联合去氨加压素刺激试验诊断库欣病的价值[J]. 中华内分泌代谢杂志, 2011, 11: 800-882.

[2] Mamelak AN, Dowd CF, Tyrrell JB, et al. Venous angiography is needed to interpret inferior petrosal sinus and cavernous sinus sampling data for lateralizing adrenocorticotropin-secreting adenomas[J]. J Clin Endocrinol Metab, 1996, 81（2）: 475-481.

[3] 中华医学会内分泌分会. 库欣综合征专家共识（2011年）[J]. 中华内分泌代谢杂志, 2012, 2: 96-102.

13　单侧肾上腺增生导致的库欣综合征

作者：戚佩谊[1]，丁新[1]，李辉斌[1]，杨力[2]（南方医科大学珠江医院：1.检验医学部；

　　　2.内分泌科）

点评专家：杨力（南方医科大学珠江医院内分泌科）

【概述】

库欣综合征为各种病因造成肾上腺分泌过多糖皮质激素（主要是皮质醇）所致病症的总称，根据病因可以分为ACTH依赖性和非ACTH依赖性两大类，其中非ACTH依赖性肾上腺皮质增生症是库欣综合征中罕见的类型，根据发病机制及病理变化特点大致可分为：①原发性色素结节性肾上腺皮质病（PPNAD）；②不依赖ACTH的肾上腺大结节增生（ACTH-independent bilateral macronodular adrenal hyperplasia，AIMAH）；③肾上腺皮质瘤/肾上腺皮质癌。本案例中单侧肾上腺增生导致的库欣综合征更是少见。

【案例经过】

患者，女，24岁，月经不规律5年余。曾因月经周期紊乱多次于外院治疗，1年前于外院诊断为"库欣综合征，非ACTH依赖性库欣综合征可能；垂体Rathke裂囊肿可能；乙型肝炎病毒携带者"。半年前因"反复下腹痛3个月"于外院行腹腔镜下盆腔粘连松解术＋双侧输卵管通液术，术后月经正常，1个月后再次出现月经紊乱，为进一步治疗，就诊于笔者所在医院，门诊拟"库欣综合征"收入院。近2年体重增加4kg。

体格检查：体温36.6℃，脉搏96次/分，血压134/95mmHg，身高160cm，体重55kg，BMI 21.48kg/m^2，满月脸、水牛背，双下腋毛发旺盛，无皮肤菲薄、紫纹；余无异常。实验室检查：激素六项中睾酮（Testo）0.90μg/L，黄体生成素（LH）16.40IU/L，卵泡刺激素（FSH）4.71IU/L，泌乳素（PRL）34.40μg/L，孕酮（Prog）0.33μg/L，雌二醇（E$_2$）208pmol/L。

皮质醇、ACTH和尿游离皮质醇（UFC）等指标检测结果见表13-1。

表13-1　皮质醇、ACTH和UFC指标检测结果

检测时间	皮质醇（nmol/L）	ACTH（pmol/L）	第一次UFC	第二次UFC
8：00	530.0（210～342）	＜0.22	8917.2nmol/24h	6074.2nmol/24h
16：00	452.0（55～248）	＜0.22		
24：00	460.0（55～138）	＜0.22		

OGTT试验：空腹血糖4.04mmol/L，胰岛素 27.60mIU/L；2h血糖8.56mmol/L，胰岛素 615.00mIU/L。妇科彩超：①双侧卵巢体积增大，呈多囊状改变（请结合临床）；②子宫大小正常，未见占位病变。心电图、胸部DR、腹部彩超、骨密度未见异常。甲状腺功能指标未见异常。

【案例分析】

1. 临床案例分析

完善皮质醇节律检查发现皮质醇昼夜节律消失，24h尿游离皮质醇显著升高，为进一步明确库欣综合征诊断，完善小剂量地塞米松抑制试验，结果显示不能被抑制（表13-2），由此可见库欣综合征诊断明确。

表13-2　服药前后皮质醇检测结果

皮质醇	小剂量地塞米松抑制试验	大剂量地塞米松抑制试验
服药前浓度（nmol/L）	530.0	518.0
服药后浓度（nmol/L）	542.0	603.0

另外，ACTH的3次检查结果均显示浓度降低，且大剂量地塞米松抑制试验结果显示皮质醇不能被抑制，考虑为非ACTH依赖性库欣综合征。

但垂体MRI提示前叶偏右侧底部异常信号小结节（大小约3mm），考虑垂体微腺瘤。同时，胸腹部CT平扫提示左侧肾上腺略增粗。增强CT提示左侧肾上腺内侧支增粗，厚约8mm，考虑增生，增强后强化与肾上腺组织一致，外侧支及右侧肾上腺未见结节及肿物，肾上腺周围间隙清。目前资料显示，单纯的单侧肾上腺增生导致的库欣综合征罕见，为明确右侧肾上腺是否也存在优势分泌，继续完善肾上腺静脉采血（adrenal venous sampling，AVS），激素检查结果如表13-3所示。

表13-3　肾上腺静脉血皮质醇、醛固酮等指标检测结果

位置	肾上腺静脉血皮质醇（nmol/L）	肾上腺静脉血醛固酮（pg/mL）	外周静脉血皮质醇（nmol/L）	肾上腺静脉血与外周静脉血皮质醇比值	双侧肾上腺静脉血皮质醇与醛固酮的比值比
左侧	10 528.0	951.9	510.0	20.64	6.14（左/右）
右侧	483.0	268.7	477.0	1.01	

根据梅奥诊所（Mayo Clinic）的标准，肾上腺静脉血与外周静脉血皮质醇比值大于6.5提示皮质醇分泌腺瘤；双侧肾上腺静脉血皮质醇与醛固酮的比值比大于2.3为单侧功能腺瘤的诊断阈值[1, 2]。本案例考虑左侧肾上腺来源，遂行左肾上腺切除术，术中组织送病理检查，结果提示（左侧肾上腺）肾上腺皮质结节状增生。出院诊断：①库欣综合征；②多囊卵巢综合征；③糖耐量异常。

术后3天（8∶00）血皮质醇：270.0nmol/L。

1周后随访，UFC 为 1035.5nmol/24h。小剂量地塞米松抑制试验结果见表13-4。

表13-4　1周后随访服药前后皮质醇浓度

皮质醇	小剂量地塞米松抑制试验
服药前浓度（nmol/L）	547.0
服药后浓度（nmol/L）	324.0

术后1个月随访，血皮质醇为179.0nmol/l。检验结果显示，术后患者血、尿皮质醇浓度下降明显，疗效显著，从而考虑垂体微腺瘤为无功能腺瘤。

2. 检验案例分析

患者有满月脸、水牛背、双腋下毛发旺盛等较典型的临床表现，入院后完善皮质醇节律检查发现皮质醇昼夜节律消失，24h尿游离皮质醇显著升高，该患者入院前无糖皮质激素使用史，可排除外源性皮质醇假性升高影响，结合小剂量地塞米松抑制试验结果显示皮质醇不能被抑制，另外，ACTH的3次检查结果均显示浓度降低，且大剂量地塞米松抑制试验结果显示皮质醇不能被抑制，考虑为非ACTH依赖性库欣综合征。

皮质醇主要是由肾上腺皮质合成和分泌的糖皮质激素，因其分泌存在昼夜节律，临床常规检测8：00、16：00及24：00血清皮质醇来检测其昼夜节律性。但目前临床未常规开展检测血清中发挥作用的游离皮质醇，尿游离皮质醇是血中游离皮质醇经肾小球滤过而来，其含量与血中具生理活性的游离皮质醇浓度变化呈正相关，所以通常认为24h尿游离皮质醇是皮质醇增多症诊断的金指标[3]。本案例中患者两次尿游离皮质醇结果明显升高，同时肾功能未见明显异常，综合考虑患者库欣综合征诊断明确。

【知识拓展】

肾上腺静脉采血（AVS）是运用导管穿刺静脉选择性插入肾上腺静脉后采集血样，检测某些指标判断生理、病理学改变的一种介入检查方法，主要用于鉴别原发性醛固酮增多症（简称原醛症）的病因。目前，中国原醛症诊疗的专家共识和国外原醛症的诊疗指南均推荐AVS作为原醛症功能分型诊断的金标准[4, 5]。尽管如此，AVS技术在国内乃至国际上却并没有得到大范围的普及[6]。究其原因，除该技术难度高、风险高、结果解读困难外，国内外还没有针对AVS操作的标准化流程的临床指南。

双侧肾上腺占位在肾上腺意外瘤中的发生率为10%～15%，在ACTH依赖性库欣综合征中，双侧肾上腺结节样增生甚至腺瘤样增生并不少见[7]，而诊断的难点在于鉴别单侧功能性或双侧功能性占位，单从 CT 或MRI上不能明确，可通过 ^{131}I-6β碘代甲基-19-去甲胆固醇（NP-59）显像[8]或AVS确定[9]，而前者尚未在国内开展，AVS 则成为唯一可依赖的检查手段，如果不经AVS而盲目切除单侧病灶则有可能造成库欣综合征病情不缓解，但切除双侧病灶则又会导致永久性肾上腺皮质功能减退[1]，对患者的后续治疗影响甚大。

【案例总结】

1. 临床案例总结

本案例诊断的难点在于鉴别皮质醇异常的来源，患者非ACTH依赖性库欣综合征诊断明确，增强CT提示左侧肾上腺内侧支增生，未见结节，而单纯的单侧肾上腺增生导致的库欣综合征少见，同时MRI提示垂体微腺瘤存在，最后临床医生采用了肾上腺静脉采血术协助诊断。本案例中左侧肾上腺静脉与外周静脉血皮质醇比值为20.64，右侧肾上腺静脉与外周静脉血皮质醇比值为1.01，提示左肾上腺来源，两侧经醛固酮校正后双侧肾上腺静脉血皮质醇与醛固酮的比值比为6.14（左/右），经AVS明确定位后行左侧肾上腺切除术，术后随访病情缓解，血皮质醇下降明显，从而考虑垂体微腺瘤为无功能腺瘤。

2. 检验案例总结

皮质醇分泌存在昼夜节律性，临床常规检测8：00、16：00及24：00血清皮质醇来检测其昼夜节律性，因此在检测时必须注明样本的采集时间，笔者所在医院检测平台为罗氏Cobas E801，采用竞争法原理检测血清标本，试剂说明书指出对于接受高剂量生物素（＞5mg/d）治疗的患者，必须在末次生物素治疗8h后采集样本，曾接受甲泼尼松或泼尼松治疗的患者的样本可出现皮质醇浓度的假性升高等，因此，在临床诊断过程中，如发现皮质醇检测结果与临床诊断不符合，检验人员应该与临床医生及时沟通，以免误诊造成不良后果。试剂说明书指出离心分离得到的血清常温可保存1天，2～8℃可保存4天，检测结果不受影响。

尿游离皮质醇是血中游离皮质醇经肾小球滤过而来，其含量与血中具生理活性的游离皮质醇浓度变化呈正相关，且尿液中排泄的皮质醇不受昼夜节律性分泌的影响，目前认为检测24h尿游离皮质醇是皮质醇增多症诊断的金指标。

【专家点评】

单侧肾上腺增生导致的库欣综合征罕见。该案例中，患者皮质醇分泌增多，失去昼夜节律且不能被小剂量地塞米松抑制，库欣综合征诊断明确；ACTH水平降低且大剂量地塞米松抑制试验无法抑制提示为非ACTH依赖性库欣综合征。结合影像学结果，考虑左侧肾上腺增生导致的库欣综合征。该案例诊断思路明确，诊断可靠。

参 考 文 献

[1] 平凡, 童安莉, 张晓波, 等. 肾上腺静脉取血术在非促肾上腺皮质激素依赖性库欣综合征并双肾上腺占位诊断中的应用[J]. 协和医学杂志, 2015, 6（6）: 401-405.

[2] Young WF JR, Du PH, Thompson GB, et al. The clinical conundrum of corticotropin-independent autonomous cortisol secretion in patients with bilateral adrenal masses[J]. World J Surg, 2008, 32（5）: 856-862.

[3] 张君龙, 张国福. 皮质醇检测现状及评价[J]. 华西医学, 2007, 2: 458-459.

[4] 中华医学会内分泌学分会. 原发性醛固酮增多症诊断治疗的专家共识（2020版）[J]. 中华内分泌代谢杂

志, 2020, 36（9）: 727-736.

[5] Funder JW, Carey RM, Mantero F, et al. The Management of primary aldosteronism: Case detection, diagnosis, and treatment: An Endocrine Society clinical practice guideline[J]. J Clin Endocrinol Metab, 2016, 101（5）: 1889-1916.

[6] Rossi GP, Auchus RJ, Brown M, et al. An expert consensus statement on use of adrenal vein sampling for the subtyping of primary aldosteronism [J]. Hypertension, 2014, 63（1）: 151-160.

[7] Sahdev A, Reznek RH, Evanson J, et al. Imaging in Cushing's syndrome[J]. Arq Bras Endocrinol Metabol, 2007, 51（8）: 1319-1328.

[8] Iino K, Sasano H, Nagura H, et al. Adrenal adenoma with bilateral adrenocortical nodular change in a patient with Cushing's syndrome[J]. Clin Endocrinol（Oxf）, 1997, 47（3）: 371-375.

[9] Domino JP, Chionh SB, Lomanto D, et al. Laparoscopic partial adrenalectomy for bilateral cortisol-secreting adenomas[J]. Asian J Surg, 2007, 30（2）: 154-157.

14 ACTH依赖性库欣病

作者：赵安江[1]、陈玉敏[2]（1. 四川大学华西医院实验医学科；2. 四川大学华西临床医学
院/重钢总医院内分泌科）

点评专家：张玫，干伟 （四川大学华西医院实验医学科）

【概述】

患者曾诊断为"焦躁症"，后体重进行性增加，并逐渐出现月经紊乱，伴面部多发痤
疮，颈背部多发散在皮疹，遂于妇科就诊，完善妇科相关检查后未见明显异常。内分泌科
结合患者的临床表现，相关实验室、影像学检查及功能试验后，最终查明原因，经积极治
疗原发疾病，患者病情逐渐好转。在此过程中，随着患者病情的不断进展，临床医生通过丰
富的临床经验及相关的辅助检查最终查明原因，真正体现了检验在临床诊疗中的价值。

【案例经过】

患者，女，23岁，3年前因"情绪低落，不自主哭泣"于当地医院就诊，诊断为"轻
度焦躁症"，予以药物口服治疗（具体药物及剂量不详），口服用药3个月后自觉症状好转
遂自行停药。2年前，患者在上述症状基础上出现体重增加4kg、面部变圆，无多食、水
肿等表现，患者未诊治。入院前1年，患者上述症状进行性加重，伴乏力、下蹲后起立困
难，无呼吸困难、食欲缺乏、腹泻等不适，遂至精神卫生中心就诊，诊断为"重度抑郁，
重度焦躁"，给予抗焦虑、抑郁药物治疗后自觉症状好转。入院前8个月，患者乏力较前
加重，体重进行性增加约16kg（以腹部脂肪增加明显），无明显诱因出现颜面部多发痤疮、
月经紊乱，3～4个月月经来潮1次，经量较前明显减少，伴脱发。患者遂至妇科就诊，完
善妇科相关检查后未见明显异常，建议于内分泌科就诊。

查体：满月脸，皮肤菲薄，发际线低，颜面部可见多发痤疮，新旧不一，唇边可见
毳毛，锁骨上窝及颈部可见脂肪垫，水牛背，毛孔粗大，多毛，腹部膨隆，肩胛、腋窝、
胸肋、双下肢内侧可见宽大的新发皮肤紫纹。甲状腺未触及肿大，无压痛，未闻及血管
杂音。外阴发育正常，阴毛、腋毛分布正常，双下肢无水肿，足背动脉搏动对称、有力。
四肢血压：右上肢135/114mmHg，左上肢136/105mmHg，右下肢150/110mmHg，左下肢
146/111mmHg，BMI 26.70kg/m^2，腰围96cm，臀围96cm，腰臀比1.0。

完善相关实验室检查：皮质醇（8：00）560.0nmol/L ↑，皮质醇（24：00）456.0nmol/L，
促肾上腺皮质激素78.45ng/L ↑，脱氢表雄酮硫酸酯11.90μmol/L ↑；24h尿游离皮质醇
650.7μg ↑；1mg地塞米松过夜抑制试验，血皮质醇（次日8：00）447.00nmol/L；口服
葡萄糖耐量试验结果提示糖耐量减退，HbA1c 5.4%；甲状腺功能检查提示促甲状腺激

素（TSH）0.121mU/L ↓，其余指标均正常；生化检查结果示血尿酸477μmol/L ↑，血钾
3.10mmol/L ↓，其余生化指标均正常。

【案例分析】

1. 临床案例分析

综合上述查体结果，患者存在向心性肥胖、满月脸、水牛背、面部痤疮，全身散在
多发紫纹等表现；实验室检查结果，患者的皮质醇昼夜节律消失，且晨8：00皮质醇不被
1mg地塞米松所抑制，24h尿游离皮质醇增多，考虑"库欣综合征"。此外，患者晨8：00
ACTH 78.45ng/L，也明显升高，故考虑"ACTH依赖性库欣病"。

为明确ACTH不适当增多的来源，遂完善大剂量地塞米松抑制试验、1-脱氨-8-精氨
酸血管加压素（DDAVP）试验和垂体MRI检查。大剂量地塞米松抑制试验：促肾上腺皮
质激素20.93ng/L（参考范围5.00～78.00ng/L），皮质醇（8：00）37.40nmol/L ↓（参考范围
133.0～537.0nmol/L），24h尿游离皮质醇43.5μg（参考范围20.3～127.6μg）。晨8：50开始行
DDAVP兴奋试验，9：05经静脉注射DDAVP 10μg，结果如表14-1所示。DDAVP兴奋试验
后24h尿游离皮质醇为1112.2μg（参考范围20.3～127.6μg）。

表 14-1 DDAVP 兴奋试验

时间	PTC（nmol/L）	升高百分比	ACTH（ng/L）	升高百分比	血压（mmHg）	心率（次/分）
−15min	662	—	59.93	—	137/97	64
0min	556	—	73.32	—	133/98	64
15min	918	48.0%	548	722%	128/90	84
30min	963	58.1%	467	602%	124/86	83
45min	1070	75.4%	340	410%	129/87	78
60min	1189	95.2%	273	309%	133/88	88
90min	1311	115.2%	358	435%	127/89	90
120min	1410	131.4%	427	538%	141/96	69

注：—表示此项无数据。PTC. 血浆总皮质醇。ACTH. 肾上腺皮质激素。

垂体MRI检查（平扫+增强）示垂体上缘膨隆，内见条状及长T_1短T_2信号，其增强
扫描不强化，垂体内近鞍底处见稍长T_1稍长T_2信号结节，增强扫描强化程度弱于周围腺
体，提示垂体坏死出血结节，考虑垂体瘤可能。

综合上述体格检查、实验室检查、功能试验及影像学检查基本可确定患者的诊断：
①ACTH依赖性库欣综合征；②垂体占位；③糖耐量减低；④高尿酸血症；⑤高血压。为
进一步明确垂体占位的性质，经与患者及家属充分沟通病情及治疗方案，签署手术同意书
后，行"鼻内镜中颅底占位病变切除术+窦修补术+脑脊液漏修补术"。

术后第一天复查皮质醇（8：00）32.60nmol/L（参考范围133.0～537.0nmol/L），促肾
上腺皮质激素10.92ng/L（参考范围5.00～78.00ng/L），结果提示患者的皮质醇和促肾上腺

皮质激素均明显下降。垂体切除标本病理检查示垂体腺瘤，免疫组化示肿瘤细胞Syn（+）、CK8/18（+）、inhibin（−）、CR（+）、ACTH（+）、FSH（−）、LH（−）、TSH（−）、GH（−）、PRL（±）、Ki-67阳性率约2%；术后平均血压为118/88mmHg；空腹血糖和餐后2h血糖均恢复正常。

2. 检验案例分析

患者的实验室检查结果示晨8：00 PTC为560nmol/L，ACTH为78.45ng/L，均明显高于参考值上限，晚24点PTC为456nmol/L，可见患者的PTC昼夜节律消失，且24h尿游离皮质醇达到650.7μg，结合患者的临床信息（满月脸、水牛背、向心性肥胖等）高度怀疑为ACTH依赖性库欣综合征。ACTH依赖性库欣综合征最常见的病因是垂体促肾上腺皮质激素瘤（垂体ACTH瘤），该患者的甲状腺功能结果示垂体-甲状腺轴功能异常，也进一步提示病变部位可能在垂体。

随后，临床进行了小剂量地塞米松抑制试验，结果示PTC（次晨8：00）为447nmol/L，表明PTC不被抑制，由此"ACTH依赖性库欣综合征"诊断明确。为了查明ACTH增多的原因，先后进行了大剂量地塞米松抑制试验（HDDST）和DDAVP试验，HDDST结果提示PTC下降超过50%，且DDAVP结果提示ACTH和PTC均能被兴奋，升高百分比分别为722%和131.4%，这就进一步提示患者可能存在垂体ACTH瘤，随后的垂体MRI结果得到了进一步的证实。经手术切除垂体病变组织后，实验室检查示ACTH和PTC均明显下降，空腹血糖和餐后2h血糖均恢复正常。病变组织免疫组化示ACTH阳性，再次证实了病变部位在垂体，诊断为"垂体ACTH瘤"。

【知识拓展】

库欣综合征是由多种原因引起的肾上腺皮质长期分泌过多糖皮质激素所产生的临床症候群[1]。主要表现为满月脸、多血质外貌、向心性肥胖、痤疮、紫纹、高血压、继发性糖尿病和骨质疏松等[2]。按其病因可分为ACTH依赖性和ACTH非依赖性两种类型[3]。前者80%为垂体ACTH腺瘤（库欣病），20%为异位ACTH分泌肿瘤，如支气管类癌、胸腺类癌、小细胞肺癌等。DDAVP是一种长效的抗利尿激素类似物。研究显示，DDAVP具有促肾上腺皮质激素释放激素（CRH）样作用，可促进垂体ACTH肿瘤细胞分泌ACTH。利用这种特性，通过测定基础和DDAVP刺激后的外周血ACTH浓度差异，可有效鉴别库欣病和异位ACTH肿瘤，敏感度和特异度均接近100%[4]。

【案例总结】

1. 临床案例总结

库欣综合征的诊断包括定性诊断和定位诊断，定性诊断首先要明确是否存在内源性高皮质醇血症，可以通过午夜血皮质醇和24h尿游离皮质醇进行初步筛查。当初步筛查结果异常时，则需进行小剂量地塞米松抑制试验来进行库欣综合征的确诊。该例患者的晨8：00皮质醇和24h尿游离皮质醇均显著升高，且昼夜节律消失，进一步的1mg地塞米松过夜抑制试验提示晨8：00血皮质醇未被抑制，库欣综合征的诊断确立。

库欣综合征诊断确立以后，下一步就是寻找病因。库欣综合征分为ACTH依赖性和非ACTH依赖性两大类，通过测定ACTH值可以进行初步区分。该例患者ACTH显著升高，遂判定为ACTH依赖性库欣综合征。而ACTH依赖性库欣综合征可进一步分为垂体性库欣综合征（库欣病）和异位ACTH综合征。

库欣病和异位ACTH综合征的鉴别方法有垂体MRI、大剂量地塞米松抑制试验、CRH兴奋试验、DDAVP试验及双侧岩下窦静脉采血等，该例患者最终通过垂体MRI检查和大剂量地塞米松抑制试验及DDAVP试验确诊为库欣病，诊疗过程规范，案例典型。

2. 检验案例总结

本案例中，实验室检查在整个临床诊断和治疗过程中扮演着至关重要的作用，从最初的筛查到最后的确诊，再到最后的疗效评估，都离不开检验这双"眼睛"，这就更加要求检验结果的准确性，特别是该案例中涉及的DDAVP试验。如果检验结果不准确，极有可能会对临床诊疗产生误导。此外，激素水平同时也受取样时间、方法、样品预处理等因素的影响，在激素测定和结果解释中也应特别注意。

【专家点评】

该案例以临床为出发点，临床医生凭借丰富的临床经验，很快锁定了诊疗方向，再辅以相关的实验室检查和功能学试验锁定了原发疾病，经过积极治疗原发疾病，患者症状得以明显缓解。整个过程中，实验室检查为临床诊疗及疗效评估提供了强有力的证据支撑，检验医生与临床医生进行了积极有效的沟通，最终使患者获益。

该案例是内分泌诊疗中比较典型的案例，该案例中患者起病隐匿、病程较长，经过多方诊治最终诊断为垂体ACTH瘤。在此过程中，实验室辅助检查为临床诊疗提供了重要依据，临床医生凭借丰富的经验，选择了行之有效的辅助检查，实验室也为临床提供了准确可靠的检验报告，检验与临床二者之间相辅相成。

参 考 文 献

[1] 中国垂体腺瘤协作组. 中国库欣病诊治专家共识（2015）[J]. 中华医学杂志, 2016, 96（11）: 835-840.

[2] Nieman LK, Biller B, Findling JW, et al. The diagnosis of Cushing's syndrome: an Endocrine Society clinical practice guideline[J]. J Clin Endocrinol Metab, 2008, 93（5）: 1526-1540.

[3] 郑光耀, 旭东, 卢琳, 等. 伴多内分泌腺瘤病的促肾上腺皮质激素依赖性库欣综合征临床特点分析[J]. 中国现代神经疾病杂志, 2021, 21（3）: 170-176.

[4] 茅江峰, 柴晓峰, 刘丽萍, 等. 外周DDAVP兴奋试验在促肾上腺皮质激素依赖性库欣综合征鉴别诊断中的价值[J]. 中国实用内科杂志, 2014, 34（10）: 1000-1003.

第二部分

糖代谢紊乱

15 假性低血糖病例的诊疗过程

作者：周博，杨敏（中国医科大学附属第一医院检验科）
点评专家：曹艳丽（中国医科大学附属第一医院内分泌科）

【概述】

低血糖症是一组多种病因引起的以血浆葡萄糖浓度过低，临床上以交感神经兴奋和脑细胞缺糖为主要特点的综合征。一般以血浆葡萄糖浓度低于2.8mmol/L（50mg/dL）作为低血糖症的标准。临床上按低血糖症发生与进食的关系分为空腹（吸收后）低血糖症和餐后（反应性）低血糖症。空腹低血糖症主要病因是不适当的高胰岛素血症，餐后低血糖症是胰岛素反应性释放过多。反复发生空腹低血糖提示有器质性疾病，餐后引起的反应性低血糖症，多见于功能性疾病。

【案例经过】

患者，女，55岁。5年前无明显诱因出现头晕，伴头痛，时有饥饿感，休息及适量进食后可缓解。半个月前上述症状加重，在当地医院测空腹血糖为1.8～2.2mmol/L。饮食较差，睡眠可。家族无类似病患者。

体格检查：身高160cm，体重55kg，BMI 21.48kg/m²。体温36.8 ℃，血压133/83mm Hg，心率84次/分。神清语明，查体合作。无颜面潮红及深大呼吸，全身皮肤黏膜无黄染及出血点，颈软，甲状腺无肿大，无颈动脉怒张。心、肺、腹部查体未见明显异常，双下肢无水肿，双足背动脉搏动可。

依据惠普尔（Whipple）三联征初步诊断该患者为低血糖症［低血糖症状和体征、血浆葡萄糖浓度低（＜2.8mmol/L）及供糖后症状迅速缓解］，需进一步分析以明确病因。

【案例分析】

1.临床案例分析

该患者低血糖症状和体征明显，需进一步完善检查，确定引起低血糖的病因。常见的低血糖症分为空腹低血糖症和餐后低血糖症（图15-1）。

首先完善肝功能、胆红素、白蛋白、凝血四项、肾功能、尿常规、粪便常规及血清肿瘤标志物检查，结果均正常。除外重症疾病。

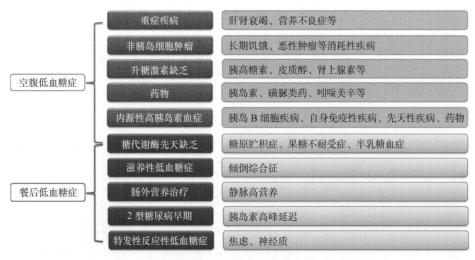

图15-1　低血糖症病因分析

头颅CT及全腹CT未见异常。肺部CT平扫（64排）检查意见：双肺轻度间质性改变，双肺陈旧病变；右肺小结节，随诊观察。甲状腺（包括颈部淋巴结）彩色多普勒超声常规检查，检查意见：甲状腺双叶结节（TI-RADS 3级），双颈部淋巴结肿大，超声结构正常。心电图（常规）检查意见：窦性心律，正常范围心电图。患者血清肿瘤标志物正常，除外非胰岛细胞肿瘤。

继续进行甲状腺功能和甲状腺炎症检查，血清泌乳素测定，胰岛素样生长因子-1（IGF-1）、血清生长激素测定，皮质醇水平及昼夜节律均大致正常。结合患者既往史及精神状态，除外升糖激素缺乏、药物、糖代谢酶先天缺乏、滋养性低血糖症、肠外营养治疗、特发性反应性低血糖症等病因。因此，高度怀疑该患者患有内源性高胰岛素血症。

2009年美国内分泌学会制定的成人低血糖症的诊断和治疗临床指南[1]建议，如出现低血糖症状和（或）体征，血糖＜3.0mmol/L、胰岛素≥3.0mIU/L、C肽≥200pmol/L、胰岛素原≥29pg/mL（5pmol/L），则支持内源性高胰岛素血症。该患者血糖值为2.05mmol/L，同时测得胰岛素水平为6.79mIU/L，C肽为1101pmol/L，胰岛素原为492.90pg/mL，计算得胰岛素释放修正指数为98.4，支持内源性高胰岛素血症的诊断。引起内源性高胰岛素血症的病因主要有5种，分别为药物、自身免疫性疾病、先天性高胰岛素血症（CHI）、2型糖尿病早期，以及胰岛素瘤或胰岛细胞增生。为明确病因，进一步完善患者延长OGTT试验，发现该患者糖耐量异常。空腹及餐后均有低血糖发生，且血糖低至0.35mmol/L时并没有明显低血糖症状出现（表15-1）。另外，此患者胰岛素自身抗体（IAA）阴性，谷氨酸脱羧酶（GAD）抗体阴性，可除外药物和自身免疫病因，也不符合CHI的临床表现特征。胰腺MR平扫+增强（3.0T）扫描未见异常。脾大。胰腺CT灌注（64排）未见确切异常。该患者进一步诊断为糖耐量异常，胰岛素瘤或胰岛增生待除外。经少食多餐，食物种类调整（增加蛋白摄入），患者饥饿感症状缓解，未再出现。补充饥饿试验，结果基本正常，未见明显血糖降低，且静脉血较末梢血检测血糖结果偏低（表15-2、表15-3）。

表15-1　延长OGTT试验及胰岛素分泌检测结果

延长OGTT试验	0min	30min	60min	120min	180min	240min	300min
葡萄糖（mmol/L）	2.05	6.59	9.67	8.41	3.08	0.35	3.72
C肽（pmol/L）	1101	2880	5152	4711	2 663	1469	942
胰岛素（mIU/L）	6.79	28.47	48.94	37.19	11.24	6.23	6.09
胰岛素原（pg/mL）	492.90						
胰岛素释放指数	0.18						
胰岛素释放修正指数	98.4						

表15-2　饥饿试验结果

	日期	6：00am	9：00am	12：00am	3：00pm	6：00pm	9：00pm	12：00pm	0：00am	3：00am
末梢血糖监测（mmol/L）	D1			5.9		5.0		5.5		
	D2	5.1					5.7	4.9	5.4	5.2
	D3	5.0	4.6	4.7	4.5	4.6	4.7	4.2	5.1	4.9
	D4	3.7	3.5	3.8	4.1	12.0	12.3			

表15-3　静脉血与末梢血检测血糖结果对比

项目	0min	30min	60min	120min	180min	240min	300min
静脉血糖（mmol/L）	2.05	6.59	9.67	8.41	3.08	0.35	3.72
末梢血糖（mmol/L）	5.1	8.5	9.7	10.4	5.5	2.8	4.2

　　但是，对该患者仍存在无法解释的疑问：空腹、餐后均有低血糖；静脉血糖0.35mmol/L时无明显症状；胰岛素瘤或胰岛增生患者通常伴有体重增加，而该患者体重减轻，胰腺各项检查并未发现确切病灶，饥饿试验第4天才出现血糖降低；静脉血糖和末梢血糖间存在明显差异。需要检验科协助分析检测中是否存在问题。

2. 检验案例分析

　　在了解该患者诊疗经过后，检验科首先分析了血清葡萄糖项目的检测仪器、试剂、校准、质控等各方面情况，均未发现异常，且临床使用的血糖仪也经过了适当的校准和质量控制，可保证检测系统的准确性。因此，需着重分析指尖血糖和静脉血糖是否受到其他因素影响。

　　指尖血糖检测一般受患者血液中红细胞压积影响较大，红细胞压积会影响血浆流入试纸的速率。血糖仪使用规范要求"适用的红细胞压积至少为30%～60%，或可自动根据红细胞压积调整"。临床使用的拜耳血糖仪红细胞压积范围为0～70%，不受麦芽糖及半乳糖的干扰，对乙酰氨基酚、尿酸及维生素C不敏感，可基本排除红细胞压积的影响。

　　另外，毛细血管血流量低时，降低了葡萄糖的供应，周围组织继续利用葡萄糖，导致外周葡萄糖水平降低。在休克患者中，存在终末血管收缩；在雷诺综合征和肢端发绀的患者中，α-肾上腺素能受体上调导致在寒冷或强烈情绪下过度的外周血管收缩，都会导致末梢血检测血糖结果偏低[2]，这与患者情况不符。

正常情况下，如果静脉抽血后没及时进行血糖检测，样本会发生糖酵解，样本血糖浓度每小时会下降约0.17mmol/L[3]。所以，检验科要求临床科室在采集样本后应尽快送检。核查该患者血糖检测数据，各时间点样本送检时间均未超过1h，对血糖检测影响不应如此明显。

进一步查找相关文献，发现有文献报道，过多的白细胞或红细胞可在体外过度糖酵解而造成假性低血糖，见于粒细胞增多症、红细胞增多症、白血病等[4]。还有文献报道[5]，在177例慢性髓细胞性白血病（CML）患者中，共发现32例（18.1%）白血病假性低血糖现象，血糖测定值与白细胞计数呈负相关。32例白血病存在假性低血糖现象，其中24例未得到临床医师的充分确认。此外，5例（2.8%）急性髓系白血病急变期合并高血糖，其原因可能是应激导致了血糖增高[5]。因此，重新回顾该患者的血常规结果（表15-4），该患者的白细胞、红细胞、血小板等均显著升高，且没有炎症、发热等相关临床表现。这与文献报道的假性低血糖情况吻合，也能够解释患者静脉血与末梢血检测血糖结果不一致，空腹、餐后均有低血糖，以及静脉血糖明显过低时（0.35mmol/L）没有低血糖症状。建议将该患者转入血液科进行诊治。

表15-4　血常规结果

血常规	入院后1天	入院后2天	当地医院
白细胞计数（×10⁹/L）	24.27	23.25	25.19
粒细胞计数（×10⁹/L）	19.76	19.48	21.16
红细胞计数（×10¹²/L）	8.56	8.22	8.59
血红蛋白浓度（g/L）	178	172	180
红细胞压积（%）	62.7	59.6	60.5
血小板（×10⁹/L）	773	710	627

【知识拓展】

低血糖是指血糖低于正常的一种状态，正常成人血糖＜2.8mmol/L时即可诊断低血糖，而低血糖症指患者血糖＜2.8mmol/L同时伴有低血糖的症状，如心悸、出汗、饥饿、乏力、视物不清、面色苍白、头痛、定向障碍，严重者会出现意识障碍甚至昏迷、死亡。如果患者血糖低但临床上未见明显的低血糖症状，化验与临床症状不符合时就要考虑到假性低血糖。Kagawa等[6]将白血病假性低血糖定义为白血病患者外周静脉血糖浓度＜2.8mmol/L但无相关症状，应用有效化疗后，随着白细胞计数下降，患者静脉血糖值可恢复正常。

临床上最常见的导致假性低血糖的疾病是慢性髓细胞性白血病，其次是真性红细胞增多症及急性单核细胞白血病。另外，在雷诺综合征及休克患者中也能观察到假性低血糖的现象，但由于外周循环的障碍，表现为末梢血糖的假性降低，而静脉血糖正常。

假性低血糖的原因包括：①静脉血糖假性降低，而末梢血糖正常。骨髓增生异常综合征患者血中过多的红细胞和白细胞在离体状态下仍会从血浆中不断摄取葡萄糖来进行无氧降解。在正常人静脉血糖检查中，标本放置时间过长同样会导致血糖下降，只是骨髓异常增生的患者下降程度更明显。②骨髓异常增生患者，多次不同化验方法血糖检测示血糖明显降低，并出现头晕、冷汗等低血糖反应。进一步检查糖耐量试验、血浆胰岛素等可除外早期糖尿病及高胰岛素血症所致的低血糖，也认为低血糖与骨髓异常增生密切相关。原因可能是体内过多的红细胞及白细胞增加了对葡萄糖和氧的利用。③有研究发现，真红细胞增多症患者的红细胞内酶的活性增加，包括糖酵解酶活性的增加，也容易导致假性低血糖。④也有报道称瓦尔登斯特伦（Waldenström）巨球蛋白血症合并假性低血糖患者的血糖降低实际上是患者血黏度高，自动分析仪取样误差造成的。⑤2005年Wek等报道了B细胞淋巴瘤患者血清电泳存在异常的M蛋白条带[7]。研究者发现，使用己糖激酶法测定静脉血糖浓度假性降低，而使用葡萄糖氧化酶法测定的静脉血糖正常和使用葡萄糖脱氢酶法测定的末梢血快速血糖正常，原因可能为大量蛋白沉淀存在干扰或活性的单克隆抗体直接影响了测定结果。

【案例总结】

1. 临床案例总结

此案例中患者多次测量静脉血糖＜2.8mmol/L，为查找低血糖病因，对患者进行了一般常规检验和肝肾功能、升糖激素、肿瘤标志物检测等，对全身重要脏器进行了各项物理检查，并结合患者既往病史、用药史等，逐步除外了肝衰竭、肾衰竭、营养不良、恶性肿瘤、升糖激素缺乏、药物及倾倒综合征等引起的低血糖。结合延长OGTT试验，初步诊断患者为糖耐量异常，胰岛素瘤或胰岛增生待除外。对于怀疑胰岛素瘤或胰岛增生的患者，考虑到非侵入性胰腺检查有漏诊可能，患者可能会面临术中定位探查。进一步分析检测结果，绝大部分胰岛素瘤患者在禁食12～36h后会发生低血糖症，如果72h后仍无发作，则胰岛素瘤的可能性很小，且此患者在血糖为0.35mmol/L时并无低血糖症状，与低血糖的临床表现不符，同时注意到患者末梢血糖与静脉血糖的差异，最终诊断此患者为假性低血糖，骨髓增生性疾病可能性大，纠正了诊治方向，使患者免于了术中探查。

2. 检验案例总结

目前认为外周血细胞计数、环境温度、标本留置时间及动静脉血差异都可能是假性低血糖发生的原因。其中，外周血白细胞计数和环境温度是引起低血糖发生的主要因素，随着环境温度的升高、白细胞计数的增高、标本放置时间的延长，假性低血糖的发生率增高。对此类患者可采用速凝管或抗凝管留取标本，离心后尽早检测，另外加测末梢血糖，便于及早识别和处理。因此，检验医生在日常工作中遇到血糖异常降低的标本需要多与临床医生沟通，防止发出假性低血糖的报告，误导临床诊断。同时，还应优化标本采集与运输流程，缩短标本放置时间，做好检验前质量控制。

【专家点评】

在临床上，低血糖症的诊治思维通常首先确定是否存在 Whipple 三联征，明确低血糖症诊断，再分析病因。该病例患者因糖耐量异常有头晕、饥饿感的低血糖症状，进食后可缓解，也有＜2.8mmol/L 的血糖检测数值。在进行低血糖症病因筛查过程中，发现了静脉血糖为 0.35mmol/L 时患者并没有明显的低血糖症状，找到了血糖检测可能有干扰的线索。该病例很好地提示了临床医生在对待血糖检测结果时，要注意无论是静脉血糖还是末梢血糖都有一定的干扰因素，应注意患者临床症状与检测结果的一致性，用严谨的态度解决临床诊疗问题。该案例全面地展示了对低血糖症病因的分析，以及出现检验结果与临床诊疗不符时的分析思路，同时也为检验与临床通力合作起到了示范作用。

参 考 文 献

[1] Cryer PE, Axelrod L, Grossman AB, et al. Evaluation and management of adult hypoglycemic disorders: an Endocrine Society clinical practice guideline[J]. J Clin Endocrinol Metab, 2009, 94（3）: 709-728.

[2] Rushakoff RJ, Lewis SB. Case of pseudohypoglycemia[J]. Diabetes Care, 2001, 24（12）: 2157-2158.

[3] Crevel E, Ardigo S, Perrenoud L, et al. Acrocyanosis as a cause of pseudohypoglycemia[J]. J Am Geriatr Soc, 2009, 57（8）: 1519-1520.

[4] Ybarra J, Isern J. Leukocytosis-induced artifactual hypoglycemia[J]. Endocr J, 2003, 50（4）: 481-482.

[5] 邓金牛, 李登举, 丁迎春, 等. 177 例慢性粒细胞白血病患者血糖测定值分析[J]. 临床内科杂志, 2002, 3: 199-201.

[6] Kadawa D, Ando S, Ueda T, et al. A case of chronic myelogenous leukemia with pseudohypoglycemia: correlation between leukocyte counts and blood glucose levels[J]. Rinsho Ketsueki, 1987, 28（10）: 1790-1794.

[7] Wenk RE, Yoho S, Bengzon A. Pseudohypoglycemia with monoclonal immunoglobulin[J]. Arch Pathol Lab Med, 2005, 129（4）: 454-455.

16 C型胰岛素抵抗综合征

作者：梁思宇[1]、张琪[2]、刘赫[1]、黎明[1]（北京协和医院：1.内分泌科；2.检验科）

点评专家：陈适（北京协和医院内分泌科）

【概述】

胰岛素自身免疫综合征（insulin autoimmune syndrome，IAS）以高胰岛素血症性低血糖和高滴度的胰岛素自身抗体为特征[1-3]。其典型表现为发作性低血糖，但也可表现为持续性高血糖，无低血糖发作，既往未被关注。笔者所在研究组首次发现并在《临床内分泌与代谢杂志》上报道可引起极度胰岛素抵抗和持续高血糖的IAS，并将这种由非低血糖性胰岛素自身免疫综合征（NHIAS）引起的极度胰岛素抵抗，命名为C型胰岛素抵抗综合征（TCIRS）[4]。TCIRS与其他类型的极度胰岛素抵抗综合征在病因及临床诊疗上明显不同，在国内尚未报道，未被广泛认识。本案例回顾分析了2000年1月至2020年12月收治的2例TCIRS患者，并且系统性回顾了2021年4月26日之前发表的所有类NHIAS病例报道。通过总结探讨TCIRS的发病机制、临床特点、治疗手段和监测方法，以期提高临床医师对该病的认识。

【案例经过】

患者，男，53岁。2014年出现口干、多饮，空腹血糖＞10mmol/L，给予重组人胰岛素（甘舒霖）30R、28U早晚餐前治疗，空腹血糖为7mmol/L，餐后血糖为12mmol/L。半年后自行停用胰岛素，改为口服降糖药，空腹血糖为8mmol/L，餐后血糖为11～12mmol/L。2018年10月患者无诱因自觉乏力，血糖为21.5mmol/L，二氧化碳总量10.1mmol/L（参考范围：22～33mmol/L），尿酮体++++，诊断为酮症酸中毒，给予胰岛素治疗，静脉胰岛素全天用量150～200U，随机血糖仍＞20mmol/L，尿酮体阳性，糖化血红蛋白12%，免疫反应性胰岛素（IRI）3μU/mL，放射免疫分析法（RIA）测定胰岛素抗体54.27%（参考范围：0～5%），1型糖尿病（T1DM）自身抗体阴性。2019年1月查空腹血糖为20.35mmol/L，餐后血糖为14.58mmol/L。

2019年3月收入笔者所在医院内分泌科。入院后患者静脉胰岛素全天用量达280U，空腹血糖为17.3mmol/L，IRI仅为0.7μU/mL，C肽为1.71ng/mL，酶联免疫吸附试验（ELISA）测定胰岛素抗体＞100U/mL（参考范围＜10U/mL），RIA测定胰岛素抗体＞50U/mL（参考范围0～0.4U/mL），静脉泵入胰岛素同时测IRI为10.4μU/mL。采用酸解离聚乙二醇沉淀法测定患者血清游离胰岛素（FI）及总胰岛素水平（TI），并计算胰岛素游离率（IFR），发现FI为3.11μU/mL，TI高达2408μU/mL，IFR仅为0.13%。周身未见皮下脂肪萎缩，颈部、腋下、腹股沟未见黑棘皮征，GAD抗体（－）、抗核抗体（＋）HS（均质型、斑点型）

1∶320，抗可溶性核抗原抗体谱、抗中性粒细胞胞质抗体、类风湿因子、狼疮抗凝物（−）。促甲状腺素0.758μIU/mL，游离甲状腺素1.23ng/dL，游离三碘甲腺原氨酸2.13pg/mL，促肾上腺皮质激素（早8点）28.7pg/mL，皮质醇（早8点）20.1μg/dL，甲状旁腺素22.6pg/mL。人类白细胞抗原分型为DRB1*0406/0401、DQB1*0302/0302。病程中无低血糖发作。

考虑到IAS并发极度胰岛素抵抗诊断明确，于2019年4月9日、4月11日、4月12日共行3次血浆置换，置换后静脉胰岛素用量未下降，胰岛素抗体未下降，置换前后IFR的数值均稳定在0.02%～0.04%。每次血浆置换后，TI值均明显下降，但仅1～2天后TI值再次回到置换前的水平。2019年4月20日开始使用泼尼松50mg治疗，每日1次；4月21日起患者胰岛素用量进行性下降至114U/d，TI进行性下降至1120μU/mL，IFR明显升高，达治疗前的1124.9倍，尿酮体转阴，考虑治疗有效。2019年4月28日患者停止静脉泵入胰岛素，调整为地特胰岛素注射液（诺和平）早餐前26U、重组人胰岛素注射液（诺和灵）R早餐前10U-午餐前10U-晚餐前8U皮下注射，联用吗替麦考酚酯0.75g每日2次，控制空腹血糖为6.9～7.5mmol/L，餐后血糖为7.9～20.0mmol/L，TI降至840μU/mL，IFR升至0.22%，尿酮体阴性。治疗过程见表16-1和图16-1。

表16-1　患者治疗过程中IRI、FI、TI及IFR变化情况

处理	日期	IRI（μU/mL）	FI（μU/mL）	TI（μU/mL）	IFR（%）
对照		10	8.3	5.9	140.68
第1次血浆置换前	2019年4月9日	45	3.11	2408	0.13
第1次血浆置换后	2019年4月9日	<1	0.2	728	0.03
第2次血浆置换前	2019年4月11日	1.26	0.25	1540	0.02
第2次血浆置换后	2019年4月11日	<1	0.17	728	0.02
第3次血浆置换前	2019年4月12日	4.3	0.58	2296	0.03
第3次血浆置换后	2019年4月12日	<1	0.2	560	0.04
开始糖皮质激素3天	2019年4月22日	6.9	2.1	2044	0.10
开始糖皮质激素7天	2019年4月26日	1.7	1.88	1120	0.17
联合免疫抑制剂1天	2019年4月29日	2.0	1.86	840	0.22
联合免疫抑制剂2个月	2019年7月2日	30.4	8.4	46	18.26

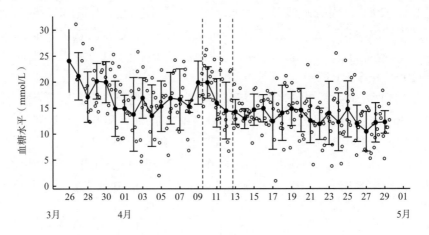

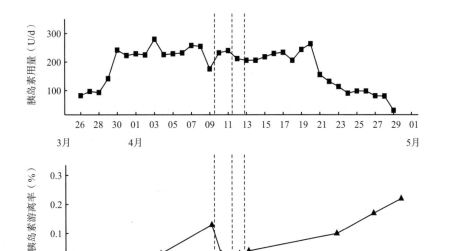

图16-1　患者治疗过程中静脉胰岛素用量及胰岛素游离率变化情况

图中泼尼松治疗开始时间为2019年4月20日，剂量为50mg每日1次；吗替麦考酚酯治疗开始时间为

2019年4月27日，剂量为0.75g每日2次

【案例分析】

1.临床案例分析

IAS以自发性低血糖、无外源性胰岛素、高水平的血清胰岛素，以及与人胰岛素结合的高滴度抗体为特征[2, 3]，与DRB1*0406、DQA1*0301和（或）DQB1*0302密切相关[5, 6]。IAS患者血清中胰岛素被胰岛素抗体结合，被结合的胰岛素失去生理活性，导致轻度的胰岛素抵抗及餐后高血糖。既往普遍认为，IAS患者的胰岛素抗体是低结合力抗体，这种抗体可不受控制地与胰岛素解离，导致患者体内有活性的胰岛素突然增高，从而出现IAS特征的自发性低血糖[7]。

本例患者起病前未使用外源性胰岛素，体内存在大量胰岛素抗体，TI极高，人类白细胞抗原分型为DRB1*0406、DQB1*0302，胰岛素抗体滴度及胰岛素水平的下降与治疗过程平行，以上均支持IAS的诊断。但与既往报道的IAS不同的是，本案例从未出现低血糖，以血糖升高、血糖控制变差起病，病程中表现为持续性高血糖。通过检索PubMed（从建库开始至2021年4月26日）和EMBASE（从建库开始至2021年4月26日）共539篇文献，发现既往有2例无低血糖发作的IAS病例报道[8, 9]。这种表现为高血糖、无低血糖发作的IAS需要与导致高血糖的其他原因进行鉴别，它是IAS的一种新的亚型，既往未被关注，笔者所在团队首次将其命名为NHIAS。

但本病例仍区别于既往报道的NHIAS，患者病程中反复出现酮症酸中毒，静脉泵入胰岛素200U/d后血糖水平仍高，FI低至测不出，符合极度胰岛素抵抗诊断[1]。IAS导致的极度胰岛素抵抗此前未见报道。极度胰岛素抵抗主要有3种类型。①胰岛素受体基因缺陷，包括以牙齿、指甲、松果体增生异常为特征的Rabson-Mendenhall综合征，以宫内发育迟缓、特征性鸟样脸、空腹低血糖、高胰岛素血症为特征的多诺霍综合征（矮妖精貌综合征），以雄激素增多症、黑棘皮病为特征的A型胰岛素抵抗综合征。②葡萄糖摄取或葡萄糖代谢异常，如脂肪萎缩型糖尿病，表现为局部或完全性皮下脂肪组织缺失和高三酰甘油血症。③胰岛素受体抗体，如B型胰岛素抵抗综合征（TBIRS）[1]。本例患者胰岛素抗体高于测定上限，FI极低，IRI低至测不出，静脉泵入胰岛素同步测IRI仍测不出，IFR显示仅有0.02%～0.04%的胰岛素未被抗体结合。这说明静脉泵入的胰岛素及体内原有的胰岛素被高滴度抗体结合并失活，有活性的胰岛素含量绝对不足，进而导致极度胰岛素抵抗。这种极度胰岛素抵抗的机制为首次报道。根据胰岛素抵抗综合征的命名规则，将该病命名为TCIRS[4]。

监测IAS治疗疗效主要通过临床症状或连续血糖测定，监测低血糖发生频率，但不适用于TCIRS。对于使用胰岛素泵的TCIRS，可通过记录外源胰岛素用量来监测治疗反应。对于不使用胰岛素泵的TCIRS，可通过胰岛素抗体滴度的变化评估疗效。但上述方法较为粗略。在本例TCIRS的治疗中，笔者所在课题组监测患者治疗前后的TI及IFR，TI的下降及IFR的上升表示治疗有效。

IAS对激素反应通常较好，因此，本课题组用糖皮质激素治疗TCIRS。然而，糖皮质激素促进葡萄糖的产生并降低细胞对胰岛素的敏感性，可能会加重高血糖症，并导致酮症酸中毒[9]，因此尝试首先进行血浆置换，以消除体内过多的胰岛素抗体。但血浆置换后静脉胰岛素用量未下降，胰岛素抗体未下降，持续高血糖不缓解，表明TCIRS对血浆置换反应较差。开始糖皮质激素治疗后1周内观察到TCIRS患者的静脉胰岛素用量明显下降，1周后不再需要静脉注射胰岛素，仅皮下胰岛素即可控制血糖稳定，胰岛素抗体显著下降，TI下降，IFR从0.04%上升至0.22%，说明TCIRS对糖皮质激素反应较好。免疫抑制剂是治疗自身免疫性疾病的另一种选择。考虑TCIRS可能在糖皮质激素治疗期间出现严重高血糖症和酮症酸中毒，长期使用糖皮质激素可能会产生严重的不良反应，因此建议额外使用免疫抑制剂，以减少糖皮质激素用量，并将血糖维持在稳定水平。

2. 检验案例分析

极度胰岛素抵抗是本例患者的突出表现。该患者以血糖逐渐升高、高血糖控制逐渐变差起病，入笔者所在医院时静脉胰岛素全天用量达280U，仍出现酮症酸中毒及持续高血糖，极度胰岛素抵抗明确存在[1]。极度胰岛素抵抗是胰岛素的产生缺陷或作用通路出现异常而导致体内胰岛素无法发挥正常生理功能。从极度胰岛素抵抗的鉴别诊断出发，检验医生采用多种检验方法探讨该患者极度胰岛素抵抗的原因。

首先，通过ELISA及酸解离聚乙二醇沉淀法明确患者体内的胰岛素水平，健康对照者FI与TI接近，而该患者FI为3.11μU/mL，TI高达2408μU/mL。这一结果表明患者体内有足够胰岛素产生，但大部分胰岛素被抗体结合。

其次，通过外源性加入胰岛素进一步明确胰岛素抗体直接导致极度胰岛素抵抗。在静脉泵入每小时4U胰岛素的情况下同时测IRI，其仅为10.4μU/mL。取上步酸解离聚乙二醇沉淀法中获得的胰岛素沉淀，加入生理盐水，使得胰岛素抗体复溶，加入100U 人源胰岛素后，再次检测溶液中的胰岛素。健康对照胰岛素为87μU/mL，而该患者胰岛素＜1μU/mL。这一结果表明外源加入的胰岛素被体内的抗体迅速结合，这也解释了大剂量静脉泵入胰岛素情况下患者仍出现持续高血糖的原因。

最后，通过测定胰岛素抗体滴度探究抗体的性质。本案例使用ELISA测定胰岛素抗体＞100U/mL（参考范围：＜10U/mL），RIA测定胰岛素抗体＞50U/mL（参考范围：0～0.4U/mL），提示该患者体内为高滴度、高亲和力胰岛素抗体。

通过多种检验方法证实，TCIRS是胰岛素抗体导致的持续高血糖和极度胰岛素抵抗。胰岛素抗体能够结合内源和外源胰岛素并使其失活，产生胰岛素抵抗，同时刺激胰岛素分泌，导致总胰岛素升高。但是，新生成的胰岛素迅速被体内的大量剩余抗体结合，被结合的胰岛素无法通过ELISA进行测定。因此，TCIRS中的胰岛素抗体导致患者FI极低，TI升高。并且与普通IAS患者相比，TCIRS中胰岛素抗体滴度更高，同时结合力也更高。

【知识拓展】

当胰岛素促进血浆葡萄糖清除的能力受损时就存在胰岛素抵抗。根据胰岛素促进糖代谢的功能，可以将胰岛素抵抗在分子水平上分为受体前水平、受体水平和受体后水平。

极度胰岛素抵抗通常是由于胰岛素作用的通路完全或几乎完全受阻。临床上可采用胰岛素耐量试验来判断胰岛素抵抗的程度。禁食过夜后，在正常个体中，静脉推注一剂0.1U/kg体重的常规胰岛素会使血糖水平降低至初始值的50%或更低，或者可能引起明显的低血糖症；需要大于0.2U/kg体重剂量的胰岛素才能降低空腹血糖，即存在胰岛素抵抗；如果需要大于0.3U/kg体重剂量的胰岛素才能诱发低血糖，则肯定存在极端胰岛素抵抗。

在受体水平，胰岛素受体基因缺陷可引起极端胰岛素抵抗，包括Rabson-Mendenhall综合征、多诺霍综合征、A型胰岛素抵抗综合征。同样在受体水平，胰岛素受体基因可能没有缺陷，但循环中存在抗胰岛素受体的抗体，如B型胰岛素抵抗综合征和共济失调-毛细血管扩张症（ataxia-telangiectasia），也会引起极端胰岛素抵抗。

在受体前水平，循环中的胰岛素抗体结合胰岛素可引起极端胰岛素抵抗。大多数接受胰岛素治疗的患者，通常以每升血浆中的抗体能够结合超过5U的胰岛素为界限。极少数情况下，未经胰岛素治疗的患者体内存在内源性高滴度胰岛素抗体，引发胰岛素抵抗，通常与自身免疫性疾病有关。但这种情况下胰岛素抗体作为胰岛素的储库，一旦胰岛素不受控制地释放就会引发自发或禁食低血糖发作。

【案例总结】

1.临床案例总结

本案例报道了一种新的极度胰岛素抵抗——TCIRS，在高血糖、极度胰岛素抵抗的鉴别诊断中应注意本病。患者以持续性高血糖、低FI、高TI、极度胰岛素抵抗、高胰岛素自身抗体为特征，临床常表现为极度胰岛素抵抗伴酮症酸中毒，中至大剂量糖皮质激素治疗有效，血浆置换效果不佳。建议在IAS的诊断和治疗中使用酸解离聚乙二醇沉淀法测定FI、TI并计算IFR。IFR对于TCIRS的治疗决策具有指导意义。

2. 检验案例总结

极度胰岛素抵抗病因复杂，本案例中采用多种检验方法探究极度胰岛素抵抗的原因。ELISA法常用于胰岛素的测定，建议进一步使用酸解离聚乙二醇沉淀法分别测定FI和TI水平，必要时外源性加入胰岛素以评价是否存在胰岛素抗体。对于胰岛素抗体水平极高的患者，本例也采取ELISA、放射免疫分析法等多种简便方法揭示抗体的性质。结合上述多种方法，方可从检验角度明确胰岛素抗体是引起患者极度胰岛素抵抗的原因。

【专家点评】

该案例体现出检验与临床沟通合作对于内分泌疑难病例诊断的重要性。该案例从极度胰岛素抵抗的鉴别诊断角度出发，与检验科密切合作，采用多种检验手段鉴别、探究极度胰岛素抵抗的原因。通过检验科医师与内分泌科医师的密切合作，不仅明确了该患者的诊断，对患者进行了成功的治疗，并且首次提出一种新的极度胰岛素抵抗类型——TCIRS，并提出了TCIRS的诊治标准，创造性提出了IFR是TCIRS诊治中的重要指标，这些成果都有赖于内分泌检验与临床思维的交互。

参 考 文 献

[1] Joslin EP, Kahn CR. Joslin's diabetes mellitus[M]. Philadelphia: Lippincott Williams & Wilkins, 2007.

[2] Hirata Y. Insulin autoimmunity in a case of spontaneous hypoglycemia[J]. J Jpn Diabet Soc, 1970, 13: 312-320.

[3] Uchigata Y, Eguchi Y, Takayama-Hasumi S, et al. Insulin autoimmune syndrome（Hirata disease）: clinical features and epidemiology in Japan[J]. Diabetes Res Clin Pract, 1994, 22（2-3）: 89-94.

[4] Liu H, Liang S, Li Y, et al. A novel type of extreme insulin resistance: nonhypoglycemic insulin autoimmune syndrome[J]. J Clin Endocrinol Metab, 2021, 106（4）: 1051-1061.

[5] Uchigata Y, Omori Y, Nieda M, et al. HLA-DR4 genotype and insulin-processing in insulin autoimmune syndrome[J]. Lancet, 1992, 340（8833）: 1467.

[6] Uchigata Y, Kuwata S, Tokunaga K, et al. Strong association of insulin autoimmune syndrome with HLA-DR4[J]. Lancet, 1992, 339（8790）: 393-394.

[7] Goldman J, Baldwin D, Rubenstein AH, et al. Characterization of circulating insulin and proinsulin-binding antibodies in autoimmune hypoglycemia[J]. J Clin Invest, 1979, 63（5）: 1050-1059.

[8] Hirota Y, Ogawa W, Murawaki A, et al. Deterioration of glycaemic control associated with anti-insulin antibodies likely induced by health supplements[J]. Diabet Med, 2009, 26（9）: 948-951.

[9] Sakata S, Nagai K, Imai T, et al. A case of diabetes mellitus associated with anti-insulin autoantibodies without previous insulin injection[J]. J Endocrinol Invest, 1987, 10（4）: 407-411.

17 特殊类型的1型糖尿病

作者：张静[1]，王志国[1]，谢绍锋[2]（南京中医药大学附属中西医结合医院：1. 检验科；
  2.内分泌科）

点评专家：姚孝明（南京中医药大学附属中西医结合医院检验科）

【概述】

糖尿病的分型对于临床治疗与患者管理至关重要，然而1型与2型糖尿病的临床特征多有重叠，常导致分类错误。同时，1型糖尿病又可分为不同的亚类。本案例介绍了一例特殊类型的1型糖尿病患者。

【案例经过】

患者，女，13岁，学生。因"口干、多饮、多尿2月余，血糖升高2天"于2021年5月5日来笔者所在医院就诊。泌尿外科门诊行腹部超声检查：双肾积水，双肾输尿管上段稍扩张，残余尿93mL。实验室检查结果：随机血糖21.3mmol/L；尿常规，葡萄糖++++，隐血++，酮体++。因血糖明显升高，转内分泌科诊治，以"糖尿病，糖尿病酮症"收住院。

入院后进一步完善相关检查，体格检查：BMI 19.1kg/m^2，心率129次/分，血压132/97mmHg。甲状腺B超显示轻度弥漫性病变。患者既往无高血压、冠心病及传染性疾病史。父亲患有"高脂血症、高尿酸血症、脂肪肝"，外公有"糖尿病"病史。

5月6日进行实验室检查。血生化：空腹血糖15.65mmol/L↑，Ca^{2+} 2.58mmol/L↑，Na^+ 142.5mmol/L，总胆固醇6.07mmol/L↑，低密度脂蛋白胆固醇4.62mmol /L↑，余正常。糖化血红蛋白16.0%↑，糖化白蛋白54%↑。肿瘤指标6项：糖类抗原CA199 117.3U/mL↑，余正常。糖尿病相关抗体：谷氨酸脱羧酶抗体、胰岛素自身抗体、胰岛细胞抗体、酪氨酸磷酸酶抗体、锌转运蛋白8抗体均阴性，生长激素、胰岛素样生长因子1、甲状腺激素及抗体、甲状旁腺素正常。诊断为"糖尿病酮症，高脂血症，双肾积水"。

给予患者饮食、运动指导，胰岛素泵持续皮下输注胰岛素注射液，降血糖，补液，纠正电解质紊乱治疗。

监测尿常规、血电解质至逐渐恢复正常。患者血糖平稳后，于5月11日查馒头餐胰岛素、C肽释放试验，结果见表17-1。复查CA199为95.84U/mL↑。予以赖脯胰岛素注射液（优泌乐）早8U、中8U餐前皮下注射1次/天，联合德谷门冬双胰岛素注射液（诺和佳）晚餐前28U皮下注射1次/天。

5月13日五段末梢血糖：7.6mmol/L、12.3mmol/L、15.7mmol/L、7.3mmol/L、5.8mmol/L。上腹部CT示肝胆胰腺未见异常，双肾未见异常。5月14日五段末梢血糖：5.0mmol/L、

13.7mmol/L、9.9mmol/L、9.5mmol/L、6.5mmol/L。

5月16日空腹血糖6.8mmol/L，CA199 为 67.5U/mL↑。复查泌尿系彩超：双肾、输尿管、膀胱未见异常。患者病情好转，给予出院。建议4～6周后门诊复查血糖、血脂、胰岛素及C肽水平，以及糖尿病抗体相关指标，必要时做基因检测以明确糖尿病分型。

表17-1　胰岛素释放试验结果

指标	0min	30min	60min	120min	180min
胰岛素（μU/mL）	3.640	3.80	5.98	6.04	5.88
C肽（pmol/L）	394.9	411.1	470.6	531.6	511.7

【案例分析】

1.临床案例分析

患者年仅13岁，因"口干、多饮、多尿2月余，发现血糖升高2天"入院，BMI正常，尿酮体阳性，糖化血红蛋白16.0%↑，初诊"糖尿病酮症，1型糖尿病可能性大"。患者有"糖尿病""脂代谢异常"家族史，且入院查血生化提示"高脂血症"，因此不能排除"2型糖尿病"，需评估胰岛功能进行鉴别诊断。1型糖尿病与2型糖尿病患者在治疗用药与自我管理上存在很大不同，因此进一步通过实验室检查来进行分型至关重要。

2.检验案例分析

实验室检查和馒头餐胰岛素、C肽释放试验结果提示，空腹C肽394.9pmol/L，餐后2hC肽531.6pmol/L，呈现明显低平曲线，提示存在明显胰岛B细胞功能缺陷，因此1型糖尿病可能性大。临床上CA199增高考虑与血糖明显升高、胰腺慢性炎症性损伤有关，在血糖控制平稳、胰腺损伤恢复后，CA199值逐步降低。糖尿病相关5项自身免疫抗体结果均阴性，结合患者年龄，可排除1A型糖尿病。患者糖化血红蛋白16.0%，提示近2～3个月血糖明显升高，不符合暴发型1型糖尿病特点，因此考虑为1B型糖尿病中的缺乏自身免疫证据的典型1型糖尿病。但据报道，在新诊断的特发性1型糖尿病中约10%的病例的糖尿病相关抗体阴性，可能仍存在自身免疫性胰岛炎，因此在这些患者中可能自身抗体未出现或存在尚不能检测的抗体[1]。该患者CA199的增高是否仅与血糖增高造成的胰岛炎有关，或同时与可能存在的自身免疫性胰岛炎有关，仍需随访和探讨。

【知识拓展】

根据1999年世界卫生组织（WHO）的糖尿病分型标准，糖尿病分为1型糖尿病、2型糖尿病、妊娠糖尿病和其他特殊类型糖尿病4种。1型糖尿病因胰岛细胞破坏而导致胰岛素绝对缺乏，具有自发酮症倾向，患者往往年龄较小、体重下降、多饮多尿、烦渴明显，90%存在胰岛相关抗体阳性，往往无明显家族史。1型糖尿病根据病因可将患者分为自身免疫性1型糖尿病（1A）和特发性1型糖尿病（1B），前者胰岛相关抗体多为阳性[2]。

自身免疫性1型糖尿病（1A）又分为经典的1型糖尿病和成人隐匿性自身免疫性糖尿病（LADA），患者起病年龄及临床表现貌似2型糖尿病，易被误诊，中国人群LADA患病率约为6.2%，居世界首位[3]。而特发性1型糖尿病（1B）可分为缺乏自身免疫证据的典型1型糖尿病及暴发性1型糖尿病。后者病情发展迅速而且严重，患者可以在短短几天的时间内（往往不超过1周），从正常胰岛功能和正常血糖转变为B细胞完全破坏，出现严重高血糖和酮症酸中毒。因实验室检查往往表现为血糖和糖化血红蛋白结果分离，最终诊断为缺乏自身免疫证据的典型1型糖尿病需要下列依据：①"三多一少"的临床症状明显，以糖尿病酮症急性起病，而急性期需胰岛素治疗；②排除自身免疫性糖尿病；③排除单基因突变糖尿病；④排除其他类型糖尿病。

【案例总结】

1.临床案例总结

本例患者为13岁女性，急性起病，"三多一少"症状明显；入院查血糖明显升高，尿酮体阳性，糖化血红蛋白16.0%↑；胰岛细胞自身免疫抗体均为阴性。患者血糖控制平稳后查C肽水平明显低下。综合分析，诊断为特发性1型糖尿病。

青少年糖尿病常有3种类型：1型糖尿病占比约为90%，2型糖尿病和其他类型约占10%。1型糖尿病多数起病较急，"三多一少"症状明显。多数1型糖尿病是遗传因素与环境因素共同导致胰岛B细胞自身免疫性损伤，也有少部分具体病因尚未明确。临床上，特发性1型糖尿病的诊断具有很大的挑战性。国内学者提出了特发性1型糖尿病诊断程序和诊断要点。首先对急性酮症起病的糖尿病患者进行常见胰岛自身抗体（GADA、IA2-Ab、IAA）检测。对抗体阴性者排除以下情况可诊断为特发性1型糖尿病：①酮症发生有感染、外伤应激等诱因；②已出现肾脏、糖尿病视网膜、周围神经病变等慢性并发症；③其他继发性糖尿病。

与2型糖尿病的鉴别，应注意特发性1型糖尿病病程较短，一般无糖尿病慢性并发症。如出现糖尿病慢性并发症，可能为2型糖尿病。对诊断为特发性1型糖尿病的患者，建议胰岛素注射治疗控制血糖，定期门诊随访，3～6个月复查胰岛自身抗体及胰岛功能，进一步明确诊断；有条件的患者，可进一步检测人类白细胞抗原DQ基因（HLA-DQ）进行亚型分析。

2.检验案例总结

流行病学调查显示，2型糖尿病占糖尿病总体的90%以上，较1型糖尿病常见。糖尿病的临床分型不仅依赖于患者的临床表现及体征、家族史，更依赖于通过实验室检查对患者胰岛功能进行正确评估。除了胰岛功能的评估，实验室多通过胰岛相关自身免疫抗体检测来认识1型糖尿病。然而，1型糖尿病还存在自身抗体阴性的亚型，其病因尚不明确，该特殊亚型患者的不同检验结果常被认为互相矛盾，导致检验结果审核困难或因工作人员反复寻找分析中误差而影响结果报告的及时性。检验科工作者应正确认识1型糖尿病，进一步加强报告审核能力，一方面依赖于多种胰岛相关自身抗体的联合检测乃至基因检测，另一方面还需要走进临床，更多了解疾病的分类与分型。在日常工作中，检验与临床结合，通过实验室大数据，协助临床医生建立更精确的疾病诊断模型，将会带来更好的诊疗前景。

【专家点评】

该文介绍了一例典型的缺乏自身免疫证据的1型糖尿病（1B）病例，该病例在临床工作中较为少见，检验结果与已熟知的模式往往不相符，需要检验科医师提升自身的临床知识。在未来的检验工作中，检验科医师在关注检验分析中质量管理的同时，还需重视分析后的质量管理，重视结果的分析与解释，结合临床并及时沟通，才能高效、快速、准确地为临床提供更好的服务。

参 考 文 献

[1] 周智广. 特发性1型糖尿病的诊断[J]. 诊断学理论与实践, 2003, 2: 146-147.

[2] 周智广. 中国1型糖尿病诊治指南[M]. 北京: 人民卫生出版社, 2012.

[3] Zhou Z, Xiang Y, Ji L, et al. Frequency, immunogenetics, and clinical characteristics of latent autoimmune diabetes in China（LADA China study）: a nationwide, multicenter, clinic-based cross-sectional study[J]. Diabetes, 2013, 62（2）: 543-550.

18 成人隐匿性自身免疫性糖尿病

作者：公帅[1]，高四书[2]（山东省临沂市平邑县人民医院：1. 检验科；2. 内分泌科）

点评专家：刘宗英（山东省临沂市平邑县人民医院）

【概述】

成人隐匿性自身免疫性糖尿病（latent autoimmune diabetes in adults，LADA）起病隐匿，成年以后才发病，初期临床症状难与2型糖尿病相鉴别。其发病机制往往与1型糖尿病相似，是由自身免疫抗体导致胰岛B细胞破坏，其临床表型介于1型糖尿病和2型糖尿病之间[1]。因此，其治疗方式与2型糖尿病有很大区别。相较于2型糖尿病，LADA的胰岛功能衰退速度更快[2]，因此需要尽早干预，避免胰岛功能衰竭等并发症[3]。

【案例经过】

患者，男，40岁。于3个月前无明显诱因出现口渴、多饮、多食，消瘦、乏力，体重逐渐下降约10kg，未予重视。近1周患者口渴、乏力加重，外院查空腹血糖17.71mmol/L，糖化血红蛋白＞14%，为进一步治疗收入笔者所在医院。查体：体温36.5℃；脉搏80次/分，呼吸频率22次/分，血压121/83mmHg，体重65kg，身高172cm，神志清，精神可，双肺呼吸音清，未闻及干湿啰音，心率80次/分，心律规则，各瓣膜听诊区未闻及病理性杂音，腹部平软，无压痛及反跳痛，双下肢无水肿。入院后完善相关检查。尿常规：葡萄糖++++↑，酮体+-↑。血生化：葡萄糖14.79mmol/L↑，低密度脂蛋白3.27mmol/L↑，C肽0.184nmol/L。谷氨酸脱羧酶抗体（GAD-Ab）+。血常规、尿ACR（尿液中蛋白与肌酐比值）、肌钙蛋白Ⅰ、感染九项、血凝常规、甲状腺功能、肿瘤标志物未见明显异常，考虑为LADA。

【案例分析】

1.临床案例分析

患者多次空腹血糖＞7mmol/L，餐后2h血糖＞11.1mmol/L，诊断为糖尿病。2012年中华医学会糖尿病学分会正式提出了关于成人隐匿性自身免疫性糖尿病的诊疗共识，该共识明确提出其诊断标准：①糖尿病患者年龄≥18岁；②胰岛自身抗体，尤其GAD-Ab阳性；③诊断糖尿病后至少半年不依赖胰岛素治疗，并排除妊娠糖尿病及其他特殊类型糖尿病[4]。该患者男性、40岁，无胰腺炎、肢端肥大、满月脸、高血压，甲状腺功能未见明显异常，其他特殊类型糖尿病无依据，经与检验科医师沟通交流后，建议检测其自身抗体。

2. 检验案例分析

成人隐匿性自身免疫性糖尿病是一种成年发病的进展缓慢且具有自身免疫抗体的糖尿病，一般同时具有1型糖尿病和2型糖尿病的部分特征，其诊断有赖于胰岛自身抗体检测，包括GAD-Ab、蛋白酪氨酸脱羧酶2抗体、胰岛素自身抗体及锌转运蛋白8抗体等，其中GAD-Ab出现早且持续时间长，是迄今公认的诊断成人隐匿性自身免疫性糖尿病最敏感的免疫指标[5]。该患者男性、40岁，未发现有糖尿病家族史，空腹血糖及餐后血糖多次超过诊断标准中的限值，建议临床医师检测其相应抗体，结果显示GAD-Ab阳性，考虑为LADA。

【知识拓展】

成人隐匿性自身免疫性糖尿病属1型糖尿病的亚型，即自身免疫性缓慢起病型，其发病机制与1型糖尿病相似，亦为自身免疫性疾病[6, 7]。但是，它的起病具有隐匿、迟发的特点，其胰岛B细胞所受免疫损害呈缓慢进展，发病初期口服降糖药物治疗有效，不需要使用胰岛素，开始表现为2型糖尿病的特点，之后胰岛B细胞功能逐渐衰竭[8]。成人隐匿性自身免疫性糖尿病胰岛功能衰减速度为2型糖尿病的3倍，最终需要胰岛素治疗。

【案例总结】

1. 临床案例总结

成人隐匿性自身免疫性糖尿病常成人起病，病程进展相对缓慢，初期表现酷似2型糖尿病，发病后不使用胰岛素治疗至少6个月内无酮症发生[9]。自发病至口服降糖药物失效的时间平均为2年，具有胰岛自身免疫破坏的证据，结合患者病史、症状、体征及辅助检查，诊断成人隐匿性自身免疫性糖尿病较明确。

2. 检验案例总结

早期诊断和治疗LADA，对于保留残存的胰岛B细胞功能、延缓并发症的发生和发展具有实际意义。

【专家点评】

该病例发病时间短，但症状明显，符合糖尿病的临床表现，检查结果也符合糖尿病的诊断标准。另外，患者发病时较年轻，并不完全吻合2型糖尿病的发病年龄，同时患者否认糖尿病家族史，因此做了相应抗体检查，显示GAD-Ab阳性，符合LADA的诊断标准，进一步体现了临床与检验沟通和交流的重要性。

参 考 文 献

[1] Zaharia OP, Bobrov P, Strassburger K, et al. Metabolic characteristics of recently diagnosed adult: onset autoimmune diabetes mellitus[J]. J Clin Endocrinol Metab, 2018, 103（2）: 429-437.

[2] 卢建强, 王伟佳, 黄秋洪. 胰岛自身抗体及生化指标在成人隐匿性自身免疫性糖尿病诊断中的应用[J]. 国际检验医学杂志, 2018, 39（2）: 238-240.

[3] 张杰克, 万少晖, 崔丽娟. 胰岛自身抗体及生化指标在成人隐匿性自身免疫性糖尿病诊断中的检验效果分析[J]. 实用糖尿病杂志, 2020, 16（5）: 50.

[4] 周智广, 纪立农, 陆菊明. 中华医学会糖尿病学分会关于成人隐匿性自身免疫糖尿病（LADA）诊疗的共识[J]. 中华糖尿病杂志, 2012, 11: 641-647.

[5] 秦雪鸽, 马斌, 关慷慷, 等. ICA、GAD-Ab、IAA联合检测在成人隐匿性自身免疫性糖尿病诊断中的应用[J]. 右江医学, 2021, 49（3）: 220-223.

[6] 王欢. 成人隐匿性自身免疫性糖尿病研究进展[J]. 中国处方药, 2020, 18（7）: 22-24.

[7] 石昌红, 高聆, 马春燕, 等. 成人隐匿性自身免疫性糖尿病胰岛素抵抗与β细胞功能的研究[J]. 山东医药, 2005, 45（25）: 9-11.

[8] 吴艺捷, 胡远峰, 赵立, 等. 糖尿病患者胰岛自身抗体与β细胞功能的关系[J]. 中华内分泌代谢杂志, 2003, 19（1）: 17-20.

[9] 桑赫男. 胰岛自身抗体及生化指标检测在成人隐匿性自身免疫性糖尿病诊断中的价值[J]. 中国医药指南, 2020, 18（6）: 118.

19 胰岛素自身免疫综合征

作者：袁梦娇[1]，韩辰宇[2]（复旦大学附属中山医院青浦分院：1. 检验科；2. 内分泌科）
点评专家：龚倩（复旦大学附属中山医院青浦分院检验科）

【概述】

1970年日本学者Hirata报道了第1例胰岛素自身免疫综合征（IAS），该病是由血中非外源性胰岛素诱导的高浓度免疫活性胰岛素和高效价胰岛素自身抗体（insulin autoantibody，IAA）引起的以反复发作性、严重自发性低血糖为特征的一种疾病[1]。本文报道了1例笔者所在医院应用门冬胰岛素30后引发IAS的病例，旨在引起临床医师对该病的重视。

【案例经过】

患者，男，45岁。10年前无明显诱因出现乏力、口干，无明显多饮、多尿、体重下降、四肢麻木、视物模糊等，就诊于当地医院。查餐后血糖为12～13mmol/L（余结果不详），诊断为2型糖尿病，给予口服格列齐特，后加用利格列汀降糖治疗。2019年5月因血糖控制不佳来笔者所在医院内分泌科就诊，查胰岛素自身抗体阴性，空腹胰岛素4mU/L，评估病情后予加用门冬胰岛素30 早12U、晚7U皮下注射。2020年4月8日于笔者所在医院内分泌科随访，空腹胰岛素1000mIU/L、空腹C肽1.5nmol/L，抗胰岛素自身抗体阳性，故停用胰岛素，改为瑞格列奈早3mg、中1mg、晚2mg+吡格列酮30mg（每晚1次）降糖治疗。

入院后实验室检查：9：00、10：00、13：00、16：00、19：00指尖血糖分别为15.5mmol/L、10.5mmol/L、11.1mmol/L、10.1mmol/L、14.1mmol/L。延长OGTT试验5h出现低血糖，胰岛素、C肽释放试验示胰岛素、C肽水平均偏高，无明显5倍增长规律，且测得胰岛素自身抗体及谷氨酸脱羧酶抗体阳性，甲状腺功能、皮质醇、肝肾功能、胰腺MRI等均无特殊。综上所述，该患者诊断为IAS，给予阿卡波糖早100mg、中50mg、晚50mg（口服）降糖治疗。抗环瓜氨酸肽抗体（CCP）19.36U/mL，Scl-70弱阳性。2022年6月7日行延长OGTT试验及胰岛素、C肽释放试验见表19-1。

随访：2020年8月2日于笔者所在医院内分泌科复诊，行OGTT试验及胰岛素、C肽释放试验，胰岛素、C肽释放试验结果仍示胰岛素、C肽偏高，无明显5倍增长规律。同时，测得胰岛素自身抗体及谷氨酸脱羧酶抗体阳性，结果见表19-2。

表 19-1 延长 OGTT 试验及胰岛素、C 肽释放试验

时间	静脉血糖（mmol/L）	胰岛素（mU/L）	C 肽（nmol/L）
空腹	—	732	1.43
0.5h	11.4	852	1.91
1.0h	16.6	908	2.28
2.0h	17.2	>1000	3.16
3.0h	8.9	>1000	2.49
4.0h	4.9	>1000	1.94
5.0h	3.2	870	1.5

注：—为无数据。

表 19-2 2020 年 8 月 2 日 OGTT 试验及胰岛素、C 肽释放试验结果

时间	葡萄糖（mmol/L）	胰岛素（mU/L）	C 肽（nmol/L）
空腹	6.7	357	0.89
0.5h	9.9	380	380
1.0h	14.1	468	1.66
2.0h	13.2	723	2.69
3.0h	6.3	595	1.85

【案例分析】

1. 临床案例分析

IAS 是低血糖的常见原因之一，具有低高血糖交替出现、高胰岛素血症、高胰岛素抗体的特点[2]。

当抗体与胰岛素结合时，胰岛素不能发挥降糖作用，即出现高血糖，高血糖进一步刺激细胞释放胰岛素，后者又与抗体结合，造成了与抗体结合的胰岛素积聚。数小时后，由于亲和性低，与自身抗体结合的胰岛素 - 胰岛素抗体复合物发生解离，释放大量游离胰岛素而引起低血糖。

2. 检验案例分析

患者延长 OGTT 试验及胰岛素、C 肽释放试验结果提示存在明显高胰岛素血症，且 5h 后诱导低血糖，IAS 诊断明确。测得 CCP 阳性、Scl-70 弱阳性，考虑患者体内存在其他自身抗体。为明确胰岛素的检测是否受到自身抗体的干扰，用聚乙二醇（PEG）沉淀血清中自身抗体和结合胰岛素，具体方法如下。①配制 25% PEG 6000 溶液：25g PEG 6000 与 60mL 蒸馏水混合，搅拌 15min 使 PEG 完全溶解后补足蒸馏水至 100mL。②取 2020 年 8 月 2 日患者血清 180μL 与 180μL 25% PEG 6000 溶液 1∶1 混合，振荡混匀 10s 后 1500g 离心 15min。③利用罗氏 e801 仪器电化学发光法定量检测胰岛素水平。④计算回收率：回收率

（%）=2×处理后的胰岛素水平/处理前胰岛素水平×100%。若回收率＜40%，说明有大分子蛋白干扰。

PEG可结合并沉淀血清中胰岛素自身抗体-胰岛素复合物，但对胰岛素这类小分子蛋白基本无影响。存在胰岛素自身抗体时，PEG沉淀后上清液中胰岛素水平会明显低于沉淀前，从而证实胰岛素自身抗体的存在[3, 4]。PEG沉淀法简单易行，可作为初筛试验，为诊断IAS提供证据。经PEG沉淀处理后两管血清胰岛素回收率仅分别为3.28%、7.69%，表明PEG沉淀法处理可有效地排除血清自身抗体对胰岛素测定的干扰，见表19-3。

表19-3　PEG处理前后血清胰岛素

项目	处理前（mIU/L）	处理后（mIU/L）	回收率（%）
空腹胰岛素	357	5.86	3.28
2h胰岛素	723	27.8	7.69

【知识拓展】

除PEG沉淀法外，还可通过稀释试验、凝胶层析分离等方法去除自身抗体对胰岛素检测的干扰。稀释试验：通过零胰岛素标准品等倍稀释血清标本，测定稀释前、后血清胰岛素水平。血清稀释会打破抗体结合胰岛素和游离胰岛素间的平衡，使游离胰岛素增加，因此稀释前、后血清胰岛素呈非线性关系。该稀释实验可检测胰岛素抗体是否存在，但不能直接测定胰岛素自身抗体，其敏感性有待验证[3]。凝胶层析分离法：凝胶层析是按蛋白质分子质量大小进行分离的技术。由于IgG分子质量大于胰岛素，若血清中存在胰岛素自身抗体-胰岛素免疫复合物，经凝胶层析柱时该复合物先于游离胰岛素洗脱出来，在大分子质量区间测得的胰岛素水平为结合胰岛素水平。该方法相对复杂，对实验技术要求较高，可作为胰岛素自身抗体的确定和验证试验。该方法的局限是要求检测物质应有较高浓度，层析过程中导致的样品稀释会造成假阴性结果，稀释也可能引起游离胰岛素与结合胰岛素之间的稳态改变，导致最终检测的游离胰岛素和结合胰岛素水平与PEG沉淀法不同[3, 4]。

【案例总结】

1. 检验案例总结

患者延长OGTT试验及胰岛素、C肽释放试验结果均提示存在明显高胰岛素血症，且5h后诱导低血糖，IAS诊断明确。测得CCP阳性、Scl-70弱阳性，考虑患者体内存在其他自身抗体。为明确胰岛素的检测是否受到自身抗体的干扰，用PEG沉淀血清中的自身抗体和结合胰岛素。

血中胰岛素自身抗体不仅会干扰胰岛素的检测，还会影响胰岛素的药代动力学，使胰岛素的生物效应与血糖的变化不同步，甚至抵消胰岛素的降糖作用产生类似胰岛素抵抗。本案例中检验科工作人员通过PEG沉淀处理后测定血清游离胰岛素，较好地排除了自身抗体的干扰，也提醒平时工作中需保持存疑的态度，保证给出的检验报告是最真实、有效、无误的。

2. 临床案例总结

胰岛素自身免疫综合征（IAS）是由血中非外源性胰岛素诱导的高效价胰岛素自身抗体和高浓度免疫活性胰岛素引起的以反复性、严重自发性低血糖为特征的一种疾病[1]。

当抗体与胰岛素结合时，胰岛素不能发挥降糖作用，即出现高血糖，高血糖进一步刺激细胞释放胰岛素，后者又与抗体结合，造成了与抗体结合的胰岛素积聚。数小时后，由于亲和性低，与自身抗体结合的胰岛素-胰岛素抗体复合物发生解离，释放大量游离胰岛素而引起低血糖。

胰岛素自身抗体主要来源于1型糖尿病[5]、IAS、一些自身免疫系统疾病（如Graves病、桥本甲状腺炎等）及应用外源性胰岛素后产生的胰岛素抗体等。有研究报道，糖尿病患者应用胰岛素连续治疗3个月以上，90%以上患者血中可检出胰岛素自身抗体，即便用高纯度或单组分或重组人胰岛素治疗，患者胰岛素自身抗体的检出率也高达10%～30%[6]。本例患者2019年5月于笔者所在医院查胰岛素自身抗体阴性，空腹胰岛素4mU/L，而应用门冬胰岛素30后11个月空腹胰岛素为1000mIU/L，抗胰岛素自身抗体为阳性，考虑是应用外源性胰岛素诱导了自身抗体的产生。

【专家点评】

该案例分析了在临床检验中容易忽视的问题，经过检验、临床医师的分析和讨论，找出影响检验结果的可能因素。同时，也提示临床医师平时工作中遇到与临床表现不符的检验结果时，需加强与检验科医师的沟通和协作。

参 考 文 献

[1] 梁凯, 侯新国, 宋君. 中国人群胰岛素自身免疫综合征的临床特点分析[J]. 中华内科杂志, 2011, 50（8）: 690-691.

[2] Paiva ES, Pereira AE, Lombardi MT, et al. Insulin autoimmune syndrome（Hirata disease）as differential diagnosis in patients with hyperinsulinemic hypoglycemia[J]. Pancreas, 2006, 32（4）: 431-432.

[3] Oh KY, Kim YH, Yang EM, et al. Frequency of diabetes and thyroid autoantibodies in patients with type 1 diabetes and their siblings[J]. Chonnam Med J, 2016, 52（2）: 136-140.

[4] van Haeften TW. Clinical significance of insulin antibodies in insulin-treated diabetic patients[J]. Diabetes Care, 1989, 12（9）: 641-648.

[5] Church D, Cardoso L, Bradbury S, et al. Diagnosis of insulin autoimmune syndrome using polyethylene glycol precipitation and gel filtration chromatography with *ex vivo* insulin exchange[J]. Clin Endocrinol（Oxf）, 2017, 86（3）: 347-353.

[6] 李伟, 李路娇, 张茜, 等. 聚乙二醇沉淀法和凝胶层析分离法在糖尿病患者使用外源性胰岛素所致低血糖鉴别诊断中的应用价值初探[J]. 中国糖尿病杂志, 2016, 8（12）: 758-762.

20 原发性血色病

作者：庄向华[1]，刘玲[2]（山东大学第二医院：1.内分泌科；2.检验医学中心）

点评专家：毛海婷（山东大学第二医院检验医学中心）

【概述】

一名中青年女性因"糖尿病"反复入院，然而除患糖尿病外，患者同时有肝功能受损、卵巢早衰、甲状腺功能减退、皮肤色素沉着等合并症。多种疾病同时存在，是这名女性确实同时身患数病，还是仍然有未发现的原因？

【案例经过】

患者，女，34岁，2007年9月25日因"乏力伴消瘦4年，加重4天"入院。患者当时因"上呼吸道感染4天"，在当地诊所检查血糖，发现血糖升高（具体不详），遂至笔者所在医院内分泌科就诊，以"糖尿病"收入院，未提供其他既往病史。患者24岁生第二胎后闭经，未行诊治。入院查体：青年女性，神志清，精神尚可，全身皮肤色素沉着。甲状腺Ⅱ度肿大，质韧，心、肺、腹未见特殊异常，双下肢无水肿。实验室检测结果：空腹血糖24.76mmol/L，尿酮体（++），糖化血红蛋白11%；谷草转氨酶（AST）102U/L，谷丙转氨酶（ALT）113U/L，甘油三酯（TG）2.23mmol/L；卵泡刺激素（FSH）0.87mIU/mL↓，人促黄体生成素（hLH）0.68mIU/mL↓，雌二醇（E_2）15mmol/L↓；早8点皮质醇为688nmol/L（参考范围180～640nmol/L），下午4点皮质醇为414.4nmol/L，午夜12点拒查；甲状腺功能检测结果显示，游离三碘甲腺原氨酸（FT_3）4.04pmol/L，游离甲状腺素（FT_4）5.33pmol/L，促甲状腺激素（TSH）25.51μIU/mL（参考范围0.32～5.70μIU/mL）↑。影像学检查结果：彩超检查结果显示，脂肪肝、桥本甲状腺炎可能性大，子宫体积缩小；垂体磁共振显示未见异常。治疗：患者入院后给予补充液体、补充胰岛素、保护肝脏、控制血糖、纠正酮症等治疗，患者血糖逐渐平稳，酮体纠正，肝功能改善。住院5天后患者因个人原因自行出院，未进行后续诊治。

患者于2018年5月再次入院，无明显诱因出现全身乏力、水肿、发热，头晕不适伴恶心、呕吐，同时出现全腹胀痛，时有憋闷不适。在院外应用抗感染、补液等药物治疗，效果欠佳，再次收住笔者所在医院内分泌科病房。入院查体：中青年女性，神志尚清，精神差，双手、面部及下肢皮肤色暗，可见全身皮肤色素沉着。眼睑水肿，甲状腺Ⅱ度肿大，双肺呼吸音粗，可闻及湿啰音；心率90次/分，律整。全腹轻压痛，无反跳痛。双下肢非凹陷性水肿。入院后实验室检查：空腹血糖11.3mmol/L，糖化血红蛋白8.80%，尿酸476μmol/L、尿素氮13.61mmol/L、肌酐175.6μmol/L；钠130mmol/L、氯88mmol/L、酮体及二氧化碳结合力正常；B型钠尿肽（BNP）193pg/mL；肝功能检测结果显示，ALT 63U/L、AST 98U/L、γ-谷氨酰转肽酶（GGT）162U/L、碱性磷酸酶179U/L、清蛋白27.3g/L、总胆红素31.0μmol/L、直接胆红素16.0μmol/L；血常规结果显示，白细胞计数20.09×10^9/L、中性粒细胞计数18.70×10^9/L、中性粒细胞百分比93.1%、红细胞计数2.72×10^{12}/L、血红蛋白浓度89g/L、血小板计数正常；炎症指标检测结果显示，降钙素原2.18ng/mL、白细胞介素-6 122.7pg/mL、超敏C反应蛋白210.0mg/L、红细胞沉降率64mm/h，提示重度感染；甲状腺激素检测结果显示，FT$_3$ 1.86pmol/L、FT$_4$ 1.35pmol/L、TSH 32.40μIU/mL、抗甲状腺过氧化物酶抗体574.40IU/mL、甲状腺球蛋白抗体19.10IU/mL，提示甲状腺功能减退；肾上腺皮质功能检测结果皮质醇节律示8：00am、4：00pm、12：00mn值分别为866nmol/L、613nmol/L、508nmol/L，昼夜节律消失；胰腺功能检测结果显示C肽0h、1h、2h、3h分别为0.04ng/mL、0.06ng/mL、0.07ng/mL、0.08ng/mL，胰岛素抗体阴性；性腺激素检测结果显示LH和FSH、E$_2$水平均降低。

肿瘤标志物检测结果显示，铁蛋白26 719.00ng/mL（复查后28 521.00ng/mL）、糖类抗原（CA）199 1542.00U/mL、CA125 38.89U/mL；血清铁23.1μmol/L（参考范围8～28.6μmol/L）；病毒系列检测结果均正常，风湿系列检测结果正常。影像学检查结果：CT提示肺部感染、胆结石、胆囊炎、肾囊肿，建议磁共振检查；垂体磁共振提示垂体体积减小。治疗：患者此次入院后考虑存在：①糖尿病；②支气管感染，感染性休克？③肝损伤；④胆囊炎、胆结石，肾囊肿；⑤甲状腺功能减退；⑥卵巢早衰；⑦贫血；⑧铁蛋白升高原因待查？入院后给予控制血糖、抗感染、补液、营养支持、甲状腺激素替代、保护肝肾功能等药物治疗，经治疗后病情逐渐改善。患者入院后持续出现铁蛋白升高，且病情改善后未见明显好转，同时合并CA199明显升高，持续不降，检查血清铁水平在正常高限。为排除肿瘤相关疾病，行上腹部MRI，结果提示肝脾及胰腺铁沉积MRI表现，建议排除铁代谢性疾病；后续结合患者病情，不能排除血色病。遂行基因检查，发现HAMP基因有一个纯合突变：c.166C＞G p.Arg56Gly，该突变属于原发性血色病ⅡB型基因型，为常染色体隐性遗传性疾病。

【案例分析】

1.临床案例分析

（1）糖尿病方面：该患者为中青年女性，最初以"糖尿病"入院，患者血糖升高，查尿常规提示尿酮体阳性，糖尿病并糖尿病酮症诊断成立。结合患者住院期间胰腺功能检查结果，提示胰岛功能衰退明显，但胰岛素抗体阴性。患者有多年糖尿病病史，未行正规治疗，但一直没有出现典型的糖尿病酮症酸中毒，既不符合典型的1型糖尿病临床表现，也不符合典型的2型糖尿病临床表现。

（2）甲状腺功能方面：患者两次住院检查结果均提示存在甲状腺功能减退，甲状腺抗体升高，结合影像学检查，提示存在"桥本甲状腺炎"。

（3）肾上腺方面：患者存在全身皮肤色素沉着，第二次入院存在低钠血症、血压降低、贫血等临床表现，需要排除"肾上腺皮质功能减退"。经检查肾上腺皮质醇水平正常，虽昼夜节律缺失，但皮质醇水平不低，考虑与应激有关，不支持"肾上腺皮质功能减退"。

（4）性腺方面：患者24岁分娩后未再有月经，两次性腺激素检查均提示"低促性腺激素性性腺功能减退"，第2次垂体磁共振提示"垂体萎缩"，提示患者存在垂体前叶部分功能减退。

（5）消化系统方面：患者两次入院均存在肝损伤，转氨酶升高，第2次入院除此以外，还存在铁蛋白明显升高，肿瘤指标中CA199明显升高，而病毒系列和免疫指标正常，除了考虑"脂肪肝"诊断以外，还需要进行肿瘤及其他疾病的筛查。因此，进行了上腹部磁共振检查，意外发现肝脾及胰腺铁沉积表现，建议排除铁代谢性疾病。

综合该患者病情，存在胰腺功能、甲状腺功能、性腺功能、垂体前叶部分功能减退，而自身免疫指标中除甲状腺抗体以外，未见其他阳性指标，需要进行其他可能导致多发内分泌腺体功能减退的病因筛查。

结合患者全身特殊的皮肤沉着状态、血清中铁蛋白异常升高，磁共振检查提示肝脾胰腺中铁沉积，需要排除铁代谢相关疾病。该患者无大量输血史，无酒精摄入史，无其他代谢性疾病史，因此需要考虑是否存在"原发性血色病"。而在后续的基因检查中，验证了这一临床诊断，从而也解释了上述一系列的异常结果。

2. 检验案例分析

本案例的患者于2007年第一次因"糖尿病酮症"入院，同时合并ALT、AST轻度升高，FSH与hLH低提示性腺激素低下，TSH高提示甲状腺功能低下；临床诊疗纠正糖尿病酮症后，病情有效缓解，患者自行出院，未再行进一步的病因检查。11年后于2018年5月15日患者再次入院，此次患者病情明显加重，其中：①存在血糖明显升高，临床表现及检验结果相符。②多项感染指标如白细胞计数、中性粒细胞计数、降钙素原、白细胞介素-6及超敏C反应蛋白升高，铁蛋白明显升高，提示患者有重度感染。③甲状腺功能5项异常，提示甲状腺功能减退。④BNP升高，提示心力衰竭，可能与甲状腺功能减退、重度感染有关。⑤CA199、CA125升高，可能与感染有关，不排除肿瘤可能；患者皮质醇升高，可能与感染应激有关。⑥血清铁正常，铁蛋白水平明显升高，实验室确认了标本正常、检测设备正常、试剂正常、质控正常，再次复查仍然是高值，经与临床医生沟通后考虑与感染或肝脏损伤有关，但仍需排除铁代谢障碍贫血、恶性肿瘤等，感染控制后复查铁蛋白。⑦病毒系列检测正常，肝功能中低蛋白血症不排除与感染、肿瘤相关。⑧经抗感染、控血糖治疗后，患者一般情况明显改善，感染指标——白细胞计数、中性粒细胞计数有所恢复，肾功能指标已转为正常，肝功能指标较入院时明显改善，激酶水平有所升高，临床医生主动找到实验室人员沟通，实验室人员确认当日设备运转正常、试剂正常、室内质控在控，对血样进行复检后肝功能指标仍为异常，建议临床明确有无急性肝损伤如自身免疫性肝炎，可行血清自身抗体（ANA、SMA、SLA、LKM、ASGPR等）检测。经检测患者自身抗体阴性，基本排除自身免疫性肝炎。⑨综合治疗十余天后患者病情改善，复查感染指标明显改善，炎症好转；复查转氨酶、CA199水平降低，但患者的肝功能仍异常，且有上升趋势，铁蛋白仍明显升高，与感染状态不符。实验室工作人员高度关注了铁蛋白异常情况，并积极与临床医生沟通交流，认为铁蛋白的高水平并非感染造成的。

铁蛋白为机体内一种储存铁的可溶性组织蛋白，相对分子量约为450 000，其中含铁17%～23%。铁蛋白存在于体内各组织和细胞中，特别是在肝、脾、骨髓中含量高[1, 2]。铁蛋白升高，无非有两个因素：一是来源增加，二是存在清除障碍。①肝脏疾病：如慢性肝病、肝硬化、脂肪肝等，患肝病时肝细胞受损，肝功能下降，导致铁蛋白的摄取及清除受到影响使铁蛋白升高[3]。该患者的肝功能异常，有可能导致了铁的清除障碍，从而使得作为铁的储存库的铁蛋白增加，患者没有肝病史、病毒系列检测结果正常、自身抗体阴性可排除自身免疫性肝病，腹部CT没有发现明显占位，现有证据不能解释肝脏功能异常的原因。②血液系统疾病：如铁粒幼细胞贫血、再生障碍性贫血、巨幼细胞贫血、溶血性贫血、霍奇金病等。③恶性肿瘤：因肿瘤浸润、坏死使铁蛋白释放增加，同时肝清除铁蛋白能力降低，以及肿瘤细胞合成铁蛋白增多，均可导致铁蛋白升高[4]。特别是急性非淋巴细胞白血病、淋巴瘤、肝癌、胰腺癌和肺癌均可使铁蛋白升高，而食管癌、胃癌、结肠癌及泌尿系统恶性肿瘤不会影响铁蛋白。影像学检查排除明显的占位肿瘤，血常规及血细胞形态学排除明显的铁粒幼细胞贫血、再生障碍性贫血、溶血性贫血、巨幼细胞贫血，患者恶性肿瘤可能性小。④炎症或感染：急性感染和炎症性疾病可促进去铁铁蛋白（天然的铁储存蛋白）合成，使铁蛋白升高。甲状腺功能亢进等也会引起铁蛋白升高。患者甲状腺功能检测提示甲状腺功能低下，抗感染治疗后多项炎症性指标已恢复正常。⑤铁负荷过多：如原发性血色病、反复输血、不恰当铁剂治疗等，经询问患者没有反复输血及应用铁剂治疗。原发性血色病为我国少见病，主要病理表现为多器官铁沉积，从而以色素沉着、肝大、糖尿病为临床表现三联征，与本案病例高度相似[5]。

实验室工作人员与临床医生沟通梳理了患者入院以来的临床表现、实验室检查、影像学检查等，建议行腹部磁共振，再次排除肝脏、胰腺肿瘤，寻找铁沉积的血色病证据，必要时行肝脏穿刺活检。双肾MRI平扫结果提示肝脾及胰腺铁沉积，建议患者行血色病相关基因筛查。对血色病相关基因进行筛查，检测到其HAMP基因有一个纯合突变：c.166C > G p.Arg56Gly，该基因突变属于遗传性血色病ⅡB型，为常染色体隐性遗传性疾病。其他血色病等位基因中未检测到突变。

经过多日的诊疗和多项实验室检测，该患者最终确诊为原发性血色病ⅡB型。

【知识拓展】

早在130多年前原发性血色病已被发现，直到1976年，马塞尔西蒙认为该病是一种遗传性疾病。原发性血色病在白种人中是一种常见的疾病，发病率为1/（100～200），在我国则属于罕见病[6]。根据突变情况，将遗传性血色病分为HEF（Ⅰ型）、HJV（ⅡA型）、HAMP（ⅡB型）、TFR2（Ⅲ型）和SLC40A1（Ⅳ型）几型。欧美国家白种人中最常见的是Ⅰ型（HFE基因C282Y、S65C、H63D为常见突变位点）。近年来我国对原发性血色病病例的报道有所增加，随着基因检测技术的普及，报道的各基因型病例均有，且健康人群中各基因型也有一定携带者，表明遗传性血色病在不同的种族有较大异质性。该病外显率仅为1.8%，是典型的遗传与环境因素共同作用的遗传性疾病[7]。

患者具有的典型临床表现：①皮肤色素沉着，90%～100%的患者有此表现。特征性的金属颜色或石板灰色（有时被描述为青铜色或暗褐色），这是由于黑色素增多（导致青铜色）和铁沉积（导致灰色色素）在真皮中。皮肤干燥，表面光滑、变薄、弹性差，毛发稀疏、脱落。②继发性糖尿病，见于50%～80%的患者[8]。早期轻度受损者可无典型症状，中、后期胰岛受损严重者则可有典型症状。晚期并发症与其他原因引起的糖尿病相同。未及时治疗者可发生急性代谢紊乱并发症如酮症酸中毒、非酮症高渗糖尿病昏迷等。③肝脏病变，是肝门部胆管癌（HHC）最常见的临床表现。肝大可先于症状或肝功能异常出现，有症状的患者中90%以上都可出现肝大，其中部分患者几乎没有肝功能受损的实验室证据。转氨酶轻度升高见于30%～50%的患者，晚期可出现肝功能减退和门静脉高压，严重者可发生上消化道出血及肝性脑病[3, 6]。④心脏病变，充血性心力衰竭常见，充血性心力衰竭的症状可能突然出现，心脏呈弥漫性扩大。⑤内分泌腺功能减退，最常见的为性腺功能减退，可能早于其他临床症状。男性表现为阳痿、性欲消失、睾丸萎缩、精子稀少、不育、男性乳房发育；女性有月经紊乱和稀疏、闭经、不孕、体毛脱落等表现。上述改变的原因主要是铁沉积损伤下丘脑-垂体功能所致的促性腺激素产生减少，还可能出现垂体前叶和肾上腺皮质功能不全、甲状腺功能减退症和甲状旁腺功能减退症。儿童起病者可有生长发育障碍，严重时可导致侏儒症。⑥关节病变，发生于25%～50%的患者中，通常在50岁以后出现，但可为首发临床表现或在治疗很长时间后才发生。手关节尤其第2、3掌指关节最先受累，随后还可累及腕、髋、踝、膝关节等。⑦其他临床表现，有胰腺外分泌障碍时可出现消化不良、脂肪泻、上腹部隐痛不适等与慢性胰腺炎相似的表现。患者抗感染能力一般表现为下降，易发生细菌性感染如肺炎、败血症、腹膜炎等。

在诸多临床表现中，皮肤色素沉着、肝大、糖尿病为其典型三联征。患者的临床症状通常是逐渐积累和发展的，早期症状包括虚弱、腹痛和体重减轻并不明显，不同个体临床表现差异也较大，表型变异在很大程度上可以通过一系列环境、遗传和生理因素来解释，如男性比女性更容易表现出严重的疾病，后者会因月经失血和分娩而失铁[7]。其他形式的失血、免疫系统的影响、饮食中生物可用铁的数量及生活方式因素，如酒精摄入过高，也会导致铁沉积和疾病表现。本案例早期症状主要表现为糖尿病酮症，其他症状并不明显，因此在酮症纠正以后症状明显改善，导致未能再进一步寻找病因。

2010年欧洲肝病学会推荐的血色病基因（HFE）遗传性血色病的诊断策略如下：①对怀疑存在铁超载（症状/体征/生化异常）的患者，推荐首先测定空腹转铁蛋白饱和度和血清铁蛋白含量以确认机体铁超载，HFE基因检测目前应限于转铁蛋白饱和度增高人群；②因不明原因肝损伤就诊于肝病门诊的患者应常规筛查空腹转铁蛋白饱和度和血清铁蛋白，如转铁蛋白饱和度增高应进一步行HFE基因检测；③如果空腹转铁蛋白饱和度和血清铁蛋白增高且无其他原因可以解释，推荐HFE基因检测确定有无C282Y、H63D多态性；④C282Y纯合子的检出不能诊断遗传性血色病，必须同时具有过量铁蓄积的证据；⑤如系C282Y/H63D复合杂合突变或H63D纯合突变，铁蛋白增高（男性＞300μg/L、女性＞200μg/L）、转铁蛋白饱和度增高（男性＞50%、女性＞45%）或肝铁含量增加的患者，应首先排查可导致铁蛋白增高的其他原因；⑥有机体铁超载证据的C282Y纯合突变患者，诊断遗传性血色病不再依赖肝活检，无论有无症状，肝活检仅推荐用于铁蛋白高于1000μg/L、AST升高、肝大或40岁以上患者，目的是评价肝组织学受累程度；⑦如肝活检或磁共振证实存在铁超载，又能除外铁蓄积的继发性原因的非C282Y纯合突变患者，应考虑行其他致遗传性血色病基因检测（*TFR2*、*SLC40A1*、*HAMP*、*HJV*）；⑧基于*HFE*遗传性血色病的常染色体隐性遗传规律，推荐对一代亲属行靶基因多态检测。

铁是维持生物体生命的重要微量元素。铁的代谢过程在包括人在内的高级动物中有完善的控制体系，以保持铁的吸收与排泄的相对平衡状态。许多疾病可以导致铁代谢异常；铁代谢异常也可引起多种疾病。

成年男性储存铁量约为1g，而成年女性约为300mg，大部分储存铁都在肝脏中，在血色病患者中肝脏中的铁含量可达40g或更多，肝脏能在组织损伤明显之前很长一段时间内隔离大量的铁，这很容易导致肝的纤维化和肝硬化，因此终末期肝病的风险要高得多，该患者一直有肝功能异常，保肝治疗效果不理想，与肝内铁沉积，持续影响肝功能有关。

因此，临床上在遇到铁蛋白明显升高时需要仔细鉴别，并综合其他实验室检查、影像学检查及患者临床表现，有条件的情况下最好进行血色病相关基因学检测，进行精准诊断。

【案例总结】

1. 临床案例总结

该患者病例特点：中青年女性，发病病史长，以"糖尿病"为首发症状发病，既往有"甲状腺功能减退、性腺功能减退"病史。在临床诊治过程中逐渐出现"肝损伤、铁蛋白异常升高、CA199明显增加"等，结合患者腹部影像学检查，提示肝脾铁沉积，最终通过基因诊断，明确了该患者为"原发性血色病"。

2. 检验案例总结

本案例诊治过程相对曲折，而实验室指标为临床的诊治提供了方向和线索，是最终明确诊断宝贵而突出的"亮点"。疾病的正确诊治凝结了临床医生缜密的临床思维，检验科医生完善的检查，多学科的紧密合作促成了此例患者的精准诊治。

【专家点评】

这是一例历经11年之久而最终明确诊断的病例。患者因临床常见的"糖尿病"入院，但患者的临床表现和后续检查又提示该患者不是简单的糖尿病。一方面，由于其糖尿病，既不符合典型的1型糖尿病，又不符合典型的2型糖尿病，需要排除其他特殊类型糖尿病的可能性。另一方面，该患者还合并了内分泌系统其他腺体的功能异常：甲状腺功能减退、性腺功能减退，但是免疫指标又不强烈支持这位患者属于"多发内分泌腺体自身免疫综合征"，而是属于"多发内分泌腺体功能减退"。

从合并症的角度出发，该患者同时合并长期的肝功能减退，铁蛋白异常升高，全身皮肤色素沉着，从临床思维角度，首先从"一元论"去解释一个疾病，其次再考虑多方面因素导致的多发疾病。在临床诊疗过程中综合了患者临床表现、实验室检查异常、影像学检查结果和基因学检查结果，最终发现该患者为"原发性血色病"。

　　该案例经过诊疗最终确诊为一种罕见的常染色体阴性遗传性疾病。遗传性疾病的诊断通常较为复杂，需要多学科的密切配合，尤其是成人期发病的遗传性疾病，早期起病隐匿，症状不典型，就诊时的主诉与病因关系不密切，通常给临床上带来一系列的干扰，漏诊、误诊率较高。实验室人员注意到该患者治疗前后铁蛋白均在一个很高的水平，积极与临床医生沟通，通过多学科的密切合作，从多种实验室检查异常及特殊的临床表现对疾病进行了诊断。这一曲折过程提示：①患者首次入院自行选择结束治疗，没有认真纠察原因有些遗憾，临床上应该积极引导患者配合诊疗，以免贻误病情。在临床诊治过程中，需要全面系统综合考虑临床问题，而不是"哪里痛治哪里"。②当发现实验室检查指标异常时，首先要和实验室工作人员沟通，确定排除实验误差，后续需要"顺藤摸瓜"，寻找与实验室指标异常相关的其他线索和证据，最终通过不同维度的指标来发现罕见病。③疾病的临床表现常常存在表型、血清学、影像学、基因学的多种异常，多学科的良好合作和沟通，是罕见病患者诊治基础和平台。④临床工作中要重视临床表型与实验室辅助检查的多学科积极沟通，要不厌其烦地追根问底，才可能把诊疗工作做到圆满。而检验实验室除了保证检验质量，与临床科室的密切合作和沟通也非常重要，可以帮助临床医生在日常工作中做好鉴别诊断。⑤血色病相关基因突变可能在我国人群中有一定的携带率，应在内分泌科、肝病科、血液科、产科等相关临床科室进行积极宣传，在日常工作中注意鉴别诊断，做到早诊断、早治疗，给患者争取更多的生存时间和更好的生活质量。

参 考 文 献

[1] Anderson GJ, Bardou-Jacquet E. Revisiting hemochromatosis: genetic vs. phenotypic manifestations[J]. Ann Transl Med, 2021, 9（8）: 731.

[2] 徐鹤翔, 梁利民, 郑吉顺, 等. 遗传性血色病1例[J]. 中华肝脏病志, 2017, 25（7）: 541-543.

[3] 吕婷霞, 张伟, 李潇瑾, 等. 我国人群遗传性血色病基因突变特点分析[J]. 临床肝胆病杂志, 2016, 32（8）: 1571-1574.

[4] 荀运浩, 施军平. 遗传性血色病的诊断与治疗[J]. 中国临床医生杂志, 2016, 44（10）: 1-4, 118.

[5] Wu HX, Liu JY, Yan DW, et al. Atypical juvenile hereditary hemochromatosis onset with positive pancreatic islet autoantibodies diabetes caused by novel mutations in HAMP and overall clinical management[J]. Mol Genet Genomic Med, 2020, 8（12）: e1522.

[6] Voloshina NB, Osipenko MF, Litvinova NV, et al. Hemochromatosis-modern condition of the problem[J]. Ter Arkh, 2018, 90（3）: 107-112.

[7] 李菲菲, 韩国庆, 主余华, 等. 肝硬化合并肝血色病诊治体会及经验[J]. 中华肝脏病杂志, 2017, 25（4）: 302-304.

[8] 张伟, 吕婷霞, 李艳萌, 等. 3个携带HJV E3D变异的遗传性血色病家系临床表型分析[J]. 肝脏, 2017, 22（7）: 585-589.

21 由血红蛋白变异体引起的家系HbA1c异常

作者：王心仪[1]，张玫[1]，张妤[2]（四川大学华西医院：1.实验医学科；2.内分泌科）

点评专家：张玫（四川大学华西医院实验医学科）

【概述】

糖化血红蛋白（HbA1c）在评估血浆葡萄糖方面起着关键作用，它可以测量前8~12周的平均血糖。此病例阐述了由血红蛋白变异体引起的家系HbA1c异常升高的原因。

【案例经过】

患者，女，53岁。常规体检中发现HbA1c异常升高，空腹血糖（FPG）为5.39mmol/L（参考范围3.90~5.90mmol/L），糖化白蛋白（GA）为12.55%（参考范围9%~14%）。其余相关检查结果中，促甲状腺激素（TSH）轻度升高至4.410mU/L（参考范围0.27~4.20mU/L），血常规及生化检查结果均在参考范围内（表21-1）。患者无糖尿病病史，无糖尿病家族史，但有甲状腺癌手术史。关于其糖化血红蛋白异常升高的结果，由Tosoh G8

表21-1 患者生化及血液学相关检验结果

项目	I-2	II-1	II-4	II-5	III-1	III-2	III-3	参考范围
HbA1c（%）	44.9	5.7	44.6	43.3	5.1	44.4	5.3	4.5~6.1
RBC（×10^{12}/L）	4.63	4.43	4.05	3.98	4.11	4.09	4.38	男（4.3~5.8）
								女（3.8~5.1）
HB（g/L）	146	132	120	121	124	122	134	男（130~175）
								女（115~150）
MCV（fL）	97.2	89.2	94.1	95.0	89.3	92.1	91.1	82~100
MCH（pg）	31.5	29.8	29.6	30.4	30.2	30.3	30.6	27~34
MCHC（g/L）	324	334	315	320	338	316	336	316~354
FPG（mmol/L）	6.47	5.69	5.39	4.73	4.44	4.90	5.26	3.90~5.90
GA（%）	12.34	12.63	12.55	12.14	12.24	12.25	12.52	9.0~14.0
TBIL（μmol/L）	12.0	9.8	9.6	9.8	8.4	9.1	5.7	5.0~28.0
IBIL（μmol/L）	9.1	7.4	6.5	6.8	5.0	5.9	3.3	<20
DBIL（μmol/L）	2.9	2.4	3.1	3.0	3.4	3.2	2.4	<8.8
TP（g/L）	75.6	79.5	78.3	72.7	85.6	75.1	71.4	65.0~85.0
ALB（g/L）	45.7	49.4	49.8	47.1	45.9	46.2	48.6	40.0~55.0
GLB（g/L）	29.9	30.1	28.5	25.6	39.7	28.9	22.8	20.0~40.0

分析仪测定，HPLC初步评估显示HbA1c为44.6%（参考范围4.5%～6.1%），见图21-A。Capillary 3 TERA分析仪重新检测HbA1c时，其毛细管电泳结果为5.2%，与GA和FPG结果一致，并表明存在血红蛋白变异体（图21-1B）。分析显示HbA1c和HbA0之间出现了异常峰。因此，怀疑是血红蛋白病导致了检查结果异常并行进一步调查。基因测序结果表明，*HBB*基因出现杂合突变（c.397A＞G，K133E）。在家庭基因筛查中，发现患者的母亲（Ⅰ-2）、姐姐（Ⅱ-5）和女儿（Ⅲ-2）都有相同的突变（图21-1C）。异常HbA1c结果如下：母亲为44.9%，姐姐为43.3%，女儿为44.4%。除HbA1c外，该家庭的其他实验室检查均正常（表21-1）。

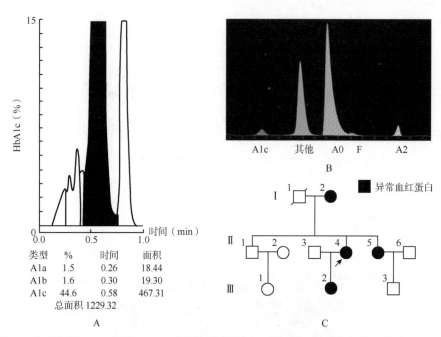

图21-1 先证者的HPLC色谱（A）、毛细管电泳（B）、血红蛋白变异体的家系分析（C）结果

【案例分析】

1. 临床案例分析

本例患者因发现HbA1c异常升高而就诊，其空腹血糖及HbA1c未见明显异常，无溶血及贫血表现，且既往无糖尿病病史及糖尿病家族史。HbA1c能反映2～3个月前的血糖情况，比FPG或2h PG更加稳定，并可在一天的任何时间测量，可作为糖尿病的独立诊断指标和广泛用于血糖控制监测[1]，2009年美国糖尿病协会召开的国际专家委员会正式建议使用HbA1c水平诊断糖尿病，并于2011年得到WHO的认可[2]。然而，考虑到在某些情况下，HbA1c本身并不能准确反映血糖水平[1]，该建议还附带了需要特别注意的HbA1c不可靠的共病情况，如血红蛋白病。在其他国际指南中也提出在使用HbA1c诊断糖尿病时，考虑年龄、种族和贫血/血红蛋白疾病是很重要的[2, 3]。患者基因测序的结果显示存在血红蛋白突变（c.397A＞G，K133E），进一步在患者家系中进行筛查发现，患者的母亲、妹妹及女儿存在相同的基因突变及类似的空腹血糖无明显异常而HbA1c异常升高的情况，基本

可以考虑患者HbA1c异常升高是由血红蛋白突变干扰HbA1c检测所致。

2. 检验案例分析

本例患者出现异常高的HbA1c结果，患者无明显溶血、贫血或高血糖，生化和血常规检查结果正常。根据"中国糖化血红蛋白标准化计划"，当结果高于15%或与糖尿病检测结果不一致时，考虑干扰HbA1c检测的可能性。血红蛋白突变（c.397A＞G，K133E）基因型被命名为Hb Takasago，于1998年首次在日本女性身上发现，是一种罕见的变种。Hb变异体的存在会在分析水平上影响HPLC测定[4]。HPLC方法是通过计算HbA1c面积占总面积的百分比以得到测量值，由于存在变异体，HbA1c计算值比实际值高[5]。虽然本研究的HPLC结果给出了一定的测量值，但该值并不能真实反映HbA1c的实际值。有研究人员指出，异常血红蛋白的色谱图与正常样本不同[5]，难以确定准确的HbA1c值。毛细管电泳可灵敏地反映突变峰并给出警告，HbA1c测量不受常见血红蛋白病的影响[6]。仅通过血细胞分析筛查会漏诊，而毛细血管电泳可有效筛查异常血红蛋白病[6]。对于具有Hb Takasago特征的患者，毛细管电泳可能是HPLC的补充检测。对此患者的家人进一步调查发现，她的母亲、姐姐和女儿在 HBB 基因上有相同的突变（c.397A＞G，K133E）、正常的血液学指标和高水平的HbA1c。这种突变在中国南方并不常见。虽然没有其他明显的临床体征和症状，但潜在风险尚不清楚。笔者所在团队在国人身上发现了这种罕见的突变和变异，能丰富血红蛋白变异体基因库的种类，将使产前诊断（PND）遗传咨询更加准确。

【知识拓展】

HbA1c是美国糖尿病协会和WHO推荐的诊断糖尿病的主要指标，是评估糖尿病相关并发症风险的黄金生物标志物[7,8]。在糖尿病患者的治疗中，会将HbA1c尽可能控制在非糖尿病水平（＜6.5%）[9]。因此，HbA1c的测量对糖尿病患者尤为重要。实验室检测HbA1c最常用的方法是HPLC[10]，HPLC通过电荷差异分离不同种类的血红蛋白来计算测量值。而毛细管电泳是一种现代自分离技术，在电场力的作用下、分离技术的引导下，蛋白以不同的迁移速度进行自分离。血红蛋白变异体是目前临床实验室评估HbA1c准确性的最大影响因素。目前已报道血红蛋白有超过一千种变异体[11]。血红蛋白变异体对糖化血红蛋白测定的影响取决于测定方法的特异性。检验工作者需要掌握血红蛋白变异体对各种方法的影响，选择合适的方法来检测HbA1c。当根据指南检测HbA1c不再适用时，应选择其他指标对糖尿病患者进行评价和判断。例如，采用血清糖化白蛋白占血清白蛋白的百分比来表示糖化白蛋白水平，去除血清白蛋白水平对检测结果的影响，可反映过去2～3周的血糖控制水平，能比HbA1c更快速、更清晰地反映血糖控制情况，更快地证实糖尿病治疗的效果[12]。因此，对于此类血红蛋白异常的患者，推荐使用糖化白蛋白等替代指标监测和评估血糖水平。

【案例总结】

1. 临床案例总结

本例患者单次FPG为5.39mmol/L，未完善口服糖耐量试验，但其异常升高的HbA1c

与其血糖水平及糖化白蛋白水平不完全相关。根据糖尿病诊断的血糖标准，不能将其诊断为糖尿病；根据糖尿病诊断的糖化血红蛋白标准，还需考虑共病情况。

2. 检验案例总结

由于Hb Takasago变异和患者HbA1c异常原因未得到充分认识，这导致无法准确地解释此异常结果。当工作中发现异常的HPLC结果时，检验人员有必要与临床医生沟通。鉴于其遗传性，必须充分认识到有效筛查异常血红蛋白病对提高人群质量的重要意义。

【专家点评】

《中国2型糖尿病防治指南》（2020年版）已将糖化血红蛋白作为糖尿病诊断标准之一，临床应充分了解糖化血红蛋白的影响因素。该文报道了由变异体导致HPLC法检测糖化血红蛋白异常增高的案例，难能可贵的是，作者发现了患者家人中也存在此变异体，提示患者家人也应注意此干扰的存在。

参 考 文 献

[1] Li Q, Xiao Y, Shah AD, et al. Visual inspection of chromatograms assists interpretation of HbA1c: A case report[J]. Diabetes Care, 2018, 41（8）: 1829-1830.

[2] Zimmet P, Alberti KG, Magliano DJ, et al. Diabetes mellitus statistics on prevalence and mortality: facts and fallacies[J]. Nat Rev Endocrinol, 2016, 12（10）: 616-622.

[3] American Diabetes Association. Classification and diagnosis of diabetes[J]. Diabetes Care, 2015, 38 Suppl: S8-S16.

[4] Rhea JM, Koch D, Ritchie J, et al. Unintended reporting of misleading HbA1c values when using assays incapable of detecting hemoglobin variants[J]. Arch Pathol Lab Med, 2013, 137（12）: 1788-1791.

[5] Li Q, Xiao Y, Shah AD, et al. Visual inspection of chromatograms assists interpretation of HbA（1c）: A case report[J]. Diabetes Care, 2018, 41（8）: 1829-1830.

[6] Marinova M, Altinier S, Caldini A, et al. Multicenter evaluation of hemoglobin A1c assay on capillary electrophoresis[J]. Clin Chim Acta, 2013, 424: 207-211.

[7] Nathan DM, Genuth S, Lachin J, et al. The effect of intensive treatment of diabetes on the development and progression of long-term complications in insulin-dependent diabetes mellitus[J]. N Engl J Med, 1993, 329（14）: 977-986.

[8] Knowler WC, Edelstein SL, Goldberg RB, et al. HbA1c as a predictor of diabetes and as an outcome in the diabetes prevention program: a randomized clinical trial[J]. Diabetes Care, 2015, 38（1）: 51-58.

[9] American Diabetes Association. Standards of medical care in diabetes—2014[J]. Diabetes Care, 2014, 37（Suppl 1）: S14-S80.

[10] Yun YM, Ji M, Ko DH, et al. Hb variants in Korea: effect on HbA1c using five routine methods[J]. Clin Chem Lab Med, 2017, 55（8）: 1234-1242.

[11] Giardine BM, Joly P, Pissard S, et al. Clinically relevant updates of the HbVar database of human hemoglobin variants and thalassemia mutations[J]. Nucleic Acids Res, 2021, 49（D1）: D1192-D1196.

[12] Freitas PAC, Ehlert LR, Camargo JL. Glycated albumin: a potential biomarker in diabetes[J]. Arch Endocrinol Metab, 2017, 61（3）: 296-304.

第三部分

甲状腺、甲状旁腺疾病

22　睡眠剥夺导致促甲状腺激素波动升高

作者：杨琴[1]、王蓓蓓[2]（胜利油田中心医院：1.检验科；2.内分泌科）

专家点评　赵连礼（胜利油田中心医院内分泌科）

【概述】

促甲状腺激素（TSH）为垂体分泌的激素，能够促进甲状腺的生长和激素分泌。TSH分泌高峰在晚上11时至凌晨4时。TSH具有重要的生理作用，近几年的研究热点证实妊娠期TSH升高与后代智力水平之间存在负相关，因此，甲状腺功能检查已成为孕前常规检查。

本案例中的患者是一位进行常规孕前检查的护理人员，结果发现其TSH呈现波动升高，最高可达7.68μIU/mL，2～3天后复查降至正常。经更换检测方法、再次复查后仍存在上述规律。在排除了其他因素后分析发现，其TSH波动与睡眠剥夺（夜班）存在密切相关。睡眠剥夺一词起源于对持续/连续工作状态导致的睡眠缺失的描述，后来逐渐发展成为一个独立的概念，具体指人因环境或自身的原因丧失了所需睡眠量的过程和状态。目前睡眠对甲状腺功能影响的研究鲜有报道。

【案例经过】

患者，女，27岁，护士。2020年8月20日于孕前检查发现TSH 6.023μIU/mL（参考范围0.35～4.94μIU/mL），FT_3、FT_4水平正常，考虑亚临床甲状腺功能减退症不除外，该患者在备孕期，依据中华医学会《妊娠和产后甲状腺疾病诊治指南》，建议给予优甲乐补充治疗，TSH水平下降后妊娠。因未测定甲状腺抗体，在首次抽血3天后对患者进行甲状腺抗体检测：甲状腺过氧化物酶抗体（TPO-Ab）0.30IU/mL，甲状腺球蛋白抗体（TG-Ab）＜0.90IU/mL，甲状腺球蛋白（Tg）5.91ng/mL，均在参考范围内，同管血复查TSH水平为3.72μIU/mL。临床医生与检验科医生进行沟通，并除外患者服用生物制剂、激素等药物。检验科医生再次对上述两管血样进行复测，结果无异议（图22-1），因此建议患者继续观察。

1个月后患者再次复查甲状腺功能三项示TSH 7.56μIU/mL，3天后复查示TSH 4.358μIU/mL，同时进行垂体磁共振、甲状腺超声检查，未见异常。在除外其他干扰因素后，综合分析几次抽血时间，其中TSH升高的两次均为下大夜班，而甲状腺功能正常的两次均为前一天上白班时抽血检查的结果。因此，在2020年11月1日再次完善内分泌激素测定，分别在白班时8：00、10：00、16：00检测皮质醇及促肾上腺皮质激素。11月4日大夜班结束日

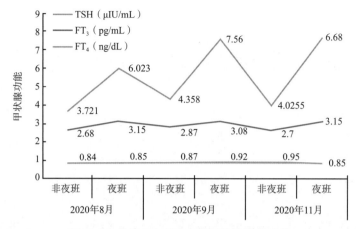

图 22-1　患者非夜班和夜班甲状腺功能比较

抽取 0：00、8：00、10：00、16：00 血样（表 22-1）。所有甲状腺功能、皮质醇及 ACTH 均采用罗氏电化学发光检测仪检测，并使用雅培电化学发光检测仪复测，结果仍呈现同样变化趋势（图 22-2）。

表 22-1　患者非夜班及夜班甲状腺功能及皮质醇、ACTH 曲线变化

指标	非夜班				夜班		
	8：00～24：00				8：00～24：00		
时间点	8：00	10：00	16：00	24：00	8：00	10：00	16：00
FT_3（pg/mL）	2.72	2.68	2.74	3.68	3.15	3.02	2.86
FT_4（ng/dL）	0.95	0.93	0.99	0.82	0.85	0.92	0.93
TSH（μIU/mL）	1.0255	3.959	4.0216	7.201	7.683	6.236	4.011
皮质醇（μg/dL）	11.625	8.283	3.471	3.125	16.258	12.226	3.687
ACTH（pg/mL）	28.92	25.41	16.55	13.48	30.32	26.53	15.42

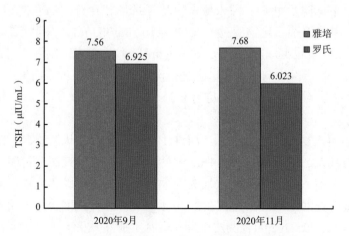

图 22-2　患者夜班时两种不同的仪器检测 TSH 的比较

雅培仪器检测 TSH 参考范围：0.35～4.94μIU/mL；罗氏仪器检测 TSH 参考范围：0.27～4.2μIU/mL

【案例分析】

1. 临床案例分析

亚临床甲状腺功能减退缺乏明显的临床症状，其诊断更多地依据辅助检查。流行病学研究显示，亚临床甲状腺功能减退的患病率为4%～20%[1]。而在日常门诊接诊工作中，医生在开具甲状腺功能检验时并不常规进行睡眠状态的询问。本病例为青年女性，无怕冷、乏力、心慌、食欲减退、便秘等症状，行常规孕前检测发现TSH升高，且高于妊娠参考范围上限。因备孕进一步完善甲状腺抗体检测时进行甲状腺功能复测发现了TSH的波动性变化。

TSH是垂体分泌的激素，TSH的分泌主要受下丘脑激素中促甲状腺激素释放激素（TRH）的刺激和甲状腺素的反馈抑制，皮质醇也可以通过调节促甲状腺激素细胞上的TRH受体影响TSH分泌，白细胞介素-1（IL-1）、肿瘤坏死因子-α（TNF-α）也对其分泌有一定的调控作用，另外，生理性的因素如年龄、性别、日节律、应激、禁食等通过作用于中枢神经系统调节下丘脑激素量，以调节TSH分泌的多种神经递质，包括多巴胺、内源性阿片肽和神经肽等。睡眠剥夺是一种典型的内源性应激源，机体对内源性应激源的作用主要通过下丘脑-垂体-肾上腺皮质系统分泌的应激激素来调节并完成对应激的适应。

本研究是针对护理人员进行的。吉林大学白求恩第一医院医务人员体检数据显示，在1278名医院职工中，甲状腺激素FT_3、FT_4水平正常，仅TSH升高的检出率最高，为9.47%[2]。解放军63600部队医院医务人员甲状腺功能检测结果显示，亚临床甲状腺功能减退症的患病率为17.85%，其中女性高于男性（$P < 0.05$），护士高于医生（$P < 0.05$）[3]。此外，多家医院均对医务人员进行甲状腺功能的检测，亚临床甲状腺功能减退症的患病率均在10%左右[4, 5]，但这些研究中对于受试者睡眠采集状态未做描述。

2. 检验案例分析

TSH主要是由腺垂体嗜碱性细胞分泌的一种糖蛋白激素，其生理功能是刺激甲状腺的发育，合成和分泌甲状腺激素；TSH是临床上诊断原发性甲状腺功能减退的最灵敏指标，对甲状腺功能紊乱及病变部位的诊断有很大价值。样本要求：血清0.4mL、冷藏（2～8℃）。TSH呈脉冲式释放，在人体每2～6h释放1次，TSH的分泌还具有昼夜节律性，夜间TSH脉冲分泌的频率减小，振幅增高，所以夜间TSH的分泌多于白天。研究显示，晚11：00至凌晨4：00 TSH的分泌最为活跃，上午9：00至12：00分泌最少。甲状腺功能亢进、Cushing综合征、抑郁症等均可损害患者的昼夜节律。常见的TSH升高性疾病或因素包括：①原发性甲状腺功能减退症；②亚急性甲状腺炎、破坏性甲状腺炎修复期；③正常甲状腺功能病态综合征（ESS）恢复期；④TSH分泌瘤；⑤甲状腺激素抵抗综合征等。在本案例中，TSH的测定方法、室间及室内质控均符合要求，检验医师对甲状腺功能测定的常见干扰因素进行排除，发现疑问后主动与临床医师进行沟通，最终确定为睡眠状态改变导致的TSH水平波动性变化。

【知识拓展】

随着检验手段的进步，TSH对于甲状腺疾病诊断的敏感性及特异性均较高，但是仍需要排除其他原因导致的TSH升高，主要包括：①自身抗体的存在可导致假阳性率升高；②低T_3综合征的恢复期，TSH水平可有一定程度的升高；③肾功能不全状态，研究表明，10.5%的慢性终末期肾病患者伴有TSH的升高；④环境因素，如长时间暴露于寒冷环境；⑤糖皮质激素缺乏等因素。

本案例对患者的皮质醇等指标进行了测定，皮质醇是人体应激时发生重要变化的激素。张亚晶等[6]进行研究，对60只睡眠剥夺SD大鼠测定ACTH、TSH、皮质醇的变化。研究显示，ACTH在睡眠剥夺3天时达到高峰，TSH在睡眠剥夺5天时达到高峰，皮质醇亦在睡眠剥夺5天时达到高峰。之后逐渐降低。这表明，睡眠剥夺造成的应激性刺激，能够激活下丘脑-垂体-肾上腺皮质轴，并刺激相关激素分泌，且随着剥夺程度及时间的变化，分泌水平呈波动性变化。董作亮[7]等将30只Wistar大鼠进行连续6天的睡眠剥夺，检测甲状腺功能水平，结果显示，睡眠剥夺组大鼠TT_3水平明显升高，TT_4、FT_4水平明显降低，但TSH、TPO-Ab、TG-Ab水平无明显变化。这可能与研究者未能进行连续抽血检测上述激素水平的变化，而TSH等激素水平在睡眠剥夺6天后已逐渐回落至正常水平相关。

亚临床甲状腺功能减退症有其年龄及性别发病规律。世界报道的患病率为4%～20%，中国报道的患病率为0.9%～20.1%[8-10]。聂鑫等[11]对四川大学华西医院体检结果分析发现四川成都亚临床甲状腺功能减退症的患病率为15.7%，而在山东40岁以上社区人群的患病率为7.4%[12]，泉州地区报道的患病率为3.9%[13]，3个地区的患病率差别较大，除了常规碘营养状态对甲状腺功能的影响外，不同地区夜生活状态及采血前的睡眠状态对甲状腺功能的影响仍需要进一步研究。

【案例总结】

1. 临床案例总结

本案例患者为一名育龄期女性，为甲状腺疾病高发人群。甲状腺功能测定中发现TSH呈现波动性升高，经完善相关辅助检查并排除常见影响因素后，确定为睡眠剥夺造成的TSH升高。2013年欧洲甲状腺协会（ETA）指南建议，对TSH升高的研究需要进行反复检测以建立可靠的诊断，最好是在一天的同一时间抽取血液，以建立血清TSH的代表性基线，将其概念化为个人的"TSH设定值"。结合本案例及指南建议，笔者所在团队已开展睡眠剥夺人群及非夜班人群甲状腺功能与形态的前瞻性队列研究，以进一步研究睡眠状态对甲状腺功能变化的影响。

2. 检验案例总结

通过本案例提示在进行内分泌激素测定时，如果结果存在异常，需要对检测过程进行分析，必要时进行室间质控，如已排除由检验方法造成的结果异议，需结合临床人员对患者的生活方式、临床表现等多方面的询问结果，并结合激素的分泌特征及时限合理安排抽血时间，以减少相关因素对结果的影响。

【专家点评】

该病例体现了在临床中发现问题，经过检验医生与临床医生多方沟通，抽丝剥茧，确定病因的过程，是一个很好的临床案例，也提示在临床工作中如果发现不能解释的检验结果，需要与其他科室进行多方面的沟通协作。

参 考 文 献

[1] Lang X, Hou X, Shang GF, et al. Prevalence and clinical correlates of subclinical hypothyroidism in first-episoderug-native patients with major depressive disorder in a large sample of Chinese[J]. J Affect Disord, 2020, 263: 507-515.

[2] 杨馥宁，赵滨，王胜，等. 医务人员体检人群甲状腺功能筛查结果分析[J]. 中国实验诊断学, 2017, 21（4）: 665-668.

[3] 丁伟，严乃富，周洋. 某院医务人员甲状腺功能检测结果分析[J]. 医学信息, 2019, 32（19）: 127-129.

[4] 张绍果，张洪君，王群，等. 我国医护人员甲状腺疾病现况研究进展[J]. 护理研究, 2015, 29（28）: 3473-3475.

[5] 邵凤. 某基层医院医务人员甲状腺功能指标分析[J]. 检验医学, 2016, 31（3）: 240-242.

[6] 张亚晶，卢才义，高磊. 睡眠剥夺对大鼠血清促肾上腺皮质激素、促甲状腺激素及皮质醇的影响[J]. 中华老年多器官疾病杂志, 2009, 8（1）: 61-64.

[7] 董作亮，谭丽，褚晨晨，等. 连续6天睡眠剥夺对大鼠甲状腺功能及抗甲状腺抗体影响的研究[J]. 国际内分泌代谢杂志, 2014, 34(4):225-228.

[8] Tan L, Sang Z, Shen J, et al. Prevalence of thyroid dysfunction with adequate and excessive iodine intake in Hebei province, People's Republication of China[J]. Pubulic Health Nutr, 2015, 18（9）: 1692-1697.

[9] Teng X, Shan Z, Chen Y, et al. More than adequate–iodine intake may increase subclinical hypothyroiditis: across-sectional study based on two Chinese communities with different iodine intake levels[J]. Euro J Endocrinol, 2011, 164（6）: 943-950.

[10] Du Y, Gao Y, Meng FF, et al. Iodine deficiency and excess coexist in China and induce thyroid dysfunction and disease: across-sectional study[J]. PLoS One, 2014, 9（11）: e111937.

[11] 聂鑫，李科成，丁霏，等. 四川成都地区成年人亚临床甲状腺功能减退症患病率调查及其尿碘水平分析[J]. 国际检验医学杂志, 2020, 41（6）: 721-723.

[12] 孙宇，梁凯，马泽强，等. 山东省40岁以上社区人群亚临床甲状腺功能减退的流行病学研究[J]. 中华内分泌代谢杂志, 2014, 30（7）: 601-603.

[13] 周竟雄，李鲁宏，张子平，等. 泉州市沿海地区亚临床甲状腺功能减退症的调查分析[J]. 福建医科大学学报, 2015, 49（2）: 101-104.

23　原发性甲状腺功能亢进

作者：曲业敏[1]，张玉盼[2]（威海市立医院：1. 中心实验室；2. 内分泌科）

点评专家：杨亚超（威海市立医院内分泌科）

【概述】

　　高钙血症是血钙高于正常的一种常见电解质紊乱，原发性甲状旁腺功能亢进和恶性肿瘤是高钙血症最常见的原因。原发性甲状旁腺功能亢进引起的高钙血症患者常以局部骨骼症状就诊，在临床工作中，遇到全身性、多发性无明显特征性骨质异常改变患者时，应紧密结合实验室检查结果，做出准确诊断，及早对症治疗。

【案例经过】

　　患者，男，60岁。自2020年2月无诱因出现双肩、肘、腕关节疼痛，逐渐加重，伴晨僵。2020年9月因上述症状加重就诊于笔者所在医院。门诊查血相关指标：钙4.33mmol/L（参考范围：2.10～2.55mmol/L），磷0.58mmol/L（参考范围：0.81～1.45mmol/L），门诊以"高钙危象"收入院。入院后查甲状旁腺激素（PTH）174pg/mL（参考范围：12～65pg/mL），24h尿钙12.39mmol/24h（参考范围：2.5～7.5mmol/24h），24h尿磷7.14mmol（参考范围：16.1～42.0mmol）。甲状旁腺局部及全身肿瘤显像（MIBI）未见异常，病灶位置不明确，患者拒绝做手术探查。给予对症降钙治疗，效果不理想，结果见表23-1。

表23-1　患者的血钙检测结果

项目	2020年9月7日	2020年9月13日	2020年9月17日	2020年10月13日	2020年10月19日
血钙（mmol/L）	4.33	3.12	3.20	4.25	3.41

【案例分析】

1. 临床案例分析

　　该患者为老年男性，隐匿起病。临床表现：2020年2月周身骨痛，双肩、肘、腕关节疼痛，进行性加重，伴晨僵，2020年7月开始出现腰部疼痛、乏力、嗜睡、食欲缺乏、便秘等，伴体重快速下降。辅助检查：血钙升高，血磷降低，甲状旁腺激素升高，同时24h尿钙增高。肿瘤标志物、碱性磷酸酶及降钙素未见异常。泌尿系彩超未见结石。甲状旁腺MIBI未见异常。垂体磁共振检查未见明显占位性病变，CT结果显示胃小弯侧可疑龛影。

全身骨显像未见明显异常。甲状腺+甲状旁腺彩超：甲状腺腺体内探及多个结节，边界清，形状规则；双侧甲状旁腺区未见明显异常回声，见图23-1。2020年10月行 ^{18}F-FDG PET-CT未能明确病灶，^{18}F-FDG是一种非特异性显像剂，在葡萄糖转运体高表达的细胞如大部分癌细胞、炎症细胞等中的摄取量增加，与周围正常细胞有显著差异。但在一些良性肿瘤中，由于其分化与正常细胞差异较小，葡萄糖转运体表达差异不大，故

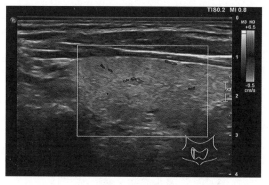

图23-1　患者的甲状腺及甲状旁腺彩超结果

^{18}F-FDG的摄取没有差异或差异很小，这可能是甲状旁腺瘤在 ^{18}F-FDG PET-CT 显像阴性的原因，也可能与病灶范围小有关。甲状旁腺瘤与周围正常甲状旁腺组织相比，其细胞膜生物合成更为活跃，故摄取 ^{11}C-胆碱较正常甲状旁腺组织增多。1个月后患者复查 ^{11}C-胆碱PET-CT，提示甲状腺右叶中部后方代谢稍高灶，不除外功能亢进的甲状旁腺组织可能。MEN 筛查（－）。

患者的临床表现和辅助检查结果提示原发性甲状旁腺功能亢进症，且PTH进行性升高，对症降钙治疗数月效果不佳。

2. 检验案例分析

当血钙检查结果升高时，实验室立即核对当日室内质控，核查仪器状态，并重新抽血复查，结果一致，将危急值通知临床医生，随后患者以高钙血症收住入院。

实验室完善相关激素检查，均无异常，垂体磁共振检查未见明显占位性病变，排除内分泌瘤可能。维生素D检测结果正常，排除维生素D中毒引起的高钙血症。碱性磷酸酶正常、发射型计算机断层成像（ECT）未见异常可排除骨肿瘤等引起的高钙血症。CT提示胃小弯侧可疑龛影，为明确病因，实验室检测了相关肿瘤标志物，结果均正常。同时PET-CT的检测结果也未见异常提示。动态监测血清钙及PTH时，发现PTH短暂下降后又持续增长，提示原发性甲状旁腺亢进引起的高钙血症。最终患者经甲状旁腺探查切除，术后病理结果显示甲状旁腺组织增生，最终印证了实验室检查结果，高钙血症由原发性甲状旁腺功能亢进引起。不同时间患者的PTH检测结果见表23-2。

表23-2　不同时间患者的PTH检测结果

项目	2020年9月7日	2020年9月11日	2020年9月13日	2020年10月14日	2020年10月20日	2020年11月25日
PTH（pg/mL）	174	131	123	246	260	278.8

【知识拓展】

甲状旁腺疾病和恶性肿瘤引起的高钙血症约占90%[1]。辅助检查发现血钙异常增高应

及时常规检测 PTH，以排除是否合并原发性甲状旁腺功能亢进。高钙血症可以出现在肺癌、肾癌和乳腺癌中，也可以是恶性肿瘤的伴随特征。研究发现，肿瘤来源的甲状旁腺激素相关蛋白，可导致恶性肿瘤体液性高钙血症[2]。

原发性甲状旁腺功能亢进在我国的发病率较低，在临床工作中，医生要开阔思路，紧密结合实验室检查结果，才能准确做出诊断，及早对症治疗，减少患者痛苦。

【案例总结】

1. 检验案例总结

检验人员在工作中，遇到泌尿系结石、骨骼系统疾病的患者血钙异常升高，应建议临床加查PTH以排除甲状旁腺功能亢进。同时提示临床医生关注患者有无患肿瘤的风险，争取早诊早治。检验人员应加强与临床医生的沟通，在疾病的诊断与鉴别诊断中为临床医生提供更多的专业建议，更好地为患者服务。

2. 临床案例总结

高钙血症通常与甲状旁腺疾病、恶性肿瘤、肾衰竭、维生素相关的疾病等有关。本例患者完善了肿瘤标志物、全身PET-CT检查，未能发现明确的肿瘤病灶，可排除肿瘤相关高钙血症。维生素D中毒引起高血钙者表现为PTH降低甚至测不到，而此患者维生素D检测结果正常，PTH 明显升高，因此可排除。在高钙血症的诊断过程中，PTH检测是鉴别高血钙的最好方法[3]。甲状旁腺亢进引起的高钙血症，高钙、低磷、PTH升高，结合影像学检查证实甲状旁腺增大，诊断成立。切除病变的甲状旁腺组织是唯一有效的治疗方法，可取得95%～98%的治愈率[4]。

根据实验室结果考虑甲状旁腺功能亢进症，但病灶位置不明确。最后患者经手术探查，明确了诊断，获得了治愈。本案例中实验室的检测结果起了决定性作用，一开始的高血钙结果为临床的诊治指明了方向，后续的检测又排除了其他可能的疾病。

【专家点评】

患者有骨痛、乏力、嗜睡、食欲缺乏、便秘等症状，相关检查提示高钙血症，伴PTH进行性升高，完善其他检查后排除肾病、肿瘤、维生素D中毒等其他高血钙原因，功能诊断明确，考虑甲状旁腺功能亢进症，但病灶定位不明确，影像学检查结果不支持。后患者于协和医院就诊，行手术探查后最终得到明确诊断。整个案例诊断思路清晰、分析严谨，系统展示了检验为临床诊治工作的全过程。

参 考 文 献

[1] 储呈玉, 王红鹰, 邹强. 高钙血症鉴别诊断及外科治疗评价[J]. 中国实用外科杂志, 2014, 34（4）: 320-323.

[2] Dsans C, Wigmore S, Paterson-Brown S, et al. Serum parathyroid hormone-related peptide is associated with systemic inflammation and adverse prognosis in gastroesophageal carcinoma[J]. Cancer, 2005, 103（9）: 1810-1818.

[3] 张爽, 代文杰. 原发性甲状旁腺功能亢进术中甲状旁腺激素检测的应用和进展[J]. 临床外科杂志, 2018, 26（6）: 469-471.

[4] 王深明, 李晓曦, 常光其, 等. 原发性甲状旁腺功能亢进症的外科治疗[J]. 中华外科杂志, 2004, 9: 532-535.

24　2型糖尿病伴亚临床甲状腺功能减退和成骨不全症

作者：唐伟[1]，刘妮娜[2]（安徽医科大学第二附属医院：1. 检验科；2. 内分泌科）

点评专家：姚杰（安徽医科大学第二附属医院检验科）

【概述】

2015～2017年，我国糖尿病流行病学调查结果显示，18岁及以上人群糖尿病患病率为11.2%，男性（12.1%）高于女性（10.3%）。糖尿病人群中2型糖尿病（T2DM）占90%以上[1]。亚临床甲状腺功能减退症是指血清促甲状腺激素（TSH）水平升高，同时血清游离甲状腺素（FT4）水平正常，发病率为3%～15%[2]。成骨不全症又称脆骨病或脆骨-蓝巩膜-耳聋综合征，是一种临床上罕见的单基因遗传性骨病，在新生儿中发病率为（3～10）/100 000[3]。目前，T2DM的病因和发病机制尚不明确，与其他内分泌系统疾病关系密切。因而，当合并其他内分泌系统疾病时，正确的临床诊疗思路和完善的实验室检测对T2DM患者尤为重要。

【案例经过】

患者，女，31岁，孕21周。近期出现口干、多饮、多尿，视物模糊，双手指麻木，偶有抽筋。为求进一步诊治来笔者所在医院就诊。查体：身高130cm，体重60kg，体形偏胖，腹部膨隆，四肢弯曲，胸廓凹陷，可见蓝色巩膜。心率109次/分，血压125/69mmHg，呼吸频率20次/分。既往史：2年前确诊T2DM，先后以二甲双胍、吡格列酮等治疗。1岁时，出现骨骼发育障碍、易骨折，于北京协和医院确诊为先天性成骨不全症，长期口服骨化三醇（0.25μg，bid）和应用维D钙咀嚼片（300mg，tid）。既往有亚临床甲状腺功能减退症病史，行左甲状腺素钠替代治疗。2021年1月于湘雅医院进行试管人工妊娠。2个月前服用二甲双胍后出现低血糖反应，不适，遂停用。家族史：父亲患有糖尿病。入院检查结果：血常规显示白细胞计数为10.37×10⁹/L（↑），中性粒细胞百分比为66.7%，淋巴细胞百分比为24.0%，红细胞计数为3.87×10¹²/L，血小板计数为253×10⁹/L。甲状腺功能检测结果显示血清游离三碘甲腺原氨酸（FT3）4.85pmol/L，血清游离甲状腺素（FT4）11.37pmol/L（↓），TSH 1.49mIU/L。生化检查结果：随机血糖7.79mmol/L，空腹血糖5.61mmol/L，餐后1h血糖13.47mmol/L，餐后2h血糖11.83mmol/L。

胰岛素释放试验：空腹胰岛素（FINS）110.70pmol/L，餐后0.5h胰岛素582.40pmol/L，餐后1h胰岛素758.70pmol/L，餐后2h胰岛素1189.00pmol/L，餐后3h胰岛素883.60pmol/L。临床初步诊断：①T2DM；②妊娠状态；③亚临床甲状腺功能减退症；④先天性成骨不全症。主要治疗措施和转归：给予门冬胰岛素皮下泵控制血糖，并予以左甲状腺素钠、钙剂和骨化三醇控制合并症。治疗后，血糖控制达标，合并症病情稳定。

【案例分析】

1. 临床案例分析

该病例既往有亚临床甲状腺功能减退症、先天性成骨不全症和T2DM史。现因二甲双胍不耐受，停用后血糖控制不佳，出现口干、多饮、多尿等症状，入院治疗。针对血清FT$_4$水平仍稍低，继续给予左甲状腺素钠替代治疗。针对先天性成骨不全症，尚无治愈方法，治疗以减轻病症为主，给予钙剂和骨化三醇，预防骨折。

糖尿病患者孕期降糖药物的选择有限，口服药仅有二甲双胍可选，且需在胰岛素的基础上联合应用[1]。该患者因二甲双胍引起低血糖不适反应，已停用二甲双胍。给予门冬胰岛素联合地特胰岛素四针方案控制血糖，然而效果不佳，血糖控制不达标。

实验室胰岛素释放试验显示，胰岛素高峰推迟，胰岛素抵抗明显，符合T2DM表现。为促使血糖尽快达标，遂改用门冬胰岛素皮下泵。该泵在微电脑调控下模拟胰岛B细胞脉冲式的生理性基础胰岛素分泌和进餐时胰岛素快速大量分泌模式，可改善第一时相胰岛素分泌，有助于B细胞功能恢复，减轻胰岛素抵抗，解除高糖毒性[4]。

经门冬胰岛素皮下泵及左甲状腺素钠、钙剂和骨化三醇治疗，患者血糖控制达标，合并症病情稳定。

2. 检验案例分析

胰岛素释放试验（电化学发光法，参考范围17.8～173.0pmol/L）显示：胰岛素高峰推迟，1h胰岛素水平明显低于2h胰岛素水平，反映该病例存在胰岛素抵抗，见图24-1。

葡萄糖胰岛素钳夹技术是评价胰岛素抵抗的金标准，然而需要特殊仪器设备，仪器昂贵、操作复杂且费时限制了其临床应用。以空腹血糖（FPG）和FINS为基础建立的稳态模型胰岛素抵抗指数（HOMA-IRI）与葡萄糖胰岛素钳夹技术的结果相关性良

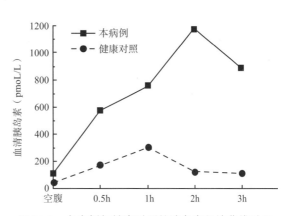

图24-1　本病例与健康对照的胰岛素释放曲线对比

好，评估简便。HOMA-IRI计算公式：HOMA-IRI＝FPG（mmol/L）×FINS（pmol/L）×0.144 / 22.5。健康人HOMA-IRI约为1.0，明显胰岛素抵抗者HOMA-IRI＞3.0。该病例HOMA-IRI为3.97，胰岛素抵抗明显。

临床治疗以门冬胰岛素皮下泵代替门冬胰岛素联合地特胰岛素四针方案控制血糖，患者血糖控制逐步达标，见表24-1、表24-2。

表24-1　动态血糖监测日趋势（门冬胰岛素皮下泵方案）

监测日时间	血糖平均值（mmol/L）
00：00～02：00	4.9
02：00～04：00	5.1
04：00～06：00	5.2
06：00～08：00	7.0
08：00～10：00	7.0
10：00～12：00	5.9
12：00～14：00	7.3
14：00～16：00	6.7
16：00～18：00	6.8
18：00～20：00	6.8
20：00～22：00	6.5
22：00～00：00	5.7
合计	6.3

注：预估糖化血红蛋白为5.6%。

表24-2　动态血糖监测汇总（门冬胰岛素皮下泵方案）

时间（年/月/日）	血糖平均值（mmol/L）	目标范围内的时间占比（%）	低于目标范围的时间占比（%）	高于目标范围的时间占比（%）
2021/06/06	7.1	96	0	4
2021/06/07	7.0	95	1	4
2021/06/08	7.9	78	0	22
2021/06/09	6.9	96	0	4
2021/06/10	6.7	89	6	5
2021/06/11	5.8	98	2	0
2021/06/12	5.7	98	2	0
2021/06/13	5.8	96	1	3
2021/06/14	5.6	99	1	0
2021/06/15	6.3	95	0	5
2021/06/16	4.9	84	16	0
2021/06/17	4.8	68	32	0
合计	6.3	92	4	4

【知识拓展】

亚临床甲状腺功能减退症是妊娠期妇女常见内分泌疾病，可影响胎儿神经细胞轴突、树突、髓鞘和胶质细胞生长，阻碍脑神经发育。此外，亚临床甲状腺功能减退症与T2DM关系密切。亚临床甲状腺功能减退症导致葡萄糖氧化和糖原合成的速率降低，外周组织中对葡萄糖的利用减缓，血中胰岛素水平增加、清除率减低，加剧胰岛素抵抗。反之，T2DM患者血糖控制不达标也会削弱亚临床甲状腺功能减退症替代治疗的疗效[5]。因此，对于该病例而言，二者应该有效兼治。

先天性成骨不全症是一种罕见病，由Ⅰ型胶原编码基因及其代谢相关基因突变导致不能正常成骨、骨小梁细小、钙化不全，引起骨质疏松、软化、脆性增加，易引起自发、反复、多发骨折，骨折多为青枝型，常致肢体弯曲或成角、身材矮小、脊柱侧凸、骨盆扁平等。此外，巩膜变薄、透明度增加，表现为蓝巩膜；听骨硬化，进行性耳聋；牙齿发育不良、灰黄，切齿变薄、切缘有缺损；肌腱及韧带的胶原组织发育障碍，关节畸形、不稳定。该病例因胰岛素抵抗导致的高血糖和胰岛素水平升高，会使骨细胞生成减少[6]，从而加剧骨质疏松。虽然当前成骨不全症的治疗只能以减轻病症为主，但是控制血糖有益于稳定该病例的成骨不全症。

T2DM主要表现为胰岛素抵抗和（或）胰岛B细胞功能减退。胰岛素抵抗是T2DM的主要病因之一。目前，葡萄糖胰岛素钳夹技术是评价胰岛素抵抗的金标准，但是由于实验条件限制，很少在临床应用。胰岛素释放试验和HOMA-IRI，与葡萄糖胰岛素钳夹技术的结果相关性良好，而且评估简便、高效、易行。

采用外源性胰岛素治疗时血糖常有波动，这与治疗方案、注射方法等诸多因素有关。多次皮下注射与皮下泵注是胰岛素治疗糖尿病的常用方案。与多次皮下注射相比，皮下泵注具有可控性、连续性和平稳性的优势，能够精确地模拟人体生理胰岛素分泌，血糖控制效果更好，有助于B细胞功能恢复，减轻胰岛素抵抗。然而，皮下泵注的治疗费用高，所以应该根据实际情况进行选择。该病例有多种合并症，对门冬胰岛素联合地特胰岛素四针控糖方案效果不佳，而且对胰岛素抵抗明显。此时，胰岛素皮下泵注的优势凸显。

【案例总结】

1. 临床案例总结

此案例中，针对亚临床甲状腺功能减退症，给予左甲状腺素钠替代治疗；针对先天性成骨不全症，给予钙剂和骨化三醇，预防骨折；针对T2DM，由于患者孕期降糖药物的选择有限且二甲双胍不耐受，初步实施门冬胰岛素联合地特胰岛素四针方案，然而效果不佳。结合实验室胰岛素释放试验和HOMA-IRI，判断患者胰岛素抵抗明显。考虑到皮下泵注具有可控性、连续性和平稳性的优势，能够精确地模拟人体生理胰岛素分泌，遂改用门冬胰岛素皮下泵注。之后，患者血糖控制逐步达标。

2. 检验案例总结

胰岛素释放试验显示胰岛素高峰推迟，反映患者存在胰岛素抵抗。当前，评价胰岛素抵抗的"金标准"是葡萄糖胰岛素钳夹技术，然而该技术在临床实验室应用受限。以FPG

和FINS为基础建立的HOMA-IRI不仅与金标准方法具有很好的相关性，而且计算简单、结果评估便捷。健康人的HOMA-IRI参考值约为1.0，大于3.0反映胰岛素抵抗明显。该患者的HOMA-IRI为3.97。

在日常工作中，除了保质保量地及时完成检测工作之外，还应当密切联系临床，深挖"检验数据"的本质，如此才能为临床提供有价值的"诊疗信息"并最终服务患者。

【专家点评】

该案例患者病情复杂，为T2DM合并亚临床甲状腺功能减退症和先天性成骨不全症的妊娠患者。该案例中通过各种实验室检查和既往病史，详细阐述了T2DM、亚临床甲状腺功能减退症和先天性成骨不全症的临床表现、实验室特征、治疗策略及这几种疾病之间的相互影响。整个案例诊疗思路清晰，内容详尽，数据翔实，分析全面，凸显了实验室检查在此类合并症诊疗中的重要价值，提示检验要密切联系临床，将"检验数据"转化为"临床诊疗信息"，实现检验与临床思维的统一。

参 考 文 献

[1] 中华医学会糖尿病学分会. 中国2型糖尿病防治指南（2020年版）[J]. 中华内分泌代谢杂志, 2021, 37（4）: 311-398.

[2] Peeters RP. Subclinical hypothyroidism[J]. N Engl J Med, 2017, 376（26）: 2556-2565.

[3] Marini JC, Forlino A, Bächinger HP, et al. Osteogenesis imperfecta[J]. Nat Rev Dis Primers, 2017, 3: 17052.

[4] 李慧卉. 不同胰岛素强化降糖治疗方案的临床疗效观察[J]. 中国处方药, 2019, 17（5）: 78-79.

[5] Biondi B, Kahaly GJ, Robertson RP. Thyroid dysfunction and diabetes mellitus: two closely associated disorders[J]. Endocr Rev, 2019, 40（3）: 789-824.

[6] 刘帼静, 呼晓雷, 何发忠, 等. 2型糖尿病骨质疏松研究进展[J]. 中国药理学通报, 2016, 32（10）: 1333-1336.

25　自身免疫性多内分泌腺病综合征合并胸腺瘤及GAD介导的边缘性脑炎

作者：洪巧珍[1]、徐忠森[2]（衢州市柯城区人民医院：1.检验科；2.内分泌科）

点评专家：祝进[1]、李成江[2]（1.衢州市人民医院/温州医科大学附属衢州医院检验科；

2.浙江大学医学院附属第一医院内分泌科）

【概述】

内分泌疾病与自身免疫性疾病有着密不可分的联系。我国内分泌学奠基人——朱宪彝教授最早提出了免疫内分泌的概念。检验医师在内分泌疾病和自身免疫性疾病的诊治过程中起着至关重要的作用。本文报道了1例累及甲状腺、胸腺、胰岛B细胞和中枢神经系统的自身免疫性疾病病例，在临床医师和检验医师缜密的诊疗思维指导下，对患者进行了血液和脑脊液的自身免疫性抗体、中毒代谢性脑病、中枢神经系统脱髓鞘疾病、桥本脑病和寡克隆蛋白电泳等相关检查，最后确诊为自身免疫性多内分泌腺病综合征Ⅲ型［1型糖尿病（T1DM）、Graves病］、胸腺瘤、自身免疫性边缘性脑炎[谷氨酸脱羧酶（GAD）介导]，该类疾病临床罕见。

【案例经过】

患者，女，42岁。因"心悸、口干、多饮2.5年，抽搐后1周"于2018年11月3日入院。患者于2016年4月16日出现心悸、左上睑下垂。外院检查示甲状腺功能亢进，结合甲状腺彩超和甲状腺ECT检查，临床诊断为Graves病。同时胸部CT示前上纵隔肿块（33mm×18mm），考虑胸腺瘤。予以甲巯咪唑、溴吡斯的明治疗。2个月后复查胸部CT示胸腺瘤消失。2016年6月22日因口干、多饮、多食伴体重下降及视物模糊就诊，随机血糖为20mmol/L，以"糖尿病"入院治疗，入院后给予胰岛素强化治疗。住院过程中出现1次四肢抽搐，双眼上翻，口吐白沫，意识丧失，即刻血糖为9.7mmol/L，5～6min后抽搐停止，意识缓慢转清。查脑电图提示轻度异常、左侧头前部偏胜伴可疑尖波插入。头颅磁共振：右侧海马旁颞角较左侧扩大，两侧侧脑室后角旁少许缺血性改变。血糖稳定后出院，出院诊断：糖尿病[首先考虑1型糖尿病（T1DM）]、Graves病、抽搐待查（考虑癫痫）、眼睑下垂（考虑重症肌无力）。2018年10月27日夜间再次出现四肢抽搐1次，性状与前次类似，当时家属测手指末梢血糖9.8mmol/L。查24h脑电图提示中度异常，左侧略偏胜，左侧痫样放电。既往有隆胸手术病史，剖宫产1次。家族史：无殊。体检：BMI 20.7kg/m²，神志清楚，精神可，左侧眼球稍突出。双手无震颤。甲状腺无明显肿大，未闻及血管杂音。颜面部无水肿，双肺呼吸音清，未及干湿啰音，心律齐，未及病理性杂音，腹软，无压痛及反跳痛，双下肢无水肿，足背动脉搏动正常；神经系统未引出病理反射。

【案例分析】

1. 临床案例分析

患者初治时外院查甲状腺功能升高，结合甲状腺彩超和甲状腺ECT检查，临床诊断Graves病明确。经过2个月抗甲状腺药物治疗，胸腺瘤消失，但出现血糖急剧升高，伴有酮症酸中毒，胰岛功能丧失，谷氨酸脱羧酶（GAD）抗体阳性，符合T1DM、糖尿病酮症酸中毒诊断标准。在外院住院过程中发生癫痫，经过血糖监测，排除了低血糖。但对脑电图和头颅磁共振检查异常未引起重视。第2次癫痫发作后来笔者所在医院治疗，排除了低血糖、细菌性脑炎、病毒性脑炎、中毒性脑炎、桥本脑病、中枢系统脱髓鞘疾病，最后诊断为自身免疫性多内分泌腺病综合征（APS）Ⅲ型（T1DM、Graves病）、自身免疫性边缘性脑炎（GAD介导）、胸腺瘤。

2. 检验案例分析

本次入院时血常规和粪便常规结果正常；尿常规，葡萄糖 ++↑、酮体阴性、白细胞阴性；生化检验，肝肾功能、电解质均正常；甲状腺功能正常，甲状腺过氧化物酶抗体 >1300.0 kIU/L↑、甲状腺球蛋白抗体 > 500.0kIU/L↑；女性肿瘤标志物7项均正常；抗核抗体阴性；IgG4阴性；抗谷氨酸脱羧酶抗体 19.58IU/mL↑、胰岛素自身抗体阴性、抗胰岛细胞抗体阴性；血液自身免疫性脑炎系列抗体、脱髓鞘疾病系列抗体均阴性，寡克隆区带阴性。胰岛素、C肽释放试验结果详见表25-1。脑脊液检查：外观透明、清晰，有核细胞计数1个/μL、脑脊液总蛋白测定257.0mg/L、腺苷脱氨酶3U/L、氯127.3mmol/L、葡萄糖6.83mmol/L、乳酸脱氢酶17U/L、甲状腺过氧化物酶抗体 < 5kIU/L、甲状腺球蛋白抗体 < 10kIU/L、谷氨酸脱羧酶抗体1577.66IU/mL↑↑↑↑，其余自身免疫性脑炎系列抗体、脱髓鞘疾病系列抗体均阴性，寡克隆区带阴性。

表25-1 胰岛素、C肽释放试验结果

时间（h）	血糖（mmol/L）	胰岛素（pmol/L）	C肽（μg/L）
0	10.21	64.6	0.26
0.5	11.78	52.8	0.27
1.0	18.34	62.0	0.34
2.0	23.21	72.9	0.48
3.0	20.78	62.0	0.51

注：空腹胰岛素参考范围为20.9～174.2pmol/L；空腹C肽参考范围为0.78～1.89μg/L。

3. 临床案例分析

治疗经过：入院后予以甲巯咪唑片每次10mg，1次/日，左甲状腺素钠片每次25μg，1次/日；胰岛素泵持续输注胰岛素（赖脯胰岛素）；静脉滴注免疫球蛋白每次20g，连续5日，28d后再次静脉滴注免疫球蛋白每次10g，连续5日。第3个月时复查，脑脊液GAD＞2000IU/mL。改用甲泼尼龙静脉滴注，每次500mg，连续5日，继以甲泼尼龙静脉滴注，每次80mg，连续14日，后予泼尼松每日45mg，每日3次，每次15mg，每2周减5mg；硫唑嘌呤片50mg，每日2次，每次25mg；左乙拉西坦片500mg，每日2次，每次250mg，治疗3个月后仍有癫痫发作，复查脑脊液示GAD仍为强阳性，遂停用糖皮质激素，改用利妥昔单抗治疗，后无癫痫发作。

【知识拓展】

1. T1DM和自身免疫性甲状腺疾病（AITD）

T1DM和AITD是较为常见的自身免疫性内分泌疾病，均由器官特异性T淋巴细胞介导的针对机体内分泌组织的自身免疫攻击所致。当T1DM和AITD发生于同一个体时，称之为APS Ⅲ型[1]。本患者以典型的高甲状腺激素血症起病，检查符合AITD，继之出现典型糖尿病症状，胰岛素/C肽释放试验提示胰岛素缺乏、GAD阳性，符合APS Ⅲ型诊断。T1DM和AITD好发于同一个体，且具有家族聚集倾向，提示二者在遗传学发病机制上具有密切联系[2]。免疫调控异常是T1DM和AITD最根本的致病原因，遗传易患性也是通过免疫调控而发挥作用。因而，免疫调节是治疗T1DM和AITD的根本策略。APS合并Graves病发生甲状腺功能亢进时，需用同位素或甲巯咪唑治疗，其中^{131}I疗效较好，因为APS患者免疫反应强，药物治疗后容易复发。

2. AITD与胸腺瘤

胸腺瘤是最常见的纵隔肿瘤之一。胸腺瘤的发生往往伴随着自身免疫耐受的丢失和自身免疫性疾病的出现，故胸腺瘤与多种自身免疫性疾病相关，包括重症肌无力、系统性红斑狼疮、低丙种球蛋白血症及AITD等[3]。也有合并自身免疫性脑炎（AE）、边缘性脑炎（LE）的文献报道[4, 5]，但机制并不清楚。有意思的是Lohwasser等[6]曾报道抗甲状腺药物卡比马唑治疗Graves病合并胸腺增大，甲状腺功能正常后CT检查提示前纵隔肿物消失。本例患者经甲巯咪唑治疗2个月，也出现胸腺肿物消失的现象，可能与抗甲状腺药物对Graves病患者有较强的免疫抑制作用相关。

3. GAD介导的边缘性脑炎

APS也可累及其他非内分泌系统，累及神经系统时可引起AE。AE中一部分符合边缘性脑炎（LE）。目前，AE患病比例占脑炎病例的10%～20%，以抗N-甲基-D-天冬氨酸（NMDA）受体脑炎最常见，约占AE患者的80%，而由GAD介导的LE罕见。GAD为抑制性神经递质，是γ-氨基丁酸（GABA）合成的主要限速酶，有研究发现，GAD抗体属于T1DM的重要免疫标志物之一，且该抗体能介导边缘性脑炎，与机体出现持续性癫痫存在较强的相关性[7]。其具体作用机制尚不明确，仅有一些动物体内、体外实验发现GAD抗体能够抑制γ-氨基丁酸的释放，可能损伤神经元，干扰大脑神经递质的合成，从而引起神经性疾病的发生。GAD抗体还可引起连续重复的肌肉活动，异常的条件发射，增强前角神经元的兴奋性；还可降低小脑核中NMDA介导的一氧化氮水平，减少谷氨酸的突触数目。GAD介导的边缘性脑炎的主要临床表现包括：1型糖尿病相关症状和肌无力、精神行为异常、癫痫发作（起源于颞叶）和近记忆障碍等神经系统症状，脑电图与神经影像学表现符合边缘系统受累，脑脊液检查提示炎性改变，本例患者主要表现为癫痫发作及脑电图改变。诊断边缘性脑炎时需排除感染性疾病、代谢性与中毒性脑病、桥本脑病、中枢神经系统肿瘤、遗传性疾病、神经系统变性疾病等。GAD介导的边缘性脑炎的治疗参照自身免疫性脑炎，包括免疫治疗、对症治疗、支持治疗、康复治疗，合并肿瘤者进行切除肿瘤等抗肿瘤治疗。

【案例总结】

1. 临床案例总结

现代医学以器官进行分科和诊治的医学模式在提高专科诊治水平中起到了积极作用，但不可否认的是单纯以器官为中心的诊断思维模式不仅有碍于疾病的治疗，有时还会使研究者偏离临床研究工作的大方向。临床专科医师应具备良好的内科学基础和整合理念，临床诊断时应考虑各专业，由表及里，由此及彼，探讨疾病的内在联系，找出疾病的根源所在。自身免疫性疾病的全身表现已经突破了不同系统的界限，可以表现为多系统、多器官受累，临床表现复杂多样。APS患者内分泌系统及非内分泌系统的受累常呈序贯性，而非同时发生，临床医生在疾病诊治中应具有整体观念和科学缜密的临床思维，以患者为中心，重视患者的所有临床表现，提出诊断思路。

2. 检验案例总结

检验应与临床紧密结合，结合现代检验技术，积极开展相关检验项目，验证临床诊断，利用专业知识解读检验结果，以避免漏诊、误诊，从而使患者得到及早治疗。

【专家点评】

该病例患者初发以甲状腺功能亢进入院，继而影像学检查发现胸腺瘤，临床治疗效果良好。2个月后再次以糖尿病（首先考虑T1DM）、Graves病、抽搐待查（考虑癫痫）、眼睑下垂（考虑重症肌无力）入院，出院时癫痫原因未明确。两年后癫痫再次发作，通过解读GAD异常很好地串联了患者的临床过程，为最终诊断"APS Ⅲ型合并边缘性脑炎（GAD介导）及胸腺瘤"提供了关键证据。该病例诊治过程提示了在临床诊疗过程中应用整合医学理念的重要性。检验医师了解现代检验技术，积极开展相关检验项目，利用专业知识解读检验结果，联合临床医师使该病例最终得以确诊。同时体现了实验室诊断结果在整合医学中对临床工作具有较高的指导价值。

　　ASP Ⅲ型合并边缘性脑炎（GAD介导）及胸腺瘤临床罕见，极易误诊和漏诊。在对该病例的诊治中，临床医生很好地应用整体观念和缜密的临床思维，以患者为中心，在常见内分泌疾病表现中重视细节，把内分泌疾病与自身免疫性疾病结合起来，提出了诊断思路。检验应与临床紧密结合，结合现代检验技术，积极开展相关检验项目，最终患者得以确诊，对临床工作具有较高的指导性，具有较高的临床研究价值。

参 考 文 献

[1] 叶蕾，顾卫琼，王卫庆. 1型糖尿病和自身免疫性甲状腺疾病的遗传易患性研究进展[J]. 中华糖尿病杂志，2012，4（3）：179-181.

[2] Huber A, Menconi F, Corathers S, et al. Joint genetic susceptibility to type 1 diabetes and autoimmune thyroiditis: from epidemiology to mechanisms[J]. Endocr Rev, 2008, 29（6）: 697-725.

[3] Boyd JD, Juskevicius R. Mediastinal neoplasms in patients with Graves disease: a possible link between sustained hyperthyroidism and thymic neoplasia?[J]. Thyroid Res, 2012, 5（1）: 5.

[4] Miyazaki Y, Hirayama M, Wataanabe H, et al. Paraneoplastic encephalitis associated with myasthenia gravis and malignant thymoma[J]. J Clin Neurosci, 2012, 19（2）: 336-338.

[5] Hammoud K, Kandimala G, Warnack W, et al. Multifocal paraneoplastic cortical encephalitis associated with myasthenia gravis and thymoma[J]. Arch Neurol, 2009, 66（11）: 1407-1409.

[6] Lohwasser S, Wagner HM, Arndt H, et al. Space occupying lesion in the anterior mediastinum in a patient with Basedow disease and previously diagnosed osteosarcoma[J]. Dtsch Med Wochenschr. 1997, 122（36）: 1070-1074.

[7] 孟静伏. 探讨自身免疫性脑炎临床鉴别诊断治疗[J]. 中国保健营养，2015，25（10）：178.

26 肾源性甲状旁腺功能亢进症

作者：周廷栋[1]，郑璐[2]（安徽医科大学第二附属医院：1. 检验科；2. 普外科）

点评专家：周强（安徽医科大学第二附属医院检验科）

【概述】

慢性肾脏病（chronic kidney disease，CKD）5期发病率较高，患者经过透析及规范管理可以长期生存及工作，但长期透析可能出现皮肤瘙痒、骨痛等症状，增加患者痛苦，影响生活质量，其主要原因是继发性甲状旁腺功能亢进症（secondary hyperparathyroidism，SHPT）所致。维持性透析患者钙磷代谢紊乱、活性维生素D_3水平低下等因素持续刺激甲状旁腺过度分泌甲状旁腺激素，是CKD 5期患者SHPT主要的发病机制。本文介绍了CKD 5期患者所致SHPT，体现了完善的实验室检测和正确的临床诊疗思维在疾病诊疗中的重要价值。

【案例经过】

患者，女，39岁。20年前外院确诊为CKD 5期，原发病为慢性肾小球肾炎，规律血液透析。体格检查：体温36.6℃，心率120次/分，血压108/84mmHg，呼吸频率20次/分。实验室检查：血常规显示白细胞计数$11.77×10^9$/L↑，中性粒细胞绝对值$9.56×10^9$/L↑，血红蛋白135g/L，血小板计数$219×10^9$/L。凝血指标检测结果显示凝血酶原时间（PT）11.8s，部分凝血活酶时间（APTT）25.4s，纤维蛋白原（FIB）6.77g/L↑，D-二聚体（D-D）0.19μg/mL。生化指标检测结果显示肌酐530μmol/L↑，尿素氮20.10mmol/L↑，血清钾4.08mmol/L，血清钙2.60mmol/L↑，血清磷2.08mmol/L↑。甲状旁腺激素（PTH）995.00pg/mL↑。25-羟维生素D 12.97ng/mL（参考范围30.00～100.00ng/mL）。超声影像检查：B超示甲状腺双侧叶中上部背侧叶实性结节（考虑甲状旁腺来源可能）。诊疗经过：患者主诉维持性血液透析二十余年，CKD 5期诊断明确。自述3个月前查PTH的结果为近800pg/mL，入院查PTH的结果为995.00pg/mL，结合患者病史、入院时实验室检查结果及影像学特征，初步诊断为SHPT。

【案例分析】

1. 临床案例分析

患者有慢性肾衰竭（chronic renal failure，CRF）伴长期血液透析病史，8年前发现PTH升高（330pg/mL），内科治疗效果欠佳。此次入院行甲状旁腺超声显示甲状腺双侧叶中上部背侧叶实性结节，结合血清钙磷代谢及PTH水平初步诊断为SHPT。

针对SHPT主要有非手术和手术两种治疗方法[1]。非手术治疗：积极治疗原发病，以药物对症治疗为主。治疗药物主要包括骨化三醇和盐酸甲状旁腺激素（西那卡塞），该患者药物治疗效果不佳。手术治疗：对于符合手术指征的患者可行甲状旁腺切除术，其手术指征为经过规范的药物治疗仍不能控制的伴有高血钙、高血磷的严重SHPT（PTH＞800pg/mL），排除铝中毒，并出现下列任何一项者：①持续进展的高钙血症；②重度难治性瘙痒；③钙磷乘积明显升高并伴广泛骨外钙化；④进行性骨骼、关节疼痛，骨折或畸形；⑤肾移植后持续高钙血症；⑥钙化防御；⑦顽固性低磷血症；⑧影像学检查证实甲状旁腺明显增大[2,3]。

外科会诊医师结合病史及相关检查结果，手术指征明确，随即转入普外科行甲状旁腺切除＋自体移植术。术中可见：左上侧甲状旁腺大小为0.8cm×0.4cm；左下侧甲状旁腺大小为0.5cm×0.3cm；右上侧甲状旁腺大小为0.8cm×0.6cm；右下侧甲状旁腺大小为0.3cm×0.2cm。4个标本术中冰冻病理均提示为甲状旁腺组织结节样增生，随后取部分甲状旁腺组织切成2mm×2mm的4个颗粒，患者右大腿消毒后，取右大腿内侧直切口，每处皮下置入甲状旁腺颗粒1个，共置入4粒甲状旁腺组织，缝合右大腿切口。术中病理结果见图26-1。

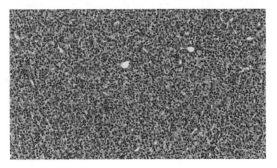

图26-1　结节样增生的甲状旁腺组织（×200）

2. 检验案例分析

鉴于患者CRF病史和钙磷代谢紊乱的情况，对该例患者进行了针对性的实验室检查，结果如下：肌酐530μmol/L↑、尿素氮20.10mmol/L↑，符合CKD 5期的实验室诊断；血清钙2.60mmol/L↑、血清磷2.08mmol/L↑，钙磷乘积约为67mg/dL↑（正常范围30~40mg/dL）。依据以上实验室检查结果并结合病史，初步推测为SHPT。进一步检查发现患者PTH水平明显升高（995.00pg/mL），验证了最初的推断，考虑为SHPT。结合患者术中病理结果（均为甲状旁腺组织结节样增生）、术中PTH检测（IOPTH）及术后血清钙磷水平（PTH＜3.00pg/mL、血清钙1.85mmol/L↓、血清磷2.27mmol/L↑），最终确诊为肾源性甲状旁腺功能亢进症。同时，术前、术后血钙与PTH水平下降，证实了手术疗效显著，术前及术后血清钙磷水平见表26-1。

表26-1　术前及术后血清钙磷水平

时间	血清钙（mmol/L）	血清磷（mmol/L）
入院	2.60↑	2.08↑
术前	2.63↑	2.71↑
术后1天	1.85↓	2.27↑
术后透析	2.26	1.22
术后2天	2.14	1.65↑

续表

时间	血清钙（mmol/L）	血清磷（mmol/L）
术后 3 天	2.36	1.01
术后 4 天	2.23	1.45
术后 5 天	1.76 ↓	1.35

【知识拓展】

甲状旁腺功能亢进分为原发性甲状旁腺功能亢进（PHPT）、继发性甲状旁腺功能亢进（SHPT）和在继发的基础上形成的具有自主分泌功能的三发性甲状旁腺功能亢进（THPT）[4]。肾源性甲状旁腺功能亢进症是慢性肾衰竭常见的并发症之一，该病例的鉴别诊断要点：①原发性甲状旁腺功能亢进是由甲状旁腺本身病变（肿瘤或增生）引起的甲状旁腺激素合成与分泌过多，通过其对肾与骨的作用，导致血钙增高和血磷降低，主要表现为反复发作的肾结石、消化性溃疡、精神改变与广泛的骨吸收。②THPT 是在 SHPT 的基础上发展起来的，如甲状旁腺对各种刺激因素反应过度或腺体受到持久刺激不断增生、肥大且超越了生理需要，腺体中的部分增生组织转变为腺瘤，自主性分泌过多的 PTH 并引起明显的纤维性骨炎，血清钙由正常或稍低进而明显升高。

SHPT 是 CKD-矿物质和骨代谢异常（CKD-MBD）中常见的临床表现，主要特征是甲状旁腺增生和 PTH 过度合成与分泌，关于 CKD 患者 SHPT 的发病机制有很多研究，包括高血磷、低血钙、活性维生素 D 缺乏、甲状旁腺维生素 D 受体（VDR）和钙敏感受体（CaSR）表达下调等[5]。在诸多发病机制中高血磷被证实可独立于血钙和活性维生素 D 改变，直接刺激 PTH 合成，参与甲状旁腺增生，成为诱发 SHPT 的直接因素[6]；甲状旁腺无论是在生理还是病理情况下，细胞外钙离子都是快速调节 PTH 分泌的重要因素，相关报道证实血 PTH 和血钙之间存在一个反 S 形的关系曲线，SHPT 时该曲线右移，钙调定点数值升高，表现为需要更高的钙离子来抑制 PTH 释放[5]。该病例表现为高血磷（2.08mmol/L）和血钙轻度升高（2.60mmol/L），符合上述 SHPT 致病机制，证实了该病例的诊断结果。

PTH 是由甲状旁腺主细胞分泌的一种参与机体钙磷代谢调节的激素，分泌呈日节律性波动，具有半衰期短的特点[1]，其主要靶器官有肾脏、骨骼和肠道[7]。PTH 通过拮抗降钙素、动员骨钙释放、加快磷酸盐的排泄和维生素 D 的活化等发挥生物学作用，最终达到"升血钙，降血磷"效应。PTH 在肝脏灭活，经由肾脏排出。

【案例总结】

1. 临床案例总结

该案例患者由慢性肾衰竭长期透析导致 SHPT，在诊疗中出现了严重的钙磷代谢紊乱及甲状旁腺激素持续高水平状态，最终通过甲状旁腺切除+自体移植术达到显著的治疗效果。

2. 检验案例总结

该患者结合病史及相关实验室检查初步诊断为SHPT，通过进一步的术中PTH检测及术后血清钙磷测定最终确诊。通过术前、术后血钙与PTH水平下降，证实了手术疗效显著，同时辅以实验室动态监测血清钙磷及PTH水平，以达到维持患者较好生活质量的目的。

【专家点评】

该案例展示了实验室检查在疾病辅助诊断、手术疗效评价及预后评估过程中的重要临床价值，使临床工作者深刻体会到检验与临床思维有机结合在疾病诊疗中的重要意义。作者详细阐述了慢性肾衰竭所致SHPT患者相关实验室检测指标的特征及鉴别要点，证实术中PTH检测是一种有效预测SHPT患者手术成功率的方法。

参 考 文 献

[1] 马进，耿小平，谢胜学. 外科手术治疗慢性肾功能衰竭继发甲状旁腺功能亢进[J]. 中华内分泌外科杂志，2017, 11（4）：349-352.

[2] 施丹丽，樊强，王守练，等. 甲状旁腺全切术对血液透析患者继发性甲状旁腺功能亢进症的疗效观察[J]. 兰州大学学报（医学版），2021, 47（2）：76-80.

[3] 郑洵，陈宝杰，苏安平，等. 继发性甲状旁腺功能亢进外科治疗的发展历程现状与目标[J]. 中国临床新医学，2019, 12（3）：247-251.

[4] 郑洵，周莉，李志辉. 继发性甲状旁腺功能亢进的外科治疗进展及展望[J]. 中国普外基础与临床杂志，2020, 27（10）：1196-1199.

[5] 毛建萍，张倩，陈靖. 慢性肾脏病患者甲状旁腺病变发生机制的研究新进展[J]. 中华肾脏病杂志，2019, 35（8）：630-634.

[6] Zhang Q, Li S, Ye G, et al. Prostaglandin E2 receptor EP2 mediates the effect of cyclooxygenase 2 on secondary parathyroid hyperplasia in end-stage renal disease[J]. Nephrol Dial Transplant, 2019, 34（4）：606-617.

[7] Smit MA, van Kinschot CMJ, van Der Linden J, et al. Clinical guidelines and PTH measurement: does assay generation matter?[J]. Endocr Rev, 2019, 40（6）：1468-1480.

27 鼻咽癌综合治疗后甲状腺功能障碍

作者：陈浩[1]，孙鹏[2]，戴淑琴[1]（中山大学肿瘤防治中心：1.检验科；2.内科）

点评专家：戴淑琴（中山大学肿瘤防治中心检验科）

【概述】

免疫检查点抑制剂药物开启了肿瘤治疗的新时代，改善了许多患者的预后，其作用机制在于阻断PD-L1与PD-1的结合，重新激活T细胞，以恢复T细胞的肿瘤杀伤作用。然而，由于T细胞被激活后，不仅会攻击体内的癌细胞，也会损伤正常的组织细胞。因此，免疫检查点抑制剂的广泛应用也带来许多不良反应，称之为免疫相关不良反应（irAE）。irAE有的比较轻，有的可能导致治疗的中断，有的甚至可能危及生命，因此，irAE的早期诊断及适当管理对于治疗至关重要。

【案例经过】

患者，男，60岁，因"鼻咽癌综合治疗后左腮腺淋巴结复发"入院治疗。患者的甲状腺功能结果异常，见表27-1。此类结果在就诊于肿瘤医院的患者中并不少见，许多甲状腺癌和碘治疗的患者由于甲状腺全切和^{131}I治疗，均有发生甲状腺功能减退的可能。

【案例分析】

1. 检验案例分析

查看该患者的历史检测记录，患者上一次甲状腺功能检测结果（2019年8月26日）有亚甲状腺功能减退的情况，见表27-1。其他结果：血常规、生化检查结果无明显异常，标本状态良好。实验室仪器状态正常，质控在控，标本无异常情况，血常规检查的平均红细胞体积（MCV）与之前检查结果接近，再加上患者之前有亚甲状腺功能减退的情况，基本可以排除抽错血的可能。

该患者虽未检测rT_3水平，无法判断与TT_3、TT_4是否平行变化，但甲状腺功能减退症状明显，基本可以排除ESS。患者TSH升高，血浆皮质醇正常，排除中枢性甲状腺功能减退，可以确认是原发性甲状腺功能减退，至此该报告审核发出（但是对患者服用左甲状腺素钠片后甲状腺功能减退却逐渐加重还不能明确原因）。几天后临床医生找出了答案，患者根据主观感觉间断性服用左甲状腺素钠片。2019年12月20日甲状腺功能八项显示明显的甲状腺功能减退时，患者已自行停止服用左甲状腺素钠片两个月。患者口服左甲状腺素钠片后自觉心率快，胃部不适，仅能耐受左甲状腺素钠片12.5μg（qd），医生强烈建议患者规律口服左甲状腺素钠片，重新规律服用2周后复查，TSH开始下降（表27-1，2020年1月13日检测结果）。这也从另一方面验证了对本病例为"免疫抑制剂造成的原发性甲状腺功能减退"的判断是正确的。

表27-1　患者甲状腺功能结果

项目	2019年8月26日	2019年12月20日	2020年1月13日	参考范围
总三碘甲腺原氨酸（T_3，nmol/L）	1.66	<0.3 ↓	0.69 ↓	1.30~3.10
总甲状腺素（T_4，nmol/L）	116.4	11.6 ↓	45.9 ↓	66.00~181.00
游离三碘甲腺原氨酸（FT_3，pmol/L）	4.57	0.975 ↓	1.95 ↓	2.20~7.10
游离甲状腺素（FT_4，pmol/L）	18.52	1.11 ↓	5.10 ↓	12.00~22.00
促甲状腺激素（TSH，μIU/mL）	4.63 ↑	>100.00 ↑	91.82 ↑	0.27~4.20
甲状腺过氧化物酶抗体（A-TPO，U/mL）	176.1 ↑	196.9 ↑	201.7 ↑	0.00~35.00
甲状腺球蛋白抗体（Anti-TG，IU/mL）	49.09	254.9 ↑	173.9 ↑	0.00~115.00
甲状腺球蛋白（TG）	112.00 ↑	4.00	1.95 ↓	3.50~77.00

2. 临床案例分析

患者的诊断为"鼻咽癌综合治疗后左腮腺淋巴结复发"，常规的治疗方式是手术切除和（或）放射治疗转移的淋巴结，这两种治疗方式均有可能对甲状腺造成损伤。查看病历：患者2016年2月于笔者所在医院确诊为鼻咽癌T3N3M0 Ⅳ期，行4程TP+同步放化疗，2017年2月4日结束放疗，定期随访。随后，患者因复发转移分别于2018年3月26日行"左腮腺浅叶切除术+面神经解剖术+左颈择区淋巴结清扫术"；2018年8月17日行左颈择区淋巴结清扫术；由于再次复发，于2019年8月开始对左侧腮腺病灶进行放疗，于2019年10月22日结束放疗。

由于距离上次手术时间较远，手术的影响基本可以排除。那么会不会是放疗导致的放射性的垂体/甲状腺损伤？从时间上推测是有可能的。继续查阅患者的检验记录，发现患者2019年8月放疗前就有亚临床甲状腺功能减退逐渐加重的情况（图27-1），因此，放射性损伤虽不能排除是甲状腺功能减退加重的可能因素之一，但却不是导致持续甲状腺功能减退的根本因素。

继续查看病历发现：患者于2019年3月29开始第一程Gem+DDP+PD-1治疗，并完成4个疗程Gem+DDP+PD-1单抗治疗，但患者对化疗药物耐受性较差，遂停止化疗，随后继续两个疗程PD-1单抗［特瑞普利单抗（拓益）］治疗（2019年8月7日行第一个疗程PD-1单抗治疗）。

使用免疫检查点抑制剂后患者会不同程度地出现皮疹、间质性肺炎、肠炎、肝炎、甲状腺炎等多种irAE。甲状腺功能不全是最常见的irAE之一[1]，PD-1/PD-L1阻断治疗的患者发病率高达10%。一般来说irAE出现时间不尽相同，皮肤毒性通常在用药后2～3周开始出现，胃肠道毒性通常在用药后5周左右出现，肝脏和内分泌毒性通常在用药后6～7周出现。该患者2019年3月29日开始Gem+DDP+PD-1治疗，4月17日检测首次出现TSH升高，随后持续升高，与PD-1治疗内分泌不良反应的时间相符，怀疑该患者甲状腺功能"突变"是由PD-1治疗引起的。与临床医生沟通得知患者有声嘶、下巴水肿等症状，食欲尚可，患者情况基本与检验结果相符。患者于2019年7月26日咨询某医院内分泌科，鉴于TSH高于10μIU/mL，给予左甲状腺素钠片（优甲乐）1/2片治疗。临床医生疑惑患者服用左甲状腺素钠片，甲状腺功能减退却越来越严重，因此给患者加做血浆皮质醇检测，结果为正常（375.3nmol/L）。临床医生询问检验医生是否存在其他干扰？检验科医生是否还有其他检测项目能辅助判断？

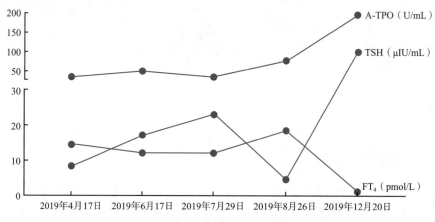

图27-1 患者治疗全程的A-TPO/TSH/FT$_4$变化

由于肿瘤患者的特殊性，本病例需对正常甲状腺功能病态综合征与药物导致的中枢性甲状腺功能减退及原发性甲状腺功能减退进行鉴别。非甲状腺疾病综合征（ESS，又称低T$_3$综合征）是指一些严重的急性和慢性的全身性疾病导致甲状腺激素代谢紊乱的非甲状腺性疾病。ESS与中枢性甲状腺功能减退及原发性甲状腺功能减退的区别：①临床表现，无论是中枢性甲状腺功能减退，还是原发性甲状腺功能减退，都有较明显的甲状腺功能减退表现和体征，但ESS的甲状腺功能减退症状一般并不明显。②在通常情况下，反三碘甲腺原氨酸（rT$_3$）水平与TT$_3$、TT$_4$的变化平行，在原发性甲状腺功能减退和中枢性甲状腺功能减退时rT$_3$水平同T$_3$、T$_4$一样表现为下降。但是，在重度营养不良和各种急慢性疾病伴发ESS时会出现"分离现象"，即rT$_3$可明显升高，而血清T$_3$明显降低。血中促甲状腺激素、促肾上腺皮质激素和（或）卵泡刺激素/黄体生成素同时降低，提示中枢性甲状腺功能减退；而TSH升高一般提示原发性亚临床甲状腺功能减退或甲状腺功能减退。

【知识拓展】

（1）常见导致甲状腺不良反应的抗癌药物：见表27-2[2]。

表 27-2　导致甲状腺不良反应的常见抗癌药物

抗癌药物	甲状腺功能变化	监测时间
免疫检查点抑制剂	垂体炎 原发性甲状腺功能不全	TSH 和 FT_4：建议在治疗前和治疗最初6个月，每月检测1次垂体靶腺轴激素；在后续6~12个月中每3个月检测1次
酪氨酸激酶抑制剂	甲状腺功能减退 增加甲状腺切除患者的左甲状腺素需要量	甲状腺功能正常患者 TSH：治疗的前6个月每月检测1次。随后每2~3个月检测1次或出现症状时检测 既往甲状腺功能减退患者 TSH：治疗的前3个月每月检测，随后疗程每3个月检测1次
α干扰素	甲状腺功能减退，破坏性甲状腺炎	—
白细胞介素-2	甲状腺功能减退	—
阿仑单抗	Graves 病	—
沙利度胺类似物	甲状腺功能减退，缺血性甲状腺炎（沙利度胺、来那度胺）	—
放射性碘治疗	甲状腺功能减退，放射性甲状腺炎	TSH 和 FT_4 在治疗开始时检测及每3~6个月检测1次
贝沙罗汀（bexarotene）	中枢性甲状腺功能减退	TSH 和 FT_4 在治疗开始时检测
传统的抗癌药物	临床意义不大的甲状腺结合蛋白改变	—

注：—表示无相关内容。

（2）免疫检查点抑制剂治疗导致的内分泌不良反应[3]：最常见的是甲状腺功能减退症、甲状腺功能亢进和垂体疾病。①甲状腺功能不全（10%）：甲状腺功能减退症最常见，甲状腺疾病伴非特异性症状，如疲劳。这些症状可能不明显，因此区分原发性甲状腺疾病与继发性甲状腺功能减退症对于彻底鉴别诊断至关重要。通常情况下，高 TSH 和 T_4 说明为原发性甲状腺功能减退症，低 TSH 和低游离性 T_4 说明为垂体炎。原发性甲状腺功能亢进症的发生率明显低于甲状腺功能减退症，有的患者则是先表现为甲状腺功能亢进后表现为甲状腺功能减退。②垂体疾病：通常垂体炎表现为疲劳和头痛的临床症状。诊断由垂体产生的低水平激素［促肾上腺皮质激素（ACTH）、TSH、卵泡刺激素（FSH）、黄体生成素（LH）、生长激素（GH）、催乳素］确定。影像学表现为垂体腺增强和肿胀，可诊断为垂体炎。大多数患者可能因继发性甲状腺功能减退症（左甲状腺素治疗）或继发性肾上腺功能减退症（氢化可的松替代剂量治疗），需要长期补充受影响的激素。③肾上腺功能不全：常继发于垂体功能减退，罕见，是最严重的不良反应，可导致脱水、低血压和电解质紊乱（高钾血症、低钠血症），易发生肾上腺危象。实验室检查结果鉴别分原发性肾上腺皮质功能不全（表现为低皮质醇或异常的皮质醇刺激试验结果和高 ACTH）。疑似肾上腺危象时，应该静脉注射皮质类固醇并立即住院治疗。

【案例总结】

1. 检验案例总结

本案例发生在免疫抑制剂刚开始广泛应用的2019年，临床医生并未对免疫抑制剂的内分泌不良反应管理给予充分的重视，没有在PD-1治疗前和治疗的前6个月对甲状腺激素进行合理、规律的监测。检验科医生在日常检验报告中应多细心观察和加强新知识的学习，如果能提前合理监测并及时介入，就有可能降低患者的甲状腺不良反应风险，同时也需要在以后的工作中进一步加强检验和临床的沟通。

2. 临床案例总结

药物对检验结果的干扰和影响一直是临床关注的重点和难点，在免疫检查点抑制剂治疗的过程中，内分泌激素的合理、规范监测非常重要，可以及时发现药物导致的内分泌不良反应，及时干预，避免不必要的药物治疗中断。

肿瘤患者情况比较特殊：①由于长期慢性或严重的消耗性疾病，机体的反应与健康人不同，诊断需排除多种原因，并充分结合病史和基线数据；②肿瘤患者治疗常用到糖皮质激素，过多的皮质醇可抑制垂体TSH的分泌，需要与中枢性甲状腺功能减退的结果加以鉴别。此外，对于使用糖皮质激素治疗的患者需注意该类激素检测的间隔时间。

【专家点评】

每一份报告都饱含了检验人对检验前、中、后各个环节的层层把关。该案例中药物不良反应造成了检验结果异常，检验工作中涉及肿瘤科、检验科，特别是内分泌科等多个学科，需要检验与临床紧密沟通。检验科不仅要以提供准确可靠的检测结果为目的，将检验报告提供给临床医生供其参考、分析，还应负责解释和咨询工作，还要在检测结果与患者的病情不相符，甚至对检测结果的可靠性存有些许疑虑时，更应积极深入参与临床诊疗工作，参与危重患者的诊治和病案讨论；此外，要建立多学科检验报告分析制度，发挥检验医学在全方位、全周期健康服务中的作用。

参 考 文 献

[1] Bhattacharya S, Goyal A, Kaur P, et al. Anticancer drug-induced thyroid dysfunction[J]. Eur Endocrinol, 2020, 16（1）: 32-39.
[2] Barroso-Sousa R, Barry WT, Garrido-Castro AC, et al. Incidence of endocrine dysfunction following the use of different immune checkpoint inhibitor regimens: a systematic review and Meta-analysis[J]. JAMA Oncol, 2018, 4（2）: 173-182.
[3] 中华医学会内分泌学分会免疫内分泌学组. 免疫检查点抑制剂引起的内分泌系统免疫相关不良反应专家共识（2020）[J]. 中华内分泌代谢杂志, 2021, 37（1）: 1-16.

28　Graves病引起的难治性桥本甲状腺炎

作者：周利艳[1]，吴丽婷[2]（广西医科大学第二附属医院：1. 医学检验科；2. 内分泌科）

点评专家：谢丽（广西医科大学第二附属医院医学检验科）

【概述】

Graves病与桥本甲状腺炎（HT）同属于自身免疫性甲状腺疾病。两者均有明显的遗传倾向。其发病与遗传易感因素、表观遗传效应及环境因素（感染、碘）等相关。Graves病患者存在针对甲状腺细胞促甲状腺激素（TSH）受体的特异性自身抗体，模拟 TSH 的激活作用，导致"甲状腺功能亢进"。相反，桥本甲状腺炎存在TSH 受体阻滞抗体（TSBAb），阻断 TSH 的激活作用，导致甲状腺受损及萎缩，最终出现"甲状腺功能减退"。

【案例经过】

患者，女，17岁。2011年出现心悸、乏力，伴手抖、焦躁、易怒、体重下降，外院诊断"甲状腺功能亢进症"，规律给予甲巯咪唑治疗4年，多次复查甲状腺功能均异常。2016年7月复查甲状腺功能：三碘甲腺原氨酸（T_3）1.12nmol/L（参考范围1.01～2.48nmol/L），甲状腺素（T_4）71.78nmol/L（参考范围69.97～152.52nmol/L），游离三碘甲腺原氨酸（FT_3）1.99pmol/L↓（参考范围3.28～6.47pmol/L），游离甲状腺素（FT_4）5.44pmol/L↓（参考范围7.64～16.03pmol/L），促甲状腺激素（TSH）35.66IU/L↑（参考范围0.49～4.91IU/L），考虑药物性甲状腺功能减退，停用抗甲状腺药物4个月后复查仍显示甲状腺功能减退，开始给予左甲状腺素钠片治疗，但甲状腺功能不稳定，呈现正常或低下波动。

【案例分析】

1.临床案例分析

Graves病属于特殊自身免疫性甲状腺疾病，具有明显的遗传倾向。目前认为其发病机制可能为个体基因缺陷，在感染、精神创伤等因素下诱发辅助性T淋巴细胞的不适当致敏，致使B淋巴细胞释放TSH受体抗体（TRAb），TRAb模拟 TSH 的激活作用导致甲状腺激素过度产生，并产生一系列甲状腺毒症症状，包括激动、消瘦、易怒、心悸、发热等。Graves病诊断需具备以下条件：①临床甲状腺功能亢进症状和体征；②甲状腺弥漫性肿大（触诊和B超证实），少数病例可无甲状腺肿大；③血清 TSH 水平降低，甲状腺激素水平升高；④眼球突出和其他浸润性眼征；⑤胫前黏液性水肿；⑥TRAb或甲状腺刺激性抗体

（TsAb）阳性。以上标准中，①～③项为诊断必备条件，④～⑥项为诊断辅助条件[2]。

患者2010年11月出现心悸、乏力、手抖、焦躁、易怒、体重下降等症状，外院诊断"甲状腺功能亢进症"。2014年因甲状腺功能亢进控制不佳在笔者所在医院门诊就诊。既往史：12岁时因贫血行输注血红蛋白治疗，近3年无贫血症状。家族史：父亲、两个姑姑、两个堂姐有甲状腺功能亢进病史（图28-1）。查体（2014年2月）：脉搏150次/分，甲状腺Ⅱ度肿大，质软、无压痛，右侧可闻及血管杂音。辅助检查（2014年2月）：甲状腺功能，T_3 8.22nmol/L ↑，T_4 200.56nmol/L ↑，FT_3 19.14pmol/L ↑，FT_4 31.70pmol/L ↑，TSH 0.04mIU/L ↓；甲状腺抗体三项，抗甲状腺过氧化物酶抗体（TPO-Ab）54.54IU/mL（参考范围0.00～60.00IU/mL），抗甲状腺球蛋白抗体（TG-Ab）74.58IU/mL（参考范围0.00～115.00IU/mL），TRAb 186.15IU/L ↑（参考范围0.00～1.75IU/L）。甲状腺B超（2014年2月）：甲状腺左叶5.7cm×2.2cm×2.4cm，右叶5.5cm×1.7cm×1.6cm，峡部最厚0.7cm（表面欠光滑，光点增粗，不均匀，多发小片状低回声）；彩色多普勒血流显像（CDFI），腺体内部血流信号稍丰富。诊断：甲状腺弥漫性病变。

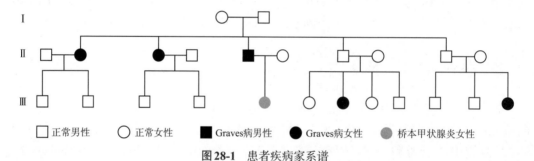

图28-1　患者疾病家系谱

Ⅲ代中间为患者，家族中爷爷奶奶未患病，Ⅱ代中患者父亲、两个姑姑有甲状腺功能亢进病史，Ⅲ代患者中两个堂姐均有甲状腺功能亢进病史，患者患有桥本甲状腺炎

结合诊断标准患者Graves病明确，继续予以抗甲状腺药物治疗。2016年7月患者诉乏力，予以复查甲状腺功能：T_3 1.12nmol/L，T_4 71.78nmol/L，FT_3 1.99pmol/L ↓，FT_4 5.44pmol/L ↓，TSH 35.66IU/L ↑，考虑药物性甲状腺功能减退，停用丙硫氧嘧啶（PTU）。4个月后复查显示甲状腺功能仍降低，开始予以左甲状腺素钠片（L-T_4）50μg（qd）治疗，多次调整左甲状腺素钠片剂量后甲状腺功能均无法维持稳定。治疗期间甲状腺功能测定结果及其治疗方案见表28-1。

2018年8月患者仍诉乏力，查体：脉搏82次/分，甲状腺未触及肿大，质软、无压痛，未闻及血管杂音。辅助检查如下。甲状腺功能：T_3 1.15nmol/L，T_4 112.71nmol/L，FT_3 4.05pmol/L，FT_4 13.62pmol/L，TSH 18.76IU/L ↑。考虑调整药物后患者仍为"甲状腺功能减退"，再次复查甲状腺抗体三项：TPO-Ab 600IU/mL ↑，TG-Ab 4000IU/mL ↑，TRAb 40IU/L ↑。甲状腺B超（2018年8月）：甲状腺左叶4.4cm×1.4cm×1.4cm，右叶4.5cm×1.4cm×1.3cm，峡部最厚0.3cm（表面欠平，光点增粗，不均匀）。CDFI：腺体内部血流信号不丰富。诊断：甲状腺弥漫性病变。

表28-1 治疗期间甲状腺功能结果及其治疗方案（2012～2020年）

项目	2012年2月	2014年2月	2015年1月	2015年12月	2016年7月	2016年12月	2017年5月	2018年3月	2018年8月	2018年10月	2018年11月	2019年3月	2019年4月	2019年6月	2020年5月	2020年6月至今	单位	参考范围
	甲巯咪唑片（赛治）10mg tid		PTU 100mg qd逐渐减量，7月份停药4个月后复查					L-T₄从50μg qd 开始逐渐依据甲状腺功能调整剂量，剂量调整范围50～200μg							左甲状腺素钠片（优甲乐）100μg qd			
T_3	3.76	8.22	1.67	2.52	1.12	1.66	1.34	1.16	1.15	—	—	1.49	1.29	1.19	1.15	1.50	nmol/L	1.01～2.48
T_4	188.8	200.56	107.5	122.39	71.78	107.43	81.79	108.11	112.71	—	107.56	147.78	121.98	152.3	95.1	175.64	nmol/L	69.97～152.52
FT_3	8.35	19.14	4.46	5.01	1.99	3.79	4.22	4.20	4.05	6.58	—	5.66	4.62	3.85	3.98	5.03	pmol/L	3.28～6.47
FT_4	30.52	31.70	16.54	13.36	5.44	8.53	7.22	13.01	13.62	29.25	14.09	18.06	15.12	15.22	9.73	19.79	pmol/L	7.64～16.03
TSH	<0.005	0.04	5.75	4.19	35.66	20.09	39.19	4.52	18.76	0.03	0.14	0.32	0.79	12.82	10.49	0.15	mIU/L	0.49～4.91

注："—"表示无数据。tid, 每日3次。qd, 每日1次。

总结病史：2016年患者规律服用抗甲状腺药物后出现甲状腺功能减退，给予左甲状腺素维持治疗，2018年B超提示较2014年甲状腺缩小，甲状腺呈弥漫性病变，甲状腺抗体三项结果提示TPO-Ab、TG-Ab、TRAb均升高，且TG-Ab和TPO-Ab值显著增高，其检验结果符合桥本甲状腺炎诊断。TG-Ab、TPO-Ab由2014年的阴性检测结果转为阳性检测结果，且数值较高，该改变罕见，与笔者所在医院检验科确认是否存在检验干扰。经与检验科沟通，对患者检验结果进行梳理分析，甲状腺功能及甲状腺抗体三项结果能够正确反映患者体内甲状腺功能情况。

以上提示，该病例由Graves病转变为桥本甲状腺炎。考虑患者当前"甲状腺功能减退"症状由桥本甲状腺炎引起，给予左甲状腺素钠片维持治疗。在2018~2020年随访期间，患者甲状腺功能不稳定，反复调整甲状腺素替代治疗方案，治疗效果较差，后给予左甲状腺素钠片（优甲乐）100μg（qd）维持治疗。

2. 检验案例分析

甲状腺是人体最大的内分泌器官，当人体接受内外环境刺激时，驱动下丘脑-垂体-甲状腺轴调节甲状腺激素的释放。甲状腺激素合成和分泌途径：碘经胃转化成I^-，并进入血液，经主动运输进入甲状腺上皮细胞内；在TPO的作用下，甲状腺球蛋白（Tg）中酪氨酸发生碘化耦合；在TSH的刺激下，甲状腺球蛋白中碘化的酪氨酸残基被水解，形成大量的T_4和少量的T_3，经细胞基底部释放入毛细血管，脱下的碘供重新合成甲状腺素。进入血液系统的T_4、T_3大部分与甲状腺素结合球蛋白（TBG）结合，FT_4、FT_3占极少部分。FT_4、FT_3具有活性，反映激素产生和激素清除的真实状态。当人体内存在TPO-Ab、TG-Ab、TRAb时，可导致甲状腺细胞破坏，使甲状腺功能出现异常，导致"甲状腺功能减退"或"甲状腺功能亢进"的发生，称为自身免疫甲状腺炎。

甲状腺疾病的诊断及药物剂量的调整均依赖于实验室的检测，因此一份准确反映患者真实甲状腺功能的检验结果，对患者的诊疗具有至关重要的意义。现阶段实验室主要通过TSH、T_3、T_4、FT_3、FT_4、TPO-Ab、TG-Ab、TRAb、TBG、TG及通过尿碘检测等反映机体甲状腺功能状态。

笔者所在实验室甲状腺功能测定采用的仪器为贝克曼XD8000系统，应用化学发光法。在检验过程中，因方法学的局限性，可导致检测受到干扰，甲状腺功能测定的主要干扰：①通常情况下，血液中的甲状腺激素较为稳定，溶血、脂血、黄疸不会对免疫分析产生干扰。②T_3、T_4水平异常与TBG及其他甲状腺激素结合蛋白的异常有关。③FT_4、FT_3具有活性，反映激素产生和激素清除的真实状态，肝素、呋塞米等可从TBG中置换结合的T_4，导致FT_4假性增高。④TSH是判断甲状腺功能紊乱的重要依据。TSH呈脉冲式释放，夜间达高峰，每日10时至16时为最低值。当患者体内存在异嗜性抗体、生物素、无活性的TSH异构体时，对TSH测定具有干扰，且干扰没有规律性。

经详细追问病史，患者无类风湿、贫血等症状及体征，否认服用生物素、非甾体抗炎药等用药史。患者采血时间在上午10~11时，排除患者本身状态造成对检验结果的干扰。核实2014~2020年检测仪器当月质控，甲状腺功能项目均为在控，排除实验因素造成的干扰。

甲状腺抗体检测结果取决于不同的检测方法，因为甲状腺自身抗体检测可以识别血清中一组自身抗体分子，试剂制备过程中自身抗体的纯度及方法学不同、检测信号不同，均影响自身抗体的结果。甲状腺自身抗体测定采用的仪器为罗氏 602 系统。两次检测使用的仪器均相同，排除仪器、检测方法导致的结果异常。

结合以上要素，通过回顾患者甲状腺功能变化及临床表现，其临床表现与甲状腺功能变化相符。因此，甲状腺功能检测结果及甲状腺抗体水平能够正确反映患者体内甲状腺功能情况。

【知识拓展】

遗传及环境因素可诱发自身免疫性甲状腺疾病（AITD），其中包括Graves病及桥本甲状腺炎。桥本甲状腺炎起病隐匿，早期可表现出轻度甲状腺功能亢进，最终发展为甲状腺功能减退。其发病与1型辅助性T淋巴细胞免疫功能异常相关。当出现持续TG-Ab/TPO-Ab阳性，且滴度显著增高时，桥本甲状腺炎的诊断可成立。Graves病和桥本甲状腺炎具有相似的疾病免疫补救机制，它们都以产生甲状腺自身抗体和甲状腺淋巴细胞浸润为特征，在临床上表现为甲状腺毒症和甲状腺功能减退症[4]。少数Graves病甲状腺功能亢进可以和桥本甲状腺炎并存，称为桥本甲状腺功能亢进，该类患者有典型甲状腺功能亢进的临床表现和实验室检查结果异常，血清TG-Ab和TRAb表现为高滴度。国外研究认为有10%～25%的Graves病患者在进行治疗的过程中可引起桥本甲状腺炎，但大多数为经手术治疗/放射碘治疗后引起的桥本甲状腺炎[5]。经由抗甲状腺药物治疗后引起的桥本甲状腺炎罕见，其机制可能是抗甲状腺药物会降低TSAb水平，导致TSBAb水平升高，TSBAb占据TSH受体，导致甲状腺的萎缩及甲状腺功能低下，引起桥本甲状腺炎[6]。2010年印尼研究者报道了4例Graves病患者抗甲状腺药物治疗后转变为桥本甲状腺炎，该4例病例经由左甲状腺素治疗后甲状腺功能均保持稳定[7]。目前国内较少报道Graves病经抗甲状腺药物治疗后转为桥本甲状腺炎的病例，本例患者早期表现为Graves病，TRAb水平具有明显优势，经抗甲状腺药物治疗5年后逐渐出现甲状腺功能减退、甲状腺腺体萎缩伴表面不平，TG-Ab和TPO-Ab滴度明显升高，提示该病例已转变为桥本甲状腺炎。与印尼研究者报道的病例不同的是，本例患者对左甲状腺素反应较差，患者甲状腺功能未能保持稳定。此病例的特殊性可能与患者本身的免疫状态相关，需继续长期追踪随访。

随着分子诊断技术的发展，与自身免疫性甲状腺疾病相关的易感基因逐渐被发现，包括甲状腺特异的*TG*、*TSHR*，免疫调节相关的*FOXP3*、*CD25*、*CD40*、*CTLA4*、*HLA*等。新的证据表明单核苷酸多态性（SNP）对于T细胞与抗原提呈细胞的相互作用的改变也促进了自身免疫性甲状腺疾病的发生[8]。该病例具有典型的遗传家系谱，病情变化具有特殊性，对患者及其父母进行分子诊断对诊疗具有意义，在未来的随访中，将继续探索患者基因诊断的结果，以期达到精准治疗的目的。

【案例总结】

1.临床案例总结

Graves病及桥本甲状腺炎均属于常见的自身免疫性甲状腺炎。两者的发病机制尚未明确。两者在症状上表现为类似一个硬币的两面，Graves病以"甲状腺功能亢进"为特征，桥本甲状腺炎可表现为"甲状腺功能减退"。本患者先以Graves病起病，经过规律抗甲状腺药物治疗后，甲状腺功能控制欠佳，随后转为桥本甲状腺炎，且甲状腺功能波动较大，药物控制不良，其特征在临床上较为少见。通过对该案例长达8年的追踪随访，发现患者病情转变的特殊性，提示对内分泌疾病患者，规范化的慢性病管理有助于对疾病的深入认识。甲状腺疾病的诊断高度依赖实验室检查结果，因此临床科室与检验科室保持相互信任，才能做出正确的诊断。

2. 检验案例总结

一份准确反映患者病情的检测结果至关重要。检验人员面对的是标本，不是接触患者，因此对检验人员的责任心与细心程度要求更高。面对罕见的、异常的结果，需提高警惕，积极与临床医生沟通，才能够共同进步。在接到临床医生咨询时，需保持高度开放的态度，从自身角度出发，与临床医生共进退。

【专家点评】

甲状腺功能亢进症为临床常见的内分泌疾病，该案例通过对一例难治性甲状腺功能亢进患者的长期随访追踪，经过临床与检验共同努力发现了其病情变化的特殊规律。该案例体现了工作中临床科室与检验科室的有效沟通及慢性病长期管理的重要性。同时，负责该案例的两名作者对疾病机制进行了深入探索。

参 考 文 献

[1] 陈家伦. 临床内分泌学 [M]. 上海：上海科学技术出版社，2011.

[2] 中华医学会内分泌学分会《中国甲状腺疾病诊治指南》编写组. 中国甲状腺疾病诊治指南——甲状腺功能亢进症 [J]. 中华内科杂志，2007, 46（10）：876-882.

[3] 潘柏申. 甲状腺疾病诊断治疗中实验室检测项目的应用建议 [J]. 中华检验医学杂志，2012, 6: 484-492.

[4] Tomer Y. Mechanisms of autoimmune thyroid diseases: from genetics to epigenetics[J]. Annu Rev Pathol, 2014, 9: 147-156.

[5] Welsum MV, Feltkamp T, Vries M, et al. Hypothyroidism after thyroidectomy for Graves' disease: a search for an explanation[J]. Br Med J, 1974, 4（5947）: 755-756.

[6] Tamai H, Hirota Y, Kasagi K, et al. The mechanism of spontaneous hypothyroidism in patients with Graves' disease after antithyroid drug treatment[J]. J Clin Endocrinol Metab, 1987, 64（4）: 718-722.

[7] Umar H, Muallima N, Adam J, et al. Hashimoto's thyroiditis following Graves' disease[J]. Acta Medica Indonesiana, 2010, 42（1）: 31-35.

[8] Lee HJ, Li CW, Hammerstad SS, et al. Immunogenetics of autoimmune thyroid diseases: a comprehensive review[J]. J Autoimmun, 2015, 64: 82-90.

29　甲状旁腺功能亢进致血钙升高

作者：秦雪君[1]，郑峰[2]（福建中医药大学附属人民医院：1. 检验科；2. 心内科）
专家点评：林青（福建中医药大学附属人民医院）

【概述】

血钙浓度大于2.75mmol/L时出现的症状称为高钙血症，系多种原因引起的综合征。高钙血症在临床上不常见，多无特征性症状，只能通过血钙测定发现。高钙血症常见于：①钙溢出进入细胞外液（如肿瘤致使骨矿物质过度被吸收）；②肾对钙重吸收增加（如应用噻嗪类药物）；③肠道对钙吸收增加（如维生素D中毒）；④骨骼的重吸收增加（如固定不能活动时）；⑤原发性甲状旁腺功能亢进而致甲状旁腺激素（PTH）过度分泌。

【案例经过】

患者，男，83岁。2018年1月因"特发性（原发性）高血压、慢性阻塞性肺疾病、高脂血症"于笔者所在医院心内科住院治疗，病程中出现反复头晕、颜面及双下肢水肿。住院期间生化检查：血钙2.67mmol/L↑，尿酸471.9μmol/L↑，余未见异常。2018年6月因"反复排尿不畅1年，加剧1个月"为主诉，于笔者所在医院泌尿外科住院治疗。住院期间生化检查：血钙2.63mmol/L↑，余未见异常。

2021年5月14日再次就诊于笔者所在医院心内科门诊。主诉：眩晕，活动气促，疲乏无力。现病史：眩晕，反应迟钝，认知功能减退，活动量减少，口干、口苦，头晕，动则气促，痰白带泡沫，食欲减低，无发热恶寒，寐尚可，尿频数。耳聋，沟通困难。家族史：无特殊。体格检查：血压134/82mmHg，双肺呼吸音粗，可闻及散在哮鸣音。

诊断：①前列腺增生；②特发性（原发性）高血压；③充血性心力衰竭（NYHA 2级）；④慢性阻塞性肺疾病；⑤支气管哮喘，非危重。

门诊生化检查报告异常结果如表29-1所示。

表29-1　生化检查报告异常结果

检测项目	结果	参考范围
钙（mmol/L）	3.5 ↑	2.1～2.55
磷（mmol/L）	0.67 ↓	0.85～1.51
肌酐（μmol/L）	124.6 ↑	59～104
尿酸（μmol/L）	723.9 ↑	208～428
GFR[mL/（min·1.73m²）]	45.8 ↓	≥90

该患者生化报告单中的高钙结果引起了报告审核人员的注意，通过实验室信息管理系统（LIS）查阅该患者既往检查结果，发现2018年1月该患者在心内科住院的生化检查结果中血钙为2.67mmol/L，2018年6月在泌尿外科住院期间血钙为2.63mmol/L。是什么原因导致该患者持续高血钙？首先按照标本复核流程进行复核。标本复核：标本性状良好，未见纤维丝、凝块、溶血等异常。仪器状态：良好，未见报警。质控状态：该项目室内质控为在控，移动均值实时显示该项目无总体偏高。

结果复测：将该标本放在另一台生化仪器上进行复查，血钙检查结果为3.43mmol/L，两次结果相差2%，结果偏倚符合标本复核要求（钙偏倚＜2.5%）。

患者表现为高钙血症，血钙增高，肾功能受损，肌酐、尿酸增高，肾小球滤过率（GFR）降低这些与报告单结果相符。而结果后面又隐藏着什么呢？需要进一步验证。

5天后患者再次来医院检查，甲状腺彩色多普勒超声检查结果：①甲状腺右侧叶多发结节，TI-RADS 3级；②甲状腺左侧叶背侧低回声团块（考虑来源甲状旁腺？）。超声检查结果提示甲状旁腺瘤，因此患者可能的诊断：原发性甲状旁腺功能亢进症，甲状旁腺瘤？高钙血症。心血管科门诊医生建议患者转诊甲乳外科行进一步诊疗。患者转诊至甲乳外科，最后确诊为原发性甲状旁腺功能亢进症、甲状旁腺瘤、高钙血症。甲乳外科建议患者住院治疗。随后患者进行了甲状腺穿刺手术。检验医生的建议性报告得到了临床医生的认可，从而帮助临床医生快速寻找到了病因，利于后期治疗。

【案例分析】

1. 临床案例分析

（1）肾功能受损的原因：患者表现为肌酐、尿酸增高，GFR降低。既往无肾病史，尿常规中尿蛋白结果为阴性，因此判断患者出现了肾功能轻度受损，分析其可能的原因：①患者既往有高血压病史，可能是长期高血压引起的肾小球内高压所致；②由于患者仅表现为肌酐升高，尿素氮未见升高，可能是早期肾损伤，PTH升高可加重肾负荷，影响肾功能。

（2）血钙升高的原因：血钙升高的原因包括钙摄入过多、甲状旁腺功能亢进、血液系统肿瘤、肿瘤骨转移等。患者肾功能轻度受损，年龄较大，钙的合成及吸收功能受影响，一般会出现低钙，但此患者的血钙却如此之高，并且近半年来的检查结果都显示高血钙。患者既往无肿瘤，无钙摄入过量史，因此可能的原因为甲状旁腺功能亢进。

（3）血磷降低的原因：血磷降低的原因包括维生素D缺乏、高胰岛素血症、甲状旁腺功能亢进症、肢端肥大症或巨人症等。通过病例分析排除了高胰岛素血症、肢端肥大症和巨人症等，结合患者的高钙血症病史，更倾向于甲状旁腺亢进所致，甲状旁腺激素会直接作用于肾小管上皮细胞，抑制磷的重吸收，促进磷的排泄，导致低磷血症。

为证实高钙血症是否由甲状旁腺功能亢进所致，加做PTH检测，结果显示PTH 为441.6ng/L（↑）。

2. 检验案例分析

从检验的角度分析和思考后，检验医生告知主诊医生：患者的高钙血症可能由甲状旁腺亢进所致，建议患者追加甲状腺彩色多普勒超声检查，以明确病因。之后，与患者家属取得联系，告知需行进一步检查以明确病因。

【知识拓展】

高钙血症临床症状隐匿，表现多样。原发性甲状旁腺亢进是门诊高钙血症患者最常见的原因，住院患者中高钙血症多见于恶性肿瘤。这两种病因占所有高钙血症的 90%～95%[1]。

甲状旁腺功能亢进患者甲状旁腺激素分泌过多可导致高钙血症，可能的机制如下。①对骨的作用：PTH 和骨组织破骨细胞受体结合，通过受体途径促进酸性磷酸酶合成和释放，酸性磷酸酶溶解骨基质羟基磷灰石，导致骨质溶解，骨中钙释放入血导致高血钙。②对小肠的作用：通过激活肾小管上皮细胞 1α-羟化酶，促进 25-羟维生素 D 转化为 1, 25-二羟维生素 D，而后者通过特异性的受体途径在肠道促进小肠上皮细胞增强对钙、磷的吸收，升高血钙。③对肾的作用：PTH 直接通过肾小管上皮细胞促进钙的吸收和抑制磷吸收，实现升钙排磷，是 PTH 引起高钙的主要原因，长期高 PTH 导致骨基质溶解，引发骨质疏松，导致骨折发生[2]。

【案例总结】

1. 临床案例总结

高钙血症在临床上症状较隐匿，表现多样，经常与其他临床症状合并出现。通常需检查电解质才能发现问题。临床上持续的高血钙要从多方面去寻找原因。本文中患者 2017 年开始出现高钙血症，由于患者年龄较大，所患疾病较多，高钙血症症状并不明显，故而在几次门诊就诊及住院治疗中均未引起重视。检验科工作人员从检验的角度分析和思考后，通过建议性报告，积极与临床医生沟通，协助临床医生找到高钙血症的病因。精准医学正需要这种多学科之间的协助，才能共同解决更多的问题。

2. 检验案例总结

检验实验室设备自动化日趋成熟，检验科的各项工作对仪器及软件的依赖程度在不断增加。未来，检验科工作人员可能像一组庞大工厂流水线上的工人，辅助仪器源源不断地为临床提供不同的检验数据。大家非常关心的一个问题是检验科工作人员的价值如何体现？在未来的发展中，需要从检验结果中敏锐"嗅察"出异常数据背后可能的原因，并主动分析，进而提升检验数据附加值，这将是检验学科的核心竞争力和价值所在。而提升提供检验附加值的能力需要加快培养和储备临床检验应用型专业人才，并培养具备与临床科室进行有效沟通能力的人才。因此，未来的竞争，不仅仅是技术与设备的竞争，更是人才与能力的竞争。如何有效进行沟通，提升检验附加值，需要检验人员在工作中用心发现，认真分析。本文通过真实案例来说明提升检验附加值的实现过程，并得到了临床医生和患者双方面的高度认可。

【专家点评】

原发性甲状旁腺功能亢进是指由甲状旁腺本身病变（肿瘤或增生）引起的甲状旁腺激素合成与分泌过多，导致血钙增高和血磷降低。PTH促进骨基质分解，黏蛋白、羟脯氨酸等代谢产物从尿中排泄增多，形成尿路结石或肾钙盐沉着症，加重肾脏负荷，影响肾功能。由于高钙血症，患者可出现记忆力减退、淡漠、倦怠、肌无力、食欲减退等临床表现，长期高血钙可影响肾小管的浓缩功能，出现多尿、口渴等症状。检验科在日常工作中能将检查结果结合患者临床表现等进行综合分析，主动向临床医生提出进一步检查的建议，为临床进一步明确诊断提供帮助，彰显出扎实的理论基础和丰富的工作经验。检验人员在工作中应主动学习临床医学和检验医学的专业知识，不断提升自己的知识储备和工作能力，积极与临床沟通，协助临床做出正确、全面的诊断。

致谢 感谢张晓菁医生及赵爱萍医生对本案例分析提供有力的帮助，感谢叶梦霞及陶敏对实验分析给予的帮助。

参 考 文 献

[1] 阎德文. 高钙血症的发病机制及临床进展 [J]. 内科急危重症杂志, 2002, 2: 96-98.
[2] 罗智勇, 胡晓鹏, 刘玥, 等. 原发性甲状旁腺功能亢进症的诊断与治疗（附62例报告）[J]. 临床外科杂志, 2014, 22（4）: 281-283.

30 m-TSH影响甲状腺功能

作者：田野[1]，沈如飞[2]（陆军军医大学第二附属医院：1.检验科；2.内分泌科）

点评专家：张立群（陆军军医大学第二附属医院检验科）

【概述】

甲状腺功能减退症（hypothyroidism）简称甲减，是由多种原因引起的甲状腺激素（TH）合成、分泌或生物效应不足所致的一组内分泌疾病。患者仅有血清促甲状腺激素（TSH）水平升高，而血清甲状腺激素（FT₄、FT₃）水平正常，无甲减症状或仅有轻微甲减症状，称为亚临床甲状腺功能减退症（简称亚临床甲减）。因隐匿起病，病情较轻，病程长，亚临床甲减没有明显的临床症状，如典型的甲减表现（眼睛肿、皮肤干燥、大便干燥、记忆力差）。但是可能会有生化检查结果的异常，如血脂高、TSH高。这些患者最常在查体的以往健康人中发现，如果出现这种情况，一定要定期随访、定期查血，否则长期亚临床甲减常常伴有认知功能和情绪的改变，心功能改变、高脂血症，明显的临床甲减患者易发生感染，也容易发生不育。长期过量甲减的替代治疗，会发生两种情况：一是导致肾上腺危象，二是容易发生骨质疏松，然而最为严重的并发症是黏液水肿性昏迷，也就是甲减危象，会威胁患者的生命。

【案例经过】

患者，男，47岁。2020年12月来笔者所在医院进行心脏手术前甲状腺功能检测，首次发现甲状腺功能结果异常。TSH 86.919mIU/L（参考范围：0.35～4.94mIU/L）；FT₄ 7.4pmol/L（参考范围：9.01～19.05pmol/L）；FT₃ 3.68pmol/L（参考范围：2.43～6.01pmol/L）；TG-Ab ＞4000IU/mL（参考范围：0～115IU/mL）；TPO ＞1000IU/ml（参考范围：0.00～5.61IU/mL）。经内分泌科医生诊断为慢性甲状腺炎、甲状腺功能减退症，使用左甲状腺素钠片口服治疗，随后每月复查甲状腺功能，TSH维持在41.700～67.428mIU/L，FT₃、FT₄维持在正常参考范围。外送核T₃受体（TR）检测，TRβ、TRα基因检测为阴性，MRI垂体无明显异常。

【案例分析】

1.临床案例分析

该患者为中年男性，隐匿起病。临床表现：患者进餐后出现心悸、胸闷伴有大汗，偶有恶心，每次发作数分钟到一小时不等，休息后可缓解，心电图提示心室预激A型，诊断为预激综合征，入院前常规检查甲状腺功能时首次发现甲状腺功能异常。体格检查：无异常。辅助检查：甲状腺超声提示甲状腺腺体增粗、回声不均质，多次甲状腺功能检测结果提示慢性甲状腺炎、甲状腺功能减退症，见表30-1。

表30-1　患者多次甲状腺功能结果

项目	第一次	第二次	第三次	第四次
TSH（mIU/L）	86.619	91.195	67.425	41.750
FT$_3$（pmol/L）	3.68	4.68	4.51	4.09
FT$_4$（pmol/L）	7.4	8.49	10.05	9.43
TG-Ab（IU/mL）	>4000	>4000	—	—
TPO（IU/mL）	>1000	>1000	—	—

患者的临床表现和辅助检查结果均提示甲状腺炎、甲状腺功能减退症。但患者服用左甲状腺素钠片（优甲乐）几个月后TSH与预期值有显著差异，随访患者发现临床表现与实验结果不符。问诊患者用药情况，无服用胺碘酮、舍曲林等，排除药物干扰，无其他病史，进行鉴别诊断外送核T$_3$受体，TRβ、TRα基因检测为阴性，甲状腺激素不敏感综合征排除后，临床医师对TSH的结果提出疑问。经与检验医师共同探讨干扰因素的影响，经多项实验证明，考虑m-TSH（macro-TSH）影响了结果，临床医师参考PEG处理后的结果更接近临床真实值，遂降低用药量，患者临床症状得到改善。

2. 检验案例分析

检验医师接到临床医师的反馈后，进行了以下实验：首先，检验实验室检测结果发送严格按照操作规范执行，患者多次结果具有一致性，排除实验室错误；其次，需要考虑一系列检测影响因素（主要干扰类型：m-TSH、生物素、抗链霉胺抗体、抗钌抗体、甲状腺激素自身抗体和嗜异性抗体）对结果的影响[1]，遂进行了以下试验。

连续倍比稀释试验

如果异嗜性抗体干扰存在，稀释试验结果通常不呈线性[2]。用雅培平台配套的稀释液将血样分别稀释2倍、4倍、8倍、16倍、32倍，发现结果呈线性，提示TSH检测无异嗜性抗体干扰，结果见表30-2。

表30-2　TSH浓度倍比稀释浓度

	稀释倍数				
	原倍	2倍	4倍	8倍	16倍	32倍
TSH浓度（mIU/L）	88.963	47.764	25.987	14.987	7.585	3.610
回收率（%）		107.38	108.81	115.34	101.22	95.19

不同分析平台检测

将样本同时送至多平台，结果显示平台检测结果无统计学差异，见表30-3。

表30-3　多平台检测结果

样本	FT_3（pmol/L）	FT_4（pmol/L）	FT_3（nmol/L）	FT_4（nmol/L）	TSH（mIU/L）
仪器A	3.68	7.40	1.36	41.75	86.92
仪器B	4.12	8.22	1.48	45.67	83.14
仪器C	3.82	6.95	1.59	48.12	77.58

PEG沉淀试验

用25%PEG 6000沉淀血浆中的大分子蛋白后检测上清液中TSH，结果显示PEG沉淀后患者的TSH（73.680mIU/L降至13.982mIU/L）回收率仅为18.97%[3]。

异嗜性抗体阻断试验

检验科采用的TSH检测试剂所用标记抗体来源于小鼠，因此选择针对小鼠的两种异嗜性抗体阻断剂进行试验[4]，结果显示阻断无效，阻断前后的TSH分别为73.68mIU/L和67.428mIU/L。

通常干扰TSH检测的物质包括人类抗小鼠/动物抗体、类风湿因子和异嗜性抗体。通过阻断管培养患者血清、倍比稀释方法、PEG沉淀试验和不同体外诊断产品（IVD）平台检测，可以排除异嗜性抗体。检测m-TSH的金标准是凝胶过滤色谱法，但这种技术复杂、价格高，大部分实验室并没有开展。目前，检测m-TSH最常用的技术是PEG沉淀试验，回收率＜25%。考虑患者标本存在m-TSH，患者的TSH结果在雅培iSR2000的检测中受到m-TSH的干扰，导致TSH检测结果假性增高，干扰临床诊断。

【知识拓展】

m-TSH是一种大分子循环形式的TSH，由单体TSH和自身免疫性抗TSH抗体复合组成双倍或多倍聚合体。凝胶过滤色谱（GFC）可检测m-TSH分子大小，目前为诊断m-TSH的金标准。TSH是一种28kDa的生物活性激素，很容易被肾脏过滤，m-TSH是一种至少150kDa的大分子，可能在循环中无法通过肾脏代谢而在体内积累，导致TSH测量结果出现假阳性。m-TSH复合物为低生物活性，但仍具有免疫活性。由于m-TSH分子质量高，使其局限于血管内腔，与TSH结合的自身抗体可能会由于空间位阻而阻止TSH受体的激活，目前，用于TSH测试的免疫测量分析不能完全区分m-TSH与TSH，因此，可能导致错误的高TSH检测结果[5]，其解释对于临床医生来说可能具有挑战性。理想的免疫分析应仅检测生物活性TSH，而不应与m-TSH有交叉反应。然而，尚无这种理想的分析方法。

【案例总结】

1.临床案例总结

亚临床甲减是亚临床甲状腺功能减退疾病，这一疾病的临床表现不是很明显，大部分患者通过服用左甲状腺素片进行治疗。亚临床甲减分为轻型和重型两种，如果是轻症患者，一般可以通过服用左甲状腺素片进行治疗，并定期去医院进行促甲状腺激素分泌检查，及时关注病情的发展状况，调整治疗方案。对于重型亚临床甲减患者来说，最好是进行左甲状腺素的替代治疗，或者其他方式的治疗，及时控制激素的分泌水平，避免亚临床甲减症状加重，并且应该定期随访观察病情，以防出现意外情况，因此检验报告尤为重要。TSH为临床诊治的一个重要指标，TSH长期增高且在用药后效果不明显，可考虑不太常见的临床情况，如左甲状腺素吸收不良、使用某些药物（如胺碘酮、锂）、TSH耐药性、生物活性TSH等非甲状腺疾病情况。这就需要临床医师与检验医师/技师进行沟通，共同寻找问题点。本案例中经过检验科工作人员的最终证实干扰因素为m-TSH，由于m-TSH的生物活性较低，患者可能不需要甲状腺激素替代治疗。

2. 检验案例总结

虽然全自动化学发光免疫分析仪是目前免疫诊断中最先进的IVD检测方法，具有通量高、灵敏度高、精密度高等特点，但是也无法避免同免疫原性物质的干扰。本案例中，m-TSH和TSH具有相同的免疫原性，在检测分析过程中无法完全区分，导致结果假性增高，虽然m-TSH可通过凝胶过滤色谱（GFC）检测进行区分，但是一般实验室没有这项技术，其区分可以根据PEG沉淀、倍比稀释、异嗜性抗体阻断剂等排除性试验和鉴别诊断方法。与临床医生及时、充分、有效地沟通，寻找干扰结果的根本原因，获得正确的结果，为临床医生提供更加精准的结果[6]。

【专家点评】

免疫分析平台是目前临床实验室进行甲状腺功能测试的首选，特别是由于其完全自动化、周转时间短、高特异性和敏感性的特点。然而，免疫分析很容易受到不同类型的干扰，从而导致临床决策的错误。该案例中对m-TSH的处理方法思路清晰、分析得当、数据详细，为其他检测报告与临床结果相矛盾时提供了分析思路，也可以对其他干扰因素解决方案提供参考。在临床环境下正确报告这些干扰因素至关重要，临床检验工作中时常单独针对实验数据而缺乏临床信息，很难发现一些问题，该案例中的发现得益于丰富的经验和知识储备及认真负责的做事态度，及时与检验科工作人员沟通交流，共同努力发现根本问题，体现了临床与检验双方及时深度沟通的重要性。

致谢　感谢刘畅老师对本实验给予的帮助和指导。

参 考 文 献

[1] Julien F, Maria-Cristina B, Dominique M, et al. Interferences with thyroid function immunoassays: clinical implications and detection algorithm[J]. Endocr Rev, 2018, 39（5）: 830-850.

[2] Hattori N, Ishihara T, Yamagami K, et al. Macro TSH in patients with subclinical hypothyroidism[J]. Clin Endocrinol（Oxf）, 2015, 83（6）: 923-930.

[3] Giusti M, Conte L, Repetto AM, et al. Detection of polyethylene glycol thyrotropin（TSH）precipitable

percentage（Macro-TSH）in patients with a history of thyroid cancer[J]. Endocrinol Metab（Seoul）, 2017, 32（4）: 460-465.

[4] Hattori N, Ishihara T, Shimatu A. Variability in the detection of macro TSH in different immunoassay systems[J]. Eur J Endocrinol, 2016, 174（1）: 9-15.

[5] Kirac CO, Abusoglu S, Hataysal EP, et al. A rare cause of subclinical hypothyroidism: macro-thyroid-stimulating hormone[J]. Diagnosis（Berl）, 2020, 7（1）: 75-77.

[6] Aliberti L, Gagliardi I, Dorizzi RM, et al. Hypeprolactinemia: still an insidious diagnosis[J]. Endocrine, 2021, 72（3）: 928-931.

31　异嗜性抗体影响甲状腺功能

作者：鞠盼，韩宏艳（重庆医科大学附属第三医院检验科）

点评专家：邓昆（重庆医科大学附属第三医院检验科）

【概述】

检验医学发展到今天，检验设备越来越自动化、集成化，检验科每天会接到成千甚至上万份的样本。面对这么多的样本，检验工作人员备感压力的同时也肩负了更多的责任。当在日常检验工作中遇到不符合常理的检验结果时，不能仅仅通过仪器状态正常、质控在控、样本复查就发出异常报告，还要综合考虑可能影响结果准确性的多种因素，例如生理、饮食、药物、血液分离状态、自身抗体、类风湿因子、异嗜性抗体等因素对检验结果的干扰。本文介绍了因为异嗜性抗体干扰导致甲状腺功能检测的指标异常的案例。

【案例经过】

患者，女，75岁。主诉因"阵发性头晕、头痛2年余"就诊于笔者所在医院神经内科。经体格检查、头颅MRI及MRA检查，初步诊断为"多发腔隙性脑梗死"。患者无神经过敏、烦躁失眠、心悸、心律失常、乏力、怕热、多汗、体重减轻、食欲亢进等甲亢症状，也无畏寒、乏力、手足肿胀感、嗜睡、记忆减退、少汗、关节疼痛、体重增加等甲减症状，但患者的甲状腺功能检测示高敏促甲状腺激素（hTSH）9.80mIU/L↑，游离三碘甲腺原氨酸（FT_3）8.85pmol/L↑，游离甲状腺素（FT_4）7.08pmol/L↓，总三碘甲腺原氨酸（TT_3）4.13nmol/L↑，总甲状腺素（TT_4）>386.15nmol/L↑，促甲状腺受体抗体0.37IU/L，甲状腺球蛋白、抗甲状腺球蛋白抗体、抗甲状腺过氧化物酶抗体正常。血常规：WBC 4.17×10^9/L，RBC 4.25×10^{12}/L，HGB 124g/L，PLT 109×10^9/L。血沉：21mm/h。类风湿因子（RF）：3U/mL。凝血功能、肝功能、肾功能、血脂、血糖检测均未见异常。

【案例分析】

1.临床案例分析

患者高龄，但平素体健，hTSH、FT_3、TT_3、TT_4均升高的现象少见，而且患者无甲亢及甲减的临床症状及体征，患者会是少见的甲状腺激素抵抗吗？但患者的临床表现不支持中枢垂体性甲状腺功能异常。患者促甲状腺受体抗体0.37IU/L，甲状腺球蛋白、抗甲状腺球蛋白抗体、抗甲状腺过氧化物酶抗体也都正常，医生在诊疗过程中产生了一系列疑问，还需要进一步进行甲状腺其他检查吗？患者需要进行药物治疗吗？检验科的结果准确吗？

2. 检验案例分析

检验科首先确认了当日仪器质控情况良好，原始样本无溶血、乳糜血，而且看到当日检验工作人员为防止微量纤维丝造成检测干扰，还将样本二次离心后复查，与首次检测结果一致后发出报告，基本排除了外源性干扰因素的影响。经过小组讨论，结合自身抗体、类风湿因子、肝功能等检测结果排除了自身抗体、类风湿因子等内源性干扰因素，最后将目标锁定到异嗜性抗体上。随即使用去异嗜性抗体试剂处理样本，离心后重测得到的结果全部正常，并将去除异嗜性抗体干扰的检验报告回报给临床医生，医生表示与临床症状相符并接受报告，复测结果见表31-1。

表31-1　患者甲状腺相关指标复测结果

项目	参考范围	首次检测	当天复测	去异嗜性抗体试剂处理后复测
TT_3（nmol/L）	$1.18 \sim 2.38$	4.13	3.56	2.17
TT_4（nmol/L）	$73.74 \sim 137.15$	>386.15	>386.15	126.13
FT_3（pmol/L）	$4.27 \sim 6.96$	8.85	9.43	5.32
FT_4（pmol/L）	$7.95 \sim 14.79$	7.08	7.80	8.02
hTSH（mIU/L）	$0.670 \sim 6.060$	9.80	13.99	5.34

【知识拓展】

TT_3、TT_4、FT_3、FT_4、hTSH等均是反映甲状腺功能的良好指标。FT_3、FT_4是甲状腺素的活化部分，可直接反映甲状腺功能状态，不受血清TBG浓度的影响，其测定的敏感性和特异性较好，不易受到其他干扰因素的影响；结合型甲状腺激素是其储存和运输形式，TT_3、TT_4为结合型与游离型之和且为反映甲状腺功能的最佳指标；TSH测定是诊断甲亢的首选检查指标，可作为单一指标进行甲亢筛查。甲亢时TSH降低（但垂体性甲亢不降低或升高），TT_3、TT_4、FT_3、FT_4增高；原发性甲减血清TSH增高，增高的水平与病情程度相关，TT_3、TT_4、FT_3、FT_4降低；亚临床甲减仅有TSH增高。

异嗜性抗体（HAb）是通过已知或未知抗原刺激机体产生的一类高滴度、能与多个物种的免疫球蛋白发生相对较弱结合的多重特异性免疫球蛋白。它是干扰免疫学检测的主要物质之一，可通过非特异性结合、标记抗体、桥联捕获抗体或标记抗原等干扰检测过程，导致测定结果与临床表现不符。异嗜性抗体阻断剂（HBR）含有特异性结合位点的鼠源免疫球蛋白，能主动结合异嗜性抗体。异嗜性抗体被HBR结合后，便不能桥联免疫测定系统中的标记抗体和捕获抗体。

在临床检测中，血浆成分复杂，个体差异大，当出现异常结果时，检验人员并不能快速明确哪些物质可能会对检测造成影响，也可能无法特异性地去除某种物质的干扰。排除其他常见原因后，通过倍比稀释，HBR、PEG等阻断剂或沉淀剂处理，更换检测平台或检测试剂等措施，才可能得到真正的检测结果。

【案例总结】

1. 临床案例总结

随着现代社会压力增加及受到环境影响，甲状腺疾病患病人数逐年增加，但由于甲状腺疾病症状隐匿，且多为全身性的，很容易误诊、漏诊，尤其随着我国老龄化社会的到来，甲状腺疾病成为老年人常见病之一，症状更加容易与衰老表现混淆，抑或与老年综合征并存，给临床医生带来了更大的挑战，而临床医生对检验结果的依赖性非常大，准确的甲状腺检测结果、影像检查可以帮助医生快速筛查出患病人群，达到早期发现、早期诊断、早期治疗的目的。

2. 检验案例总结

该案例中甲状腺功能的检验结果为少见组合，TT_3、TT_4、FT_3 与 hTSH 同时升高，首次检测者虽然已发现此现象，也做了相应的处理、复查后发出报告，但这样的报告无疑会对临床医生造成困扰。检验医师应该主动与临床医师沟通，当看到这样的反常结果时，检验医师和临床医师共同分析原因、寻找对策，充分认识到干扰的可能性，运用多种检验技术，尽可能地排除干扰，才能真正解决问题，减少患者不必要的心理负担和经济压力。

检验人员同样要清楚异嗜性抗体不仅仅会影响甲状腺功能检测，免疫检验的很多项目都会受到它的干扰，例如：内分泌类，人绒毛膜促性腺激素、泌乳素、皮质醇；肿瘤标志物类，降钙素、癌胚抗原、CA-125、甲胎蛋白、前列腺特异性抗原等；心肌生物标志物类，肌钙蛋白、肌红蛋白、肌酸激酶同工酶（CK-MB）等，以及人类免疫缺陷病毒、C反应蛋白、干扰素等[3, 4]。

【专家点评】

作者在处理临床医生质疑的过程中，思路清晰，结合小组讨论，一步一步将事情的真相挖掘出来，最终给出了真实、客观的甲状腺功能检测结果。随着检验医学的发展，检验医师的重要性也越来越得到认可，检验科每天发出的一张张报告单的背后，检验医师要核查标本无误，确定室内质控在控、仪器检测系统没有问题，检验结果对该标本负责，检验医师更需要的是利用多元化的知识结构，帮助临床医师正确解读报告单，以及对与临床表现不符的检验结果行进一步的探究，为临床医师真正解决问题提供依据，减少患者不必要的心理负担和经济压力。

参 考 文 献

[1] SakaI H, Fukuda G, Suzuki N, et al. Falsely elevated thyroid-stimulating hormone（TSH）level due to macro-TSH[J]. Endocr J, 2009, 56（3）: 435-440.

[2] Park A, Edwards M, Donaldson M, et al. Lesson of the week: interfering antibodies affecting immunoassays in woman with pet rabbits[J]. BMJ, 2003, 326（7388）: 541-542.

[3] 王焰, 黄晓雪, 马莉, 等. 异嗜性抗体对化学发光检测结果的影响[J]. 贵阳医学院学报, 2013, 38（1）: 94-96.

[4] 蒋利君, 黎宇, 戴盛明. 异嗜性抗体对免疫测定干扰的研究进展[J]. 分子诊断与治疗杂志, 2010, 2（1）: 68-72.

32　甲状腺球蛋白用于分化型甲状腺癌肺转移

作者：王永斌，石洁（云南省肿瘤医院核医学科）

点评专家：邓智勇（云南省肿瘤医院核医学科）

【概述】

甲状腺功能相关检测指标不仅在评估甲状腺功能亢进或减退上有极高的临床价值，而且在分化型甲状腺癌（DTC）中也有广阔的临床应用，特别是甲状腺球蛋白（thyroglobulin，Tg）在分化型甲状腺癌的诊治过程中，因有较高的组织特异度和灵敏度而有极高的临床地位，对于异常增高的血清Tg，需要重点关注甲状腺异常病变。

【案例经过】

患者，女，47岁。以"发热1周，咳嗽、咳痰3天，偶有痰中带血"为主诉入院。患者于1周前出现发热，不伴寒战，最高体温达39.8℃，行CT检查提示双肺占位，给予对症治疗后，症状好转，无发热、咳嗽等，建议至上级医院就诊。

为进一步治疗来笔者所在医院就诊，门诊以"双肺占位性病变"收治入院。入院症状：咳嗽、咳痰，为黄浓痰，偶有痰中带血丝，量少，为鲜红色，无咯血及黑便，偶有胸闷、乏力、气促，无发热、盗汗等不适。自发病以来，患者精神状态良好，体力情况良好，食欲食量正常，睡眠情况良好，体重无明显变化，大小便正常。既往史：否认肝炎史、结核病史、疟疾史、高血压史、冠心病史、糖尿病史。个人史：生于原籍，久居原籍，无疫区、疫情、疫水接触史，否认吸烟史、饮酒史。手术史：不详。

入院查血常规：白细胞 6.08×10^9/L [参考范围：（$3.5 \sim 9.5$）$\times 10^9$/L）]，中性粒细胞 3.08×10^9/L [参考范围：（$1.8 \sim 6.3$）$\times 10^9$/L]，淋巴细胞 2.63×10^9/L [参考范围：（$1.1 \sim 3.2$）$\times 10^9$/L]，单核细胞 0.16×10^9/L [参考范围：（$0.1 \sim 0.6$）$\times 10^9$/L]，嗜酸性粒细胞 0.19×10^9/L [参考范围：（$0.02 \sim 0.52$）$\times 10^9$/L]，嗜碱性粒细胞 0.02×10^9/L [参考范围：（$0.00 \sim 0.06$）$\times 10^9$/L]，红细胞 4.44×10^{12}/L [参考范围：（$3.8 \sim 5.1$）$\times 10^{12}$/L]，血红蛋白 133 g/L（参考范围：$115 \sim 150$）g/L，血小板 278×10^9/L [参考范围：$125 \sim 350$）$\times 10^9$/L]。

甲状腺超声：①双侧锁骨上异常实质回声，性质待查，考虑淋巴结肿大。②原甲状腺区域：未见明显占位病变。

心电图：窦性心律过缓。

从以上患者基本信息看，该患者有呼吸系统疾病，与甲状腺关系不大，甲状腺功能检测结果为正常水平。但患者入院常规行甲状腺功能检测，结果让人非常意外：甲状腺功能减退，Tg异常增高（表32-1）。

表32-1　患者甲状腺功能检测结果

检测项目	检测结果	提示	参考范围
T_3（ng/mL）	0.62	↓	0.9～1.8
T_4（μg/dL）	2.75	↓	5～13
TSH（μIU/mL）	＞100	↑	0.27～4.20
Tg（ng/mL）	＞500	↑	3～72
TG-Ab（IU/mL）	13.7		＜110.0
TPO-Ab（IU/mL）	2		＜40.0
FT_3（pmol/L）	3.15	↓	3.5～7.0
FT_4（pmol/L）	5.04	↓	10.0～22.5

【案例分析】

1.临床案例分析

患者有"发热1周，咳嗽、咳痰3天，偶有痰中带血"等症状。行CT检查显示双肺多发结节，转移瘤可能。甲状腺B超显示：甲状腺两侧叶及峡部已切除，原甲状腺区域未见明显占位病变。综合以上辅助诊断信息，临床医生准备按照转移性肺癌初诊，原发灶不明。检验科医生主动同临床主管医生沟通联系后，结合实验室检查结果TSH＞100μIU/mL、Tg＞500ng/mL，提示甲状腺癌复发或转移。临床医生获得了新的思路，认同检验科医生的看法：转移性肺癌，原发灶很可能来自甲状腺癌的肺转移。

临床主管医生再次询问患者病史后得知：该患者半年前在省外某医院做了双侧及峡部甲状腺全切除，术后病理未知，未服左甲状腺素钠片（优甲乐）做替代治疗。因此，可以解释甲状腺功能报告提示的甲状腺功能减退。下一步计划拟行VATS肺叶切除手术，以明确诊断。

追踪病理结果：3月21日，VATS左肺下叶楔形手术，术中冰冻：腺癌；硬化性肺细胞瘤。3月22日，HE及免疫组化：分化型甲状腺癌肺转移。

2.检验案例分析

查看实验室各个甲状腺功能项目质控情况，发现质控合格，近1个月未发现失控情况；检查患者标本，无溶血、严重乳糜血、严重脂血；重新复查TSH、Tg，结果仍然为上述结果。实验室检查结果可靠，甲状腺确实有严重问题。为慎重起见，重新查看甲状腺超声结果，超声描述中发现：甲状腺两侧叶及峡部已切除，原甲状腺区域未见明显占位病变。考虑：①甲状腺功能减退；②根据甲状腺B超结果（双侧甲状腺及峡部切除），理论上Tg应该很低，或是测不出来，而实验室结果显示血清Tg异常增高，是否为分化型甲状腺癌复发转移（特别是肺转移），由转移灶的甲状腺癌细胞分泌出Tg，导致血清Tg异常增高？遂与临床医生沟通。

【知识拓展】

Tg是甲状腺最重要、含量最丰富的蛋白质，由8号染色体的q24区、全长260 kb、含有48个外显子的基因转录。Tg基因的转录受到一些激素的调控，如TSH和T_3，其中TSH可以促进Tg的转录，相反T_3可以抑制Tg的转录。Tg占甲状腺滤泡腔胶质成分的20%～30%，它在滤泡腔胶质中的浓度最高达800ng/mL。Tg为大分子含碘糖蛋白，由两条相同的多肽链组成，相对分子量为660 000。每个Tg约有2个甲状腺素（T_4）和0.5个三碘甲腺原氨酸（T_3）分子。Tg是甲状腺激素合成的前体蛋白，溶酶体水解Tg表面的T_4、T_3并使之释放入血，同时少量的Tg也释放入血，部分Tg经甲状腺淋巴管分泌入血。血循环中的Tg被肝脏的巨噬细胞清除。甲状腺球蛋白能够反映出甲状腺的大小、甲状腺炎的损伤程度。

Tg作为DTC的肿瘤标志物，并具有很高的灵敏度和组织特异度[1]。临床对于Tg检测性能要求较高，这是因为在分化型甲状腺癌全切除后，如Tg增高需要高度怀疑复发或转移的可能[2]。部分案例TG-Ab阳性，若发生类似该案例的DTC复发或转移，会导致Tg假性降低，此时需要同时检测Tg和TG-Ab，并尽量确保使用同一平台的试剂[3]。

【案例总结】

1. 临床案例总结

甲状腺癌是内分泌系统中一种常见的恶性肿瘤。甲状腺乳头状癌（PTC）和甲状腺滤泡状癌（FTC）在一定程度上保留了甲状腺滤泡上皮的功能，称为分化型甲状腺癌（DTC），约占甲状腺癌的90%。尽管DTC患者的生存率很高，但如出现远处转移，往往会严重影响患者的生存质量，并且是引起死亡的主要原因。DTC远处转移的发生率为7%～23%，常见的转移器官有肺脏、骨骼和脑，其中肺转移占所有远处转移的45%，并占DTC患者的5.2%[4]。甲状腺癌肺转移隐蔽性强，需要特别注意甲状腺病史及血清甲状腺功能激素情况，有条件开展Tg检测的实验室应该积极开展，对于甲状腺癌肺转移的诊断会有较好的帮助。

2. 检验案例总结

针对案例检验结果检验医师结合甲状腺超声结果和临床医生主动沟通，从实验室检验结果角度考虑倾向于甲状腺癌肺转移，原因：Tg明显升高，且甲状腺超声发现甲状腺缺如、颈部淋巴结未见转移，则该Tg升高很可能是甲状腺癌细胞转移至肺部所致。后经病理得到证实。

此案例的及时沟通，不仅打消了临床医生的疑惑，还提升实验室检查结果的临床意义。

【专家点评】

临床与检验沟通价值重大，交流产生价值。Tg的异常增高，不能简单地认为是实验室检查中的误差，或是患者某些特殊情况所致。检验医学是临床医学的二级学科，检验医生应该主动参与临床诊疗过程，临床与检验相互促进、共同支持，可有效地避免临床中不必要的疑惑。

参 考 文 献

[1] 李小毅, 张波, 林岩松. 成人甲状腺结节与分化型甲状腺癌诊治指南（2015年美国甲状腺协会）解读[J]. 中华耳鼻咽喉头颈外科杂志, 2017, 52（4）: 309-315.

[2] 中国临床肿瘤学会指南工作委员会甲状腺癌专家委员会. 中国临床肿瘤学会（CSCO）持续 / 复发及转移性分化型甲状腺癌诊疗指南 [J]. 肿瘤预防与治疗, 2019, 32（12）: 1051-1080.

[3] 中国抗癌协会甲状腺癌专业委员会. 甲状腺癌血清标志物临床应用专家共识（2017版）[J]. 中国肿瘤临床, 2018, 45（1）: 7-13.

[4] Lee YS, Lim YS, Lee JC, et al. Clinical implications of bilateral lateral cervical lymph node metastasis in papillary thyroid cancer: a risk factor for lung metastasis[J]. Ann Surg Oncol, 2011, 18（12）: 3486-3492.

33　游离甲状腺素异常升高

作者：梅占军，尹静，雷元东（成都医学院第二附属医院·核工业四一六医院核医学科）
点评专家：史育红（成都医学院第二附属医院·核工业四一六医院核医学科）

【概述】

在血液循环系统中，99.95%的甲状腺激素与转运蛋白可逆性结合。甲状腺激素主要与甲状腺素结合球蛋白（TBG）结合，白蛋白和甲状腺素结合前白蛋白（TBPA）次之。未与转运蛋白结合的甲状腺激素即为游离甲状腺激素（FT_4），在循环中以游离形式存在。甲状腺激素的合成和分泌主要受下丘脑-垂体-甲状腺轴的负反馈调节，血液中游离甲状腺素（FT_4）、游离三碘甲腺原氨酸（FT_3）水平的波动引起下丘脑释放促甲状腺激素释放激素（TRH）及垂体释放促甲状腺激素（TSH）的增多或减少。临床常使用甲状腺激素和促甲状腺激素的体外分析指标来反映甲状腺的功能状态。

【案例经过】

患者，女，19岁。2019年1月17日因"颈部包块伴甲状腺功能异常5余年"入院。患者5年前发现颈部包块，诊断为"甲状腺功能亢进症"，予以甲巯咪唑治疗。2017年10月10日，患者因"甲状腺肿伴甲状腺结节"行"超声引导下双侧甲状腺结节射频消融术"，术后继续给予甲巯咪唑治疗。2019年1月17日检查结果：甲状腺球蛋白（Tg）：>500ng/mL（参考范围：3.50～77.00ng/mL），甲状腺球蛋白抗体（Tg-Ab）1049.00IU/mL（参考范围：0.00～115.00IU/mL）、甲状腺过氧化物酶抗体（TPO-Ab）544.10IU/mL（参考范围：0.00～34.00IU/mL）。甲状腺CT示甲状腺弥漫性肿大，其内多发结节，性质不明确，气管受压变窄。2019年1月28日在全身麻醉下行双侧甲状腺次近全切除术＋双侧喉返神经探查术。术后病理示良性结节。患病以来，该患者多次进行甲状腺功能检测，结果详见表33-1。回顾性观察发现该患者的游离甲状腺素多次异常升高，与促甲状腺激素结果不一致，遂提出相关的临床问题：游离甲状腺素异常升高的原因是什么？

表33-1　患者历次甲状腺功能检测结果回顾

时间	T_3（nmol/L）	T_4（nmol/L）	FT_3（pmol/L）	FT_4（pmol/L）	TSH（mIU/L）
2017年10月6日	2.67	28.7	6.42	12.47	2.262
2017年12月15日	2.73	53.7	5.46	15.47	9.42
2018年4月6日	3.73	150.5	10.36	40.59	<0.005
2018年6月29日	1.81	36.9	4.63	27.87	4.751

续表

时间	T₃(nmol/L)	T₄(nmol/L)	FT₃(pmol/L)	FT₄(pmol/L)	TSH(mIU/L)
2018年8月24日	2.01	25.4	4.83	37.78	17.125
2018年10月22日	3.41	94.3	9.59	48.72	0.014
2019年1月8日	2.68	68.4	6.52	57.37	0.851
2019年1月17日	2.56	52.8	6.59	73.96	1.245
2019年1月26日	1.91	47.2	4.92	60.28	1.789
2019年2月2日	0.68	28.2	1.79	40.08	18.193
2019年3月4日	1.63	169.3	4.97	43.87	0.528

注：T_3. 三碘甲腺原氨酸（参考范围：0.92～2.79nmol/L），T_4. 甲状腺素（参考范围：58.1～140.6nmol/L），FT_3. 游离三碘甲腺原氨酸（参考范围：3.54～6.47pmol/L），FT_4. 游离甲状腺素（参考范围：11.48～23.22pmol/L），TSH. 促甲状腺激素（参考范围：0.510～4.940mIU/L）。

【案例分析】

1. 临床案例分析

临床工作中，偶有发现少数甲状腺功能减退患者出现FT_4与FT_3、TSH矛盾性异常，以异常升高为主，且患者症状、体征变化与FT_4异常升高无明显相关性。该患者为甲状腺功能亢进伴甲状腺结节，出现FT_4矛盾性升高，实为少见。

2. 检验案例分析

检验人员同临床医生充分交流后，决定从FT_4检测原理入手，查找可能的原因。目前FT_4多采用化学发光免疫检测，原理如下：待测物与试剂中的甲状腺素竞争结合甲状腺素抗体，通过检测反应体系中抗原抗体复合物浓度来判断待测物中甲状腺素水平。测定结果易受生物素、甲状腺激素自身抗体（THAAb）、异嗜性抗体等干扰，导致假阳性结果[1, 2]。笔者所在实验室采用西门子ADVIA Centaur XP检测系统，试剂和定标液均来自厂家配套试剂盒，FT_4测定方法采用一步法，使用生物素蛋白和生物素化的兔抗甲状腺素多克隆抗体。结合免疫反应原理，可以认为FT_4在ADVIA Centaur XP上检测时可能受THAAb、异嗜性抗体、生物素等因素的干扰，引起了假阳性结果。

临床医生再次详细询问病史、用药情况和动物接触史等，该患者否认服用含生物素的药物或保健品，也无动物接触史。实验室结合化学发光免疫分析的常见影响因素，设立了一套排查步骤：

（1）生物素排查。当样本中存在高浓度的生物素时，生物素与链霉亲和素结合，造成游离信号增强，导致结果的假性增高。经详细询问病史，该患者并未服用含生物素的药物或保健品，故排除生物素的干扰。

（2）甲状腺自身抗体和异嗜性抗体排查。选用了两种异嗜性抗体阻断剂（HBR-PLUS阻断剂和HBR-11阻断剂）、20% PEG 6000沉淀剂（去除THAAb）同时处理患者血浆，混匀，过夜，离心取上清液在ADVIA Centaur XP上进行FT_4的检测，结果见表33-2。

表33-2 自身抗体检测结果

组别	1	2	3	4	5	6
血浆（μL）	100	100	100	100	100	100
HBR-PLUS（μL）	100	0	100	0	0	0
HBR-11（μL）	0	100	0	100	0	0
20% PEG 6000溶液（μL）	0	0	200	200	200	0
水（μL）	200	200	0	0	100	300
FT_4（pmol/L）	64.23	61.12	15.88	15.88	18.32	78.44

根据表33-2结果，20% PEG 6000沉淀剂（去除THAAb）处理患者血浆后，血浆中FT_4值明显下降，单加异嗜性抗体阻断剂对结果没有明显的影响，可以认为该患者血浆中存在甲状腺激素自身抗体，影响FT_4的检测结果。

（3）不同分析平台对该患者的甲状腺功能进行检测分析。

1）仪器与试剂。ADVIA Centaur XP全自动化学发光免疫测定仪，配套游离甲状腺素测定试剂盒（德国Siemens公司）。Cobas e601全自动化学发光仪，配套游离甲状腺素测定试剂盒（美国Roche公司）。

2）检测方法。取患者2019年1月26日空腹静脉血5ml于肝素抗凝剂中，3500r/min离心5min后分离血浆，分别在两个分析平台检测。

3）检测结果见表33-3。

表33-3 不同分析平台的甲状腺功能检测结果

检测项目	方法（仪器）	
	直接发光法（ADVIA Centaur XP）	电化学发光法（Cobas e601）
T_3（nmol/L）	1.91（0.92～2.79）	1.79（0.88～2.44）
T_4（nmol/L）	47.2（58.1～140.6）	35.59（62.60～150.80）
FT_3（pmol/L）	4.92（3.54～6.47）	4.88（2.63～5.70）
FT_4（pmol/L）	60.28（11.48～23.22）	6.83（9.01～19.05）
TSH（mIU/L）	1.789（0.510～4.940）	1.696（0.350～4.940）

【知识拓展】

ADVIA Centaur XP和Cobas e601检测平台都是使用竞争法检测FT_4，两个检测平台的FT_4结果差异显著，分析原因，Cobas e601检测平台可能会更有效地减少自身抗体的干扰。

【案例总结】

1.临床案例总结

在本案例中，血浆游离甲状腺素异常升高，检验结果与临床症状出现矛盾现象，临床医生大胆地质疑检验结果，和检验科医生及时沟通，分析导致结果矛盾的原因。

2. 检验案例总结

在本案例中血浆游离甲状腺素异常升高，并不是生物素引起的假阳性结果，通过异嗜性抗体阻断剂去除血浆中异嗜性抗体，血浆游离甲状腺素的结果并无变化，加入20% PEG 6000沉淀甲状腺激素自身抗体，结果差异明显，故推测可能是甲状腺激素自身抗体引起了血浆游离甲状腺素升高。患者检测的甲状腺球蛋白抗体和甲状腺过氧化物酶抗体均升高，甲状腺CT示甲状腺弥漫性肿大，患者有桥本甲状腺炎，THAAb虽然在普通人群中并不常见，但在甲状腺疾病和非甲状腺相关的自身免疫性疾病患者体内其浓度会明显增高，尤其是在桥本甲状腺炎患者体内检出率可高达40%[3]。

ADVIA Centaur XP平台通过直接化学发光技术的竞争免疫分析游离甲状腺素，患者样本中游离甲状腺素与标记试剂中吖啶酯标记的甲状腺素之间存在竞争关系，两者共同竞争一定量的生物素化的多克隆抗体。生物素标记的抗甲状腺素抗体与生物素蛋白结合。Cobas e601平台对游离甲状腺素的检测中使用患者样本和钌复合物标记的特异性anti-T$_4$抗体一起孵育，添加生物素化标记的T$_4$和包被链霉素亲和素的磁珠颗粒，前者将与未结合的标记结合，形成抗体-半抗原复合物。然后整个复合物在生物素和链霉素亲和素的相互作用下结合到固相载体上。将反应液吸入测量池，通过电磁作用将磁珠吸附在电极表面，未结合的物质通过清洗液洗去，给电极加以一定的电压，使复合体化学发光，并通过光电倍增器测量发光强度。

对本案例中FT$_4$异常升高进行排查后反思，化学发光免疫反应不同平台的检测结果不一致，原因分析如下：首先，在ADVIA Centaur XP检测平台使用的是生物素化的兔抗甲状腺素多克隆抗体，而在Cobas e601检测平台采用的是钌标记anti-T$_4$多克隆抗体（羊），可能是两个检测平台标记抗体不同，与固相载体结合能力具有一定差异，导致内源性结合蛋白亲和力不同，而这个内源性结合蛋白主要考虑甲状腺素自身抗体干扰[4]，当THAAb存在时，示踪剂标记的T$_4$与样品内THAAb异常结合，示踪剂标记的T$_4$与检测的抗体结合减少，由于采用竞争法，所以标记处的FT$_4$增多，结果假性增高。其次，血浆的成分复杂，个体差异明显。当出现异常的结果时，应考虑自身因素对检验结果的影响，多角度、全方位地思考临床案例，不断增加临床经验。

【专家点评】

检验医学是现代实验室技术与临床医学相结合的一门新型学科，随着检验技术的不断拓展，检验科不再只是一个辅助科室，它已在临床的诊断、治疗中发挥重要的作用。该案例中的检验工作者就一长期治疗患者的FT$_4$出现不可解释的升高，与临床医生一同讨论，层层剖析FT$_4$结果受干扰的可能因素，通过追加实验，最终为临床医生提供了可靠的结果。通过案例分析，检验工作者在日常的工作中，不仅要注重实验室分析过程，还应该了解实验方法的原理、干扰因素，增强"临床意识"，参与临床查房及病案讨论。对于临床医生追问的异常结果，不能简单地回复"质控在控"，而要通过与临床医生沟通，了解临床医生的困惑，给临床提供真实有效的诊断依据。

参 考 文 献

[1] 冯珍如. 生物素对生物素 - 链霉亲合素免疫分析系统干扰的研究进展 [J]. 临床检验杂志, 2019, 37（1）: 1-4.

[2] Beato-Víbora PI, Alejo-González S. Avoiding misdiagnosis due to antibody interference with serum free thyroxin[J]. Int J Endocrinol Metab, 2016, 15（1）: e37792.

[3] 梁晓君, 欧阳良良, 胡志坚. 血清中 TgAb, TPOAb, Trab 在自身免疫性甲状腺疾病诊断中的临床意义 [J]. 实验与检验医学, 2018, 36（6）: 919-921.

[4] Després N, Grant AM. Antibody interference in thyroid assays: a potential for clinical misinformation[J]. Clin Chem, 1998, 44（3）: 440-454.

34　生物靶向药导致甲状腺功能异常

作者：王永斌，石洁（云南省肿瘤医院核医学科）

专家点评　邓智勇（云南省肿瘤医院核医学科）

【概述】

甲状腺激素受到垂体-甲状腺轴的调控，使得甲状腺激素保持动态平衡，确保机体不发生甲亢或甲减的病理状态。但在某些特殊情况下，如医疗活动会打破甲状腺调控的动态平衡，导致甲状腺功能异常。生物靶向药是目前临床上常见的抗肿瘤药物，不仅对原发性肿瘤有很好的疗效，而且副作用小，应用前景广阔。然而，某些靶向药可能会作用在甲状腺上，导致甲状腺被破坏，引发甲状腺功能异常变化。

【案例经过】

患者，女，33岁，已婚。2018年确诊"左肺鳞癌"并接受化疗，因左侧背部癌转移，辗转昆明、北京等多地进行治疗。2019年12月因肩胛疼痛至笔者所在医院放疗科就诊，于2020年1月14日至2020年2月12日行"左肩胛病灶姑息镇痛放疗"，放疗部位为左肩胛病灶区，照射总剂量和分割方式分别为DT40Gy/20F/20d和DT200cGy/F，并给予唑来膦酸抑制骨质破坏。患者于9月18日至放疗科行左肩胛转移病灶放疗10次。11月7日、11月29日返院复查评估出现病情进展，更换化疗方案为信迪利单抗200mg、白蛋白结合型紫杉醇300mg联合卡铂0.35g。

患者化疗后疼痛症状有缓解，为进一步治疗来笔者所在医院就诊，门诊以"左肺鳞癌肩胛转移"收入院。自发病以来，患者精神状态良好，体力情况较差，食欲食量差，睡眠情况良好，体重下降3kg。

【案例分析】

1.临床案例分析

患者入院以来，在放化疗的同时，密切地进行甲状腺等功能的评估与检测。甲状腺功能监测提示：患者更换化疗方案后，甲状腺功能呈"过山车式"的变化。经过与核医学科沟通，考虑与药物治疗引发的变化有关：患者于2019年11月29日更换化疗方案，由（GP方案）吉西他滨（1.6g D1，DDP 40mg D1～D2）更换为信迪利单抗（200mg D0，白蛋白结合型紫杉醇300mg D1联合卡铂0.35g D1）。

2. 检验案例分析

2020年2月13日后，入笔者所在医院行甲状腺功能检测，结果见表34-1。

表34-1　患者自2020年2月13日至11月5日甲状腺功能变化情况

项目	参考范围	2月13日	3月20日	3月30日	4月21日	5月26日	6月29日	8月13日	11月5日
三碘甲腺原氨酸（T_3）	0.9～1.8ng/mL	1.20	3.33	1.46	0.68	0.62	0.78	0.77	0.8
甲状腺素（T_4）	5～13μg/dL	9.6	＞30	12.8	3.64	3.22	6.16	6.77	10.02
促甲状腺激素（TSH）	0.27～4.20μIU/mL	3.2	0.02	0.03	76.2	＞100	＞100	＞100	41.9
甲状腺球蛋白（Tg）	3～72ng/mL	90.90	0.49	0.38	0.32	0.06	0.05	＜0.04	＜0.04
甲状腺球蛋白抗体（TG-Ab）	＜110.0IU/mL	63.7	576.6	436.0	596.2	680.0	633.4	569	500.4
甲状腺过氧化物酶抗体（TPO-Ab）	＜40.0IU/mL	＞400	＞400	＞400	＞400	＞400	＞400	＞400	＞400
游离三碘甲腺原氨酸（FT_3）	3.5～7.0pmol/L	5	16.2	5.29	3.5	2.7	3.4	3.36	2.99
游离甲状腺素（FT_4）	10.0～22.5pmol/L	19.2	89.8	29.6	8.0	6.5	10.96	12.2	15.11

患者甲状腺功能在近2个月（2月13日至5月26日）经历了从正常发展到重度甲亢，再到重度甲减。患者甲状腺功能变化趋势见图34-1。

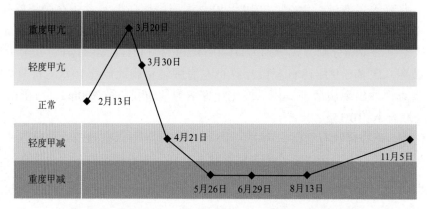

图34-1　患者自2月13日至11月5日甲状腺功能变化趋势

对于轻度和重度甲亢、甲减的划分标准暂定为：轻度甲亢，FT_3和（或）FT_4升高，且＜2倍参考上限；

重度甲亢，FT_3和（或）FT_4≥2倍参考上限

变化发生的机制如何？通过查看患者用药考虑为信迪利单抗药物的作用。信迪利单抗可能的不良反应包括甲减[1]。在使用该药初期通常以甲状腺细胞破坏为主，导致滤泡内大量的甲状腺激素释放入血，进而患者并发甲亢；后期甲状腺激素释放殆尽，甲状腺激素水平降低，以甲减为其表现。从甲状腺功能指标看，无论是T_3、T_4、TSH、FT_3、FT_4，还是血清Tg水平异常变化，均支持甲状腺细胞被破坏。患者6月29日服用左甲状腺素钠片（优甲乐）后，甲状腺功能指标有所恢复，甲减症状有所缓解。

　　此外，该案例患者TG-Ab增高考虑信迪利药物破坏甲状腺细胞，甲状腺滤泡内大量Tg释放入血，刺激机体免疫反应，产生了针对Tg的抗体，即TG-Ab。血清Tg后来降低的原因是TG-Ab增高，干扰Tg的检测，出现了Tg的假阴性。所以，检测血清Tg需要同时检测TG-Ab[2]，方可确定Tg检测结果是否准确。

【知识拓展】

　　程序性细胞死亡蛋白1（programmed cell death protein 1，PD-1）单抗成为近年肿瘤免疫治疗领域炙手可热的药品。信迪利单抗是PD-1/PD-L1抑制剂药物之一，在肺癌治疗过程中使部分患者的生存时间得到了明显延长[1]。PD-1抗体彻底改变了非小细胞肺癌（NSCLC）的治疗格局，成为肺癌患者的新希望。信迪利单抗是我国最新批准的PD-1/PD-L1抑制剂药物之一，相较于其他同类型药物，其价格具有极大优势。信迪利单抗通过与PD-1结合，抑制其与PD-L1及PD-L2的相互作用，从而阻断导致肿瘤免疫耐受的相关分子通路，再次激活淋巴细胞的抗肿瘤活性，从而杀伤肿瘤。相关研究结果提示，信迪利单抗联合化疗能极大地延长患者的生存时间，其不良反应主要为发热、肺炎、红/白细胞减少、血小板减少、皮疹、肺炎、腹泻及结肠炎、肝肾损伤、心肌炎、重症肌无力或横纹肌溶解等，免疫相关AE发生率约为54%[2]。

　　如果患者在甲状腺破坏初期行甲状腺SPECT扫描（碘-125扫描），很可能会出现不摄取碘的情况，此时影像扫描结果与实验室检测结果不一致，临床上称之为"分离现象"，为甲状腺破坏的特异表现，具有较高的临床价值。

【案例总结】

1. 临床案例总结

　　甲状腺功能在短时间内呈"过山车式"的变化，特别考虑缘于某些特殊治疗。临床医生和检验医生需要及时沟通，寻找可能影响甲状腺功能的因素，逐一分析，逐一判断，明确导致异常的原因，避免临床医生对检验结果造成疑问或质疑。PD-1药物大量应用于肿瘤的治疗，取得很好的疗效，但同时也需要关注其副作用，特别是对甲状腺和心肌的破坏[3]。使用PD-1抑制剂的患者经历甲状腺毒症之后，其甲状腺功能可能恢复正常，部分转归为甲减。因此，应继续观察本例患者甲状腺功能的变化，若转归为甲减，则应根据临床症状和TSH水平考虑采用甲状腺激素替代治疗。该病例提示临床医生需提高对PD-1抑制剂引起的甲状腺功能障碍的认识。此外，对该类患者的管理需加强多学科合作。

2. 检验案例总结

　　全自动化学发光免疫分析仪为实验室的重要设备，由于其灵敏度高、精密度好、通量高而得到广泛应用，特别是在感染性疾病、肿瘤、内分泌疾病等方面应用较为突出。众所周知，激素是人体内分泌细胞分泌的微量高效能化学物质，虽然在人体含量极低（ng/mL

或 pg/mL），但对机体的代谢发挥着重要作用。实验室要充分使用好全自动化学发光仪，必须做好室内质控、室间质评、性能验证等，方可确保检验结果的准确。当遇到与历史值有较大变化时，除了查看实验室质量控制、核对样本等外，还需要与临床医生沟通，找出分析前的可能原因，如患者状态变化、采血部位、采用的某些特殊药物、采取的手术等，这些均可能导致实验室检测结果的异常变化。

【专家点评】

生物靶向药是目前治疗肿瘤的一个全新方向和重要手段，由于其特异性高、副作用小、疗效肯定，受到临床的广泛认可。但目前对其副作用的认识还不够充分。实验室检测结果异常，前后变化较大，临床科室与检验科室应充分沟通交流，甚至联合药学科等进行多学科会诊，找到原因，更好地服务患者。

参 考 文 献

[1] 中国抗癌协会甲状腺癌专业委员会. 甲状腺癌血清标志物临床应用专家共识（2017版）[J]. 中国肿瘤临床, 2018, 45（1）: 7-13.

[2] 米虽才, 陈志明, 罗建文, 等. 宜肺扶正抗癌汤联合信迪利单抗, 培美曲塞治疗晚期非鳞非小细胞肺癌的临床效果[J]. 中国现代医生, 2021, 59（5）: 87-91.

[3] 孙潇泱, 蒋晶晶, 蔡青青, 等. PD-1抑制剂所致甲状腺毒症1例报告[J]. 中国临床医学, 2019, 26（3）: 511-513.

第四部分

性激素分泌异常

35　不典型泌乳素升高

作者：赵蕾，赵岩（中国医科大学附属第一医院检验科）

点评专家：康辉，赵敏（中国医科大学附属第一医院检验科）

【概述】

泌乳素（prolactin，PRL）又称催乳素，是垂体前叶分泌的、由199个氨基酸组成的、相对分子量为23 000的多肽蛋白激素。泌乳素的检测结果是高泌乳素血症（HPRL）重要的诊断指标与依据。临床可见PRL升高但与临床症状不符合情况。

【案例经过】

患者，女，39岁，以"月经紊乱半年"为主诉入院。

现病史：患者半年前无明显诱因出现月经紊乱，表现为月经周期延长，但无停经大于半年，无泌乳、痛经等表现。于笔者所在医院门诊检查血清泌乳素为1452mIU/L，为进一步诊治收住院。发病偶有头痛，无恶心、呕吐，无视野缺损、视物模糊，无嗅觉异常，无听力下降，无嗜睡怕冷等症状。无特殊用药史，睡眠饮食可，二便如常。既往史：患者否认高血压、冠心病、糖尿病等病史。家族史：父母健康，兄弟姐妹健康，子女健康。个人史：初潮14岁，每月行经7～14天，月经周期30～60天，目前正在月经期，孕1次，产1次，流产0次。否认吸烟、饮酒史，否认药物过敏史。

体格检查结果如下。体温36.5℃，脉搏86次/分，血压103/77mmHg。身高166cm，体重45kg，BMI 18.5kg/m²。神清语明，查体合作，无视力下降，无视物模糊，无视野缺损，无失明；无眼球运动障碍，无眼睑下垂，瞳孔对光反射灵敏。无嗅觉丧失，无胡须；颈软，甲状腺无肿大，无颈静脉怒张；无乳腺萎缩，无溢乳，未触及包块；腹软，无压痛、反跳痛及肌紧张，肝脾肋下未触及，双下肢无水肿，四肢活动自如；外阴无萎缩，无阴毛稀疏。

实验室检查结果如下。泌乳素：1452mIU/L。其他性激素：E₂ 133pmol/L，TES＜0.69nmol/L，LH 3.77mIU/mL，FSH 28.8mIU/mL，PRG＜0.64nmol/L，HCG＜0.1mIU/ml。甲状腺功能：FT₄ 12.18pmol/L，FT₃ 4.6pmol/L，TSH 5.67mIU/L，TPO-Ab 0.0IU/mL，TG-Ab 2.07IU/mL。皮质醇节律（8:00）：ACTH 12.5pg/mL，COR 253nmol/L。皮质醇节律（15:00）：ACTH 8.03pg/mL，COR 176.6nmol/L。生长激素轴：GRH 0.12 μg/L，IGF-1 104ng/mL。患者甲氧氯普胺（胃复安）兴奋试验和溴隐亭抑制试验结果见表35-1和表35-2。

表35-1 患者甲氧氯普胺兴奋试验结果

甲氧氯普胺兴奋试验	0分钟	30分钟	60分钟	120分钟	180分钟
PRL（mIU/L）	1609	>3180	>3180	>3180	>3180

表35-2 患者溴隐亭抑制试验结果

溴隐亭抑制试验	0分钟	60分钟	120分钟	180分钟	240分钟	300分钟
PRL（mIU/L）	2417	2020	1906	1802	1819	1874

血细胞分析：白细胞计数 4.6×10^9/L，红细胞计数 3.29×10^{12}/L，血红蛋白 88 g/L，红细胞压积 0.275L/L，血小板计数 341×10^9/L。贫血系列：血清铁蛋白5.06μg/L，维生素 B_{12} 209.5pmol/L，叶酸 8.10nmol/L。血脂、血尿酸、肝功能、肾功能、血离子、尿常规、肝炎、梅毒、HIV 等均未见明显异常。其他检查，子宫及附件彩超：子宫内膜回声欠均匀，子宫低回声结节，考虑为肌瘤，右卵巢囊性回声，盆腔积液。鞍区增强MR：垂体未见明显异常。

病例诊断：①高泌乳素血症？存在疑问：如何解释较高的泌乳素与临床症状不相符？②子宫肌瘤；③缺铁性贫血。

【案例分析】

1. 临床案例分析

高泌乳素血症病因包括生理性、病理性、药物性及特发性几种。本例患者近期无应激状态，未服用任何药物，无垂体微腺瘤等疾病，且患者无明显的高泌乳素血症的临床症状，因此考虑为特发性。而特发性高泌乳素血症较为常见的原因为巨泌乳素。血清PRL以单体为主（占80%），生物活性及免疫活性最高；二聚体（即大PRL，相对分子量为50 000）占8%～20%，生物活性减低，免疫活性不变；多聚体（巨PRL，相对分子量 > 100 000）占1%～5%，生物活性减低，免疫活性不变[1]。因此，血PRL水平与临床表现可不一致。由于泌乳素的常用检测方法无法检测巨泌乳素，因此求助检验医生完善相关项目的检测。

2. 检验案例分析

普通的泌乳素测定试剂盒不能检测巨泌乳素，查阅大量文献后发现聚乙二醇方法可以用低成本检测巨泌乳素血症[2, 3]（图35-1）。

该方法利用25%聚乙二醇水溶液能够有效地洗脱巨泌乳素，通过比较泌乳素洗脱后的回收率来判定患者是否为巨泌乳素血症。

通过文献查阅[2, 4]：①PRL回收率 < 40%，标本为巨泌乳素；②PRL回收率在40%～60%（检测灰区），标本中同时含有单体泌乳素和巨泌乳素；③PRL回收率 > 60%，标本为单体泌乳素。

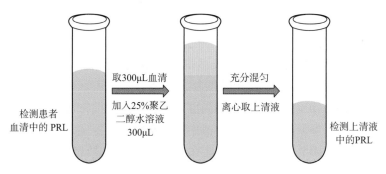

检测患者
血清中的PRL

取300μL血清

加入25%聚乙
二醇水溶液
300μL

充分混匀

离心取上清液

检测上清液
中的PRL

图35-1 聚乙二醇法分析巨泌乳素原理示意

在明确以上基础知识后，结合患者临床症状，在征得患者同意后收取其血清，完善了聚乙二醇法测定巨泌乳素。

重新检测PRL：1278mIU/L，聚乙二醇沉淀之后PRL：232mIU/L，回收率为18.2%。

由此可见，该患者的泌乳素升高来源于巨泌乳素。

【知识拓展】

垂体PRL由199个氨基酸组成，由垂体前叶PRL分泌细胞合成及分泌。妊娠期血PRL水平升高约10倍。自然临产时血PRL水平下降，于分娩前2h左右达低谷，产后2h内又升至高峰。不哺乳者，产后3～4周恢复正常；应激状态，如情绪紧张、寒冷、麻醉、手术、低血糖、性生活、运动时PRL分泌有即时短暂性升高。乳房及胸壁刺激通过神经反射使PRL分泌增加[5]。中枢神经系统下丘脑通过PRL抑制因子（PIF）和PRL释放因子（PRF）对PRL起双向调节作用，以PIF占优势。

高泌乳素血症是一类由多种原因引起的，以血清泌乳素升高、月经紊乱、闭经泌乳等相关临床表现为主的，下丘脑-垂体轴生殖内分泌紊乱综合征[6]。在25～34岁妇女中高泌乳素血症的年发病率为23.9/10万，女性高于男性。高泌乳素血症中异常泌乳约占90%。月经正常伴泌乳的妇女中27%有高泌乳素血症[7]。

高泌乳素血症的病因有以下几类。

生理性：青春期、妊娠期、哺乳期，进餐30min内尤其是高蛋白高脂饮食，应激状态如情绪紧张、寒冷及运动等有短暂性升高。此外，乳房及胸壁刺激通过神经反射可使PRL分泌增加[8]。

药理性：拮抗下丘脑多巴胺或增强PRF刺激而引起高泌乳素血症；药理性高泌乳素血症者PRL＜100ng/mL。

病理性：下丘脑疾病；垂体疾病，垂体腺瘤；空泡蝶鞍症；原发性甲状腺功能低减，慢性肾功能不全，肝硬化；异位PRL分泌，见于支气管癌、肾癌、卵巢畸胎瘤等；胸壁疾病或乳腺慢性刺激，如创伤、带状疱疹、神经炎、乳腺手术、长期乳头刺激等；多发性内分泌瘤病Ⅰ型。

特发性：指血PRL水平轻度增高并伴有症状，但未发现任何原因，可能为PRL分泌细胞弥漫性增生所致[9]。

早期研究已证实"特发性高泌乳素血症"的主要原因之一为巨泌乳素（巨PRL）。就循环分子形式而言，人类血清中的 PRL 分子大小不一，凝胶过滤色谱（GFC）分析可识别其中3种主要类别：单体、二聚体及多聚体。多聚体泌乳素（巨泌乳素）也被称为"大-大泌乳素"，是一种具有高度稳定性的复合物聚合体，其中 87% 是 PRL-IgG 复合物。这种复合变异体与PRL分子免疫学活性的高度相似性导致目前常规实验室检测无法完全对二者进行辨别，故而巨PRL的存在会使血清中泌乳素组分不稳定，某些情况下可能会造成泌乳素水平的错误评估甚至导致高泌乳素血症的误诊[5, 10, 11]（图35-2）。

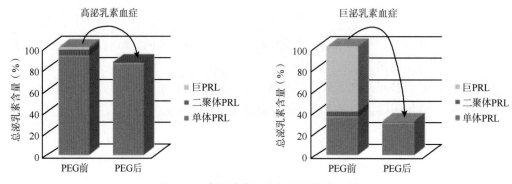

图 35-2　高泌乳素血症与巨泌乳素血症

【案例总结】

1. 临床案例总结

该患者的实验室检查显示明显的血清泌乳素水平升高，但是临床症状中患者没有明显的泌乳，仅表现为月经紊乱及行经时间延长；考虑到出现该种临床症状与检验结果不符合的现象，临床医生第一时间与检验医生沟通、讨论，最终确诊为巨泌乳素血症。结合患者的物理检查，首先，患者垂体MR检查未见明显异常，不支持垂体微腺瘤；其次，根据患者的妇科超声结果，考虑患者的月经紊乱与子宫肌瘤等妇科疾病相关，因此转诊至妇科进一步治疗。

2. 检验案例总结

临床医生发现问题后及时与检验医生充分讨论，考虑到存在巨泌乳素的可能，通过查阅文献，找到了鉴别巨泌乳素的可行方法，因此重新检测了PRL的回收率，结果为18.2%，符合巨泌乳素诊断。由此可见，该患者的泌乳素升高来源于巨泌乳素。

【专家点评】

高泌乳素血症是一种病因广泛的主要依赖于生化诊断的疾病，泌乳素浓度的正确评估是进行诊断与鉴别诊断和确认病理原因的第一步。但随着临床及实验室研究的深入，发现实际检测中获取的泌乳素分子存在多种形态，其中分子量较大的巨泌乳素易引起泌乳素浓度的假性升高。该病例即是比较典型的由巨泌乳素造成了假性泌乳素浓度升高的病例，临床医生通过仔细比对患者临床症状与泌乳素结果，产生了疑问，检验科医生通过查阅文献找到了比较合适的精准的方法进行检验，最终得到了正确的诊断与治疗方法。

巨泌乳素分子主要是在垂体外血管内产生的泌乳素聚合物，分子大不仅导致它在血液循环中大量累积，其生物活性也会有明显的下降或丧失。但是这样的聚合物，在实验室常规应用的免疫分析系统中无法排除，因而势必会引起实际测量结果的偏差，干扰高泌乳素血症的正确判断。经过临床医生与检验医生的共同努力，最终确定了患者泌乳素升高系巨泌乳素的影响。这也提示在日后的临床检验工作中，遇到泌乳素升高的情况，尤其是血清学检测与临床症状不符时，可完善聚乙二醇检测进行鉴别。

参 考 文 献

[1] Samperi I, Lithgow K, Karavitaki N. Hyperprolactinaemia[J]. J Clin Med, 2019, 8（12）: 2203.

[2] Fahie-Wilson M, Smith TP. Determination of prolactin: the macroprolactin problem[J]. Best Pract Res Clin Endocrinol Metab, 2013, 27（5）: 725-742.

[3] 王霞, 刘金玲, 高硕. 聚乙二醇沉淀法与凝胶色谱层析法检测巨泌乳素的相关性研究[J]. 检验医学, 2013, 28（9）: 824-827.

[4] Barth JH, Lippiatt CM, Gibbons SG, et al. Observational studies on macroprolactin in a routine clinical laboratory[J]. Clin Chem Lab Med, 2018, 56（8）: 1259-1262.

[5] 李卿, 王书乐, 张志斌. 巨泌乳素血症患者血清性激素和甲状腺激素水平研究[J]. 国际检验医学杂志, 2017, 38（22）: 3097-3098+3101.

[6] 魏霞. 血清性激素和甲状腺激素水平检测在巨泌乳素血症中的应用价值[J]. 河南医学研究, 2019, 28（18）: 3414-3415.

[7] 孙国威, 赵楠楠, 张明芳, 等. 中青年人群泌乳素检测鉴别巨泌乳素的意义探讨[J]. 实用检验医师杂志, 2020, 12（2）: 110-113.

[8] Jimenez-Anon L, Barallat J, Regidor D, et al. Assessment of intraindividual agreement in prolactin results after post-polyethylene glycol precipitation test for the estimation of macroprolactin. Should the precipitation procedure be repeated in the same patient? [J]. Clin Chem Lab Med, 2020, 59（1）: e27-e29.

[9] Kalsi AK, Halder A, Jain M, et al. Prevalence and reproductive manifestations of macroprolactinemia[J]. Endocrine, 2019, 63（2）: 332-340.

[10] Lippi G, Plebani M. Macroprolactin: searching for a needle in a haystack? [J]. Clin Chem Lab Med, 2016, 54（4）: 519-522.

[11] 王振华, 陈海支, 金海英, 等. 血清巨泌乳素水平检测在抗精神病药致高泌乳素血症中的意义[J]. 临床精神医学杂志, 2020, 30（6）: 398-400.

36 溴隐亭治疗垂体泌乳素腺瘤无反应

作者：陈莎丽[1]，黄玮[1]，李燕[2]（长治医学院附属和平医院：1. 检验科；2. 内分泌科）

点评专家：纪爱芳（长治医学院附属和平医院检验科）

【概述】

高泌乳素血症（HPRL）是一类由各种原因引起的外周血泌乳素水平持续高于正常值的状态[1]，是临床上常见的，可累及生殖、内分泌和神经系统的一类疾患的统称。

垂体泌乳素腺瘤（PRL瘤）是垂体功能性腺瘤中最常见的肿瘤，也是临床上病理性高泌乳素血症最常见的病因之一[2, 3]。

【案例经过】

患者，女，61岁。1年前无明显诱因出现视野缺损，偏盲，伴口唇增厚、体重增加，无明显手足增大、鼻翼增厚，无明显脸变圆，无泌乳、性欲减退、闭经、不孕等病史，就诊于外院，行MRI示垂体瘤。性激素测定示PRL＞10 000mIU/L。诊断为垂体泌乳素腺瘤。给予口服甲磺酸溴隐亭片每次1.25mg，每日1次，自觉症状较前减轻后自行停药。半个月前无明显诱因出现头痛，伴恶心、呕吐、乏力，就诊于笔者所在医院，复查MRI示垂体瘤（Knosp 3级），PRL＞10 000mIU/L。查电解质示钠125.6mmol/L，氯84mmol/L。门诊以"低钠血症，垂体瘤"收入院。患者无明显口干、多饮、多尿，入院后给予完善ACTH-皮质醇节律、甲状腺功能、性激素、GH、IGF-1测定以评估腺垂体功能。

辅助检查回报：WBC 8.8×10^9/L，RBC 3.84×10^{12}/L，Hb 118.0g/L，PLT 277.0×10^9/L；血清甘油三酯1.74mmol/L，血清高密度脂蛋白胆固醇0.77mmol/L，血清尿素1.74mmol/L。皮质醇节律：1.03μg/dL（上午8：00）；2.45μg/dL（下午4：00）；1.27μg/dL（晚上12：00）。甲状腺功能：TSH 0.01μIU/mL，余正常。性激素：PRL＞10 000mIU/L；LH＜0.1IU/L；FSH：3.79IU/L。血渗透压：257mOsm/kg，尿渗透压：558mOsm/kg。

结合患者垂体瘤病史及辅助检查结果，临床考虑诊断为垂体泌乳素大腺瘤，腺垂体功能减退症。调整溴隐亭用量为2.5mg，每日3次，糖皮质激素替代治疗，症状好转后出院。院外继续口服溴隐亭2.5mg，每日3次进行治疗。

1个月后门诊复查仍PRL＞10 000mIU/L，临床要求检验科复查PRL，排除巨泌乳素血症。

【案例分析】

1. 临床案例分析

垂体泌乳素腺瘤是由垂体泌乳素细胞增生引起泌乳素过量分泌导致的下丘脑-垂体疾病，也是高泌乳素血症常见的病因之一。瘤体直径在1cm以内，且局限于鞍内者称为微腺瘤；直径＞1cm突破鞍隔者称为大腺瘤。泌乳素瘤引起的高泌乳素血症的临床症状因性别、年龄、高泌乳素血症持续时间及肿瘤大小的差异而有所不同。典型的临床表现有闭经、溢乳、不孕（育）、高泌乳素血症及垂体占位性病变。泌乳素瘤的诊断主要依据典型的临床症状加血清PRL水平和头颅CT/MRI检查；泌乳素瘤的治疗取决于两个因素：肿瘤大小和高泌乳素血症是否引起症状[2]。

该病例患者为老年女性，根据垂体MRI影像学报告及其血清PRL水平，垂体泌乳素大腺瘤诊断明确。患者皮质醇节律、性激素检测结果提示患者继发腺垂体功能减退，给予溴隐亭2.5mg，每日3次及糖皮质激素替代治疗，患者症状好转后出院，1个月后复查血清PRL水平，未见明显改善。

垂体泌乳素腺瘤目前的治疗方法主要有手术治疗、药物治疗和普通放疗。药物治疗（多巴胺激动剂）为首选，国内主要是应用溴隐亭，常用剂量为2.5～20.0mg/d（口服），文献报道中无论是大腺瘤还是微腺瘤，溴隐亭的治疗效果均令人满意[4-6]。70%～80%的泌乳素瘤患者服用溴隐亭后，血清PRL水平可降至正常范围，45%的女性患者肿瘤消失。即使有大腺瘤合并脑神经压迫症状也可先试用多巴胺激动剂治疗，在1～2周内即可出现视野缺损的改善。

该病例给予溴隐亭2.5mg，每日3次治疗1个月后，复查血清PRL，未见明显改善。临床结合患者的实际情况分析如下：垂体大腺瘤的治疗常需比微腺瘤更大的药物有效剂量，因患者瘤体体积较大，调整患者的溴隐亭用量为7.5mg/d，初步考虑溴隐亭用量不足而导致治疗效果不明显，患者无头痛、恶心、呕吐、心律失常等药物不良反应，结合临床2.5～20.0mg/d的溴隐亭常用剂量，可考虑继续增加患者的溴隐亭治疗剂量。另有研究表明，约10%的患者对溴隐亭治疗不敏感，目前不排除患者存在药物抵抗可能，对于药物治疗抵抗的患者，可考虑经蝶窦手术治疗；但考虑患者无溢乳、闭经、性欲减退、不孕等高泌乳素血症典型病史，为避免不恰当的治疗，临床向检验科申请排除患者存在巨泌乳素血症可能，之后再考虑继续增加溴隐亭用量及联合手术治疗。

经检验科进一步验证，排除患者存在巨泌乳血症可能，临床治疗给予逐渐增加溴隐亭用量至15mg/d，定期监测PRL，观察治疗效果，并建议患者做好手术治疗的心理准备。

2. 检验案例分析

规范化采集血标本和稳定且准确的实验室测定结果对判断高泌乳素血症至关重要。

泌乳素是一种由腺垂体前叶的泌乳细胞分泌的多肽类激素，是一种由神经调节的性激素。生理情况下泌乳素的分泌呈现昼夜节律变化和月经周期性变化，且在妊娠期、产后泌乳过程及应激状态下也会发生相应变化。其中，应激可使泌乳素水平升高2～3倍，但持续时间通常少于1h。鉴于垂体泌乳素呈脉冲式分泌，且昼夜节律表现为入睡后60～90min 其水平开始上升，晨醒前达峰值，醒后1h内迅速下降，上午9：00～11：00进入低谷，因此临床上在上午10：00～11：00患者安静状态下采血为宜。

通常认为高泌乳素血症患者的血清泌乳素测定值远高于参考值时，一次测定即可确诊；但因泌乳素的影响因素较多，当测定值在参考值上限3倍以下时，至少需经2次测定，才可确定高泌乳素血症。

另需注意一些临床表现与血清泌乳素水平变化不一致的情况，在某些患者血清泌乳素水平升高而没有临床相关症状或症状不能解释其升高情况时，需考虑存在巨泌乳素血症[7, 8]。某些患者存在典型的高泌乳素血症和垂体瘤表现，而实验室测定值却很低或正常，可能是因泌乳素水平很高而造成的钩状效应（HOOK现象），这种情况与前面一种情况正好相反，需要用倍比稀释的方法重复测定患者的血清泌乳素水平。

目前临床上检测泌乳素的方法主要为化学发光法，此法不能区分巨泌乳素与泌乳素单体。笔者所在医院检验科检测泌乳素的平台为罗氏Cabas E600，接到临床医师的反馈后，进行了以下试验。

（1）连续稀释试验：检测过程存在干扰的情况下，稀释试验结果通常不呈线性。用罗氏平台配套的稀释液将血样分别稀释3、4、6、8倍，结果发现连续稀释后，线性良好。

（2）PEG沉淀试验：巨泌乳素为大分子蛋白，用20%的PEG 6000沉淀患者原血清后检测上清液中泌乳素，计算回收率＞60%[9, 10]。

根据以上实验结果，排除巨泌乳素血症可能，并将稀释后获得的确切检测值回报临床，以备更好地监测临床治疗效果。

【知识拓展】

巨泌乳素是泌乳素与其IgG型抗体（抗泌乳素的自身抗体）形成的免疫复合物，因其分子量大，不能通过毛细血管壁，无法与靶细胞受体结合，故在体内没有生物学效应，通常无临床症状表现，但它有很长的半衰期，易于在循环中累积，可造成泌乳素增多的假象，导致误诊、误治，溴隐亭治疗对其下降的影响不大[9]。有研究表明，在血清泌乳素增高的人群中，巨泌乳素引起的假性泌乳素增高可占20%左右，在假性泌乳素增高人群中，有部分为巨泌乳素混合高单体泌乳素血症，而溢乳、闭经、不孕不育等症状的发生在假性泌乳素增高人群中的发生率要远远低于真性高泌乳素血症人群。

【案例总结】

1.临床案例总结

垂体泌乳素腺瘤是临床上常见的一类疾病，其临床特点与3个因素相关：高泌乳素血症、瘤体占位效应和不同程度的垂体功能低下。患者的临床表现由性别、年龄及肿瘤的大小决定。绝经期后女性由于已经出现性腺功能下降且雌激素水平低下，因此高泌乳素血症在此年龄组患者中并不具有典型的症状，直至发展到垂体大腺瘤导致头痛和（或）视觉障碍时才被发现。本案例提示针对高泌乳素血症却无相应的症状，尤其是溴隐亭增至常用有效剂量仍不能显效的老年患者，应及时筛查巨泌乳素水平，注意排查是否为巨泌乳素血症所致假阳性，以利于及时判断患者的治疗效果和预后，为后续制订临床治疗方案提供可靠依据。

2. 检验案例总结

血清泌乳素检测常用于月经不调、闭经、不孕症、溢乳等临床症状的诊断，这些症状也常见于其他疾病，因此血清泌乳素的检测具有鉴别诊断的价值。但血清中可能存在高分子量的巨泌乳素，使血清泌乳素假性增高，因目前实验室检测泌乳素所用的全自动化学发光法无法区分巨泌乳素分子与单体泌乳素分子，从而造成临床误诊。该案例提示在进行血清泌乳素测定时，要结合激素的分泌特征及影响因素合理安排抽血时间，以减少相关因素对结果的影响。当碰到泌乳素浓度升高时，实验室检验人员需要对患者的采血前准备、临床表现等进行多方面询问，尤其是对无典型临床症状的高泌乳血症患者，最好可以常规排除巨泌乳素血症。当实验室检验人员没有对此进行常规鉴别时，就需要临床医师申请要求实验室检验人员排除巨泌乳素血症，以避免不必要的诊疗。

【专家点评】

该案例得益于临床医生与检验人员的及时沟通，这使及时发现了工作中的漏洞与不足，临床实验室未常规进行巨泌乳素的筛查，对相关的概念及筛查方法也知之甚少，而在临床医生的提醒下，及时完善了可排除巨泌乳素血症的PEG沉淀试验，为临床的进一步诊疗提供了可靠的依据，同时也为以后的检测工作积累了宝贵的经验。

参 考 文 献

[1] 中华医学会神经外科学分会, 中华医学会妇产科学分会, 中华医学会内分泌学分会. 高催乳素血症诊疗共识[J]. 中华医学杂志, 2011, 91（3）: 147-154.

[2] 王任直. 中国垂体催乳素腺瘤诊治共识（2014版）[J]. 中华医学杂志, 2014, 94（31）: 2406-2411.

[3] 杨光, 巴颖, 杜建玲, 等. 高泌乳素血症的病因分类及治疗转归——附149例回顾性分析[J]. 中国实用内科杂志, 2008, 28（11）: 973-975.

[4] 黄燕冰, 黄利娟, 邓跃飞, 等. 甲磺酸溴隐亭治疗垂体催乳素大腺瘤合并不孕症的临床观察[J]. 中国妇产科临床杂志, 2015, 16（4）: 305-308.

[5] 吴哲褒, 于春江. 侵袭性垂体泌乳素腺瘤的治疗策略[J]. 中华外科杂志, 2009, 2: 123-127.

[6] 苏亚一, 杨波. 溴隐亭治疗垂体催乳素大腺瘤[J]. 中国医院药学杂志, 2002, 22（7）: 426-427.

[7] 黄仁青, 吴慧惠, 林英. 巨泌乳素筛查在高泌乳素血症诊断中的意义[J]. 广东医科大学学报, 2020, 38（3）: 337-338.

[8] 陈永健, 周永列, 徐莉, 等. 运用聚乙二醇6000沉淀筛检巨催乳素血症患者[J]. 浙江大学学报: 医学版, 2014, 43（2）: 187-192.

[9] 方军, 潘恩云. 高泌乳素血症患者筛查巨泌乳素的临床意义[J]. 检验医学, 2011, 26（10）: 686-688.

[10] 石青峰, 杨峻, 秦辛玲. 高泌乳素血症患者在不同时段巨泌乳素水平的初步分析[J]. 国际检验医学杂志, 2013, 34（8）: 932-933.

37 不典型高泌乳素血症

作者：胡尧[1]，季立津[2]（复旦大学附属华山医院：1. 检验科；2. 内分泌科）

点评专家：关明[1]，叶红英[2]（复旦大学附属华山医院：1. 检验科；2. 内分泌科）

【概述】

高泌乳素血症是临床上常见的一类由多种原因引起的、以血清泌乳素水平持续高于正常范围的状态的疾病。高泌乳素血症临床症状不一，女性常表现为月经紊乱、闭经、泌乳、反复自然流产和不孕；男性常表现为勃起功能障碍、性欲减退及生精减退和不育。

巨泌乳素血症为外周循环中超过60%的泌乳素由巨泌乳素组成，根据最新荟萃分析结果，全球高泌乳素血症中巨泌乳素血症的发生率为18.9%（95%CI：15.8%～22.1%）[1]。巨泌乳素血症被认为是一种正常变异，通常无典型的高泌乳素血症临床表现，一般不需要治疗；筛查巨泌乳素可以避免错误诊断和不必要的检查与治疗[2]。

【案例经过】

患者，女，27岁。2018年因体型肥胖（身高163cm，体重80kg）就诊于外院，查内分泌激素，血清泌乳素（PRL）高出参考值上限4倍，月经周期规律，月经量偏少，无溢乳。垂体磁共振（MRI）发现垂体左侧微腺瘤，给予溴隐亭2.5mg（qd）期间随访PRL未降至正常范围，高出参考值上限2～3倍；后溴隐亭加量至2.5mg（tid）治疗12个月，PRL仍未降至正常范围，于2019年10月停药。通过生活方式干预联合二甲双胍治疗后患者体重下降。

2019年12月就诊于笔者所在医院，检查结果示PRL 107.2ng/mL（参考范围：4.79～23.3ng/mL）；甲状腺功能指标正常；否认特殊用药；垂体增强MRI提示左侧微腺瘤可能。

【案例分析】

1. 临床案例分析

患者临床表现为月经量少，周期规律，无溢乳。查体：身高162cm，体重62kg，BMI 23.6kg/m²，无特殊面容。辅助检查：PRL 107.2ng/mL。影像学检查提示垂体左侧微腺瘤，见图37-1，其他辅助检查未见明显异常。

患者合并高泌乳素血症但临床表现并不典型，缺乏闭经、溢乳的典型症状，且外院应用溴隐亭治疗后PRL下降不明显。因此，临床医师联系检验科对PRL检测结果提出疑问，认为该患者血清PRL水平与临床症状不符。

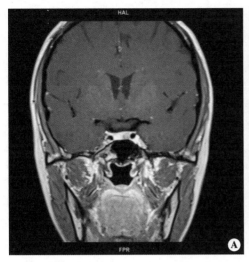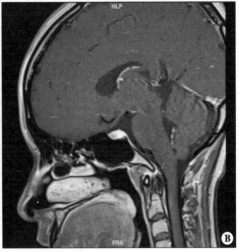

图 37-1　患者头颅正侧面 MRI

2. 检验案例分析

根据临床医生的反馈，怀疑存在检测干扰，所以进行了以下试验。

（1）聚乙二醇沉淀试验：巨泌乳素为大分子蛋白，用25%聚乙二醇6000沉淀血清中的多聚体PRL后检测上清液中PRL，结果显示聚乙二醇沉淀后患者的PRL降至正常参考范围内（由107.2ng/mL降至11.8ng/mL），回收率为11%（小于40%），即巨泌乳素含量大于60%。

（2）泌乳素单体检测方法的构建：将200μL血清加入等体积25%聚乙二醇6000溶液中进行预处理沉淀。室温下涡流混合5min。3000g高速离心10min。取上清液，采用罗氏Cobas E602电化学发光免疫分析仪检测其中的泌乳素，并将检测结果乘以稀释因子2，计算聚乙二醇6000沉淀后的单体泌乳素浓度。同时，验证了该方法的检测精密度，结果见表37-1。

表 37-1　25%聚乙二醇6000沉淀法检测泌乳素单体的精密度

	单体泌乳素（ng/mL）	CV（%）
浓度1	8.5	2.76
浓度2	56.1	2.25

（3）建立本地区人群泌乳素单体的参考区间：收集了240份健康体检者血清样本，年龄为18～60岁，并剔除了使用含雌激素避孕药或接受其他药物治疗的女性。人群泌乳素单体检测结果提示有显著性性别差异，并且呈非正态分布，因此参考区间采用双侧2.5～97.5百分位数，结果如表37-2所示。

表 37-2　男性和女性血清泌乳素单体参考区间

≥18岁	泌乳素单体参考区间（ng/mL）
女性	3.4～18.5
男性	2.7～13.1

（4）与凝胶过滤层析法比对：经凝胶过滤层析法鉴定10例巨泌乳素血症患者、10例垂体泌乳素腺瘤患者。对这20例患者的血清进行25%聚乙二醇6000沉淀分析，结果如表37-3所示。

表37-3 25%聚乙二醇6000沉淀分析结果

分组	例数	泌乳素单体浓度高于参考范围上限
泌乳素腺瘤	10	10
巨泌乳素血症	10	1

该患者泌乳素单体的浓度为11.8ng/mL（参考范围：3.4～18.5ng/mL），属于正常水平。结合文献，发现PRL的检测在多个免疫分析平台都会受到巨泌乳素的影响[3]。上述试验提示该患者血清中存在巨泌乳素，导致PRL检测结果高于正常参考范围，干扰了临床诊断。最终该病例诊断为巨泌乳素血症、垂体无功能微腺瘤，予随访。2021年3月和6月分别检测了泌乳素单体浓度，均在正常参考范围内，同时该患者临床症状无进展，月经周期规律，无溢乳。

【知识拓展】

PRL是由垂体前叶合成和分泌的肽类激素，在血清中有多种异构形式。其中，具生物学和免疫活性的单体泌乳素含量最多，为60%～90%；无生物学活性的二聚体为15%～30%，另有小于10%为较低生物学活性的四聚体及免疫球蛋白和单体泌乳素的聚合物，即巨泌乳素[3]。复旦大学附属华山医院内分泌科课题组曾在全国12个省会或发达城市分别选取一家大学附属医院及一家综合性二级医院进行调查，超过50%的内分泌科医生表示临床实践中无法检测巨泌乳素，对巨泌乳素血症的实际发生情况及临床特点缺乏认识[4]。

Wallace等[5]对51例巨泌乳素血症患者展开了10年随访，发现临床表现无进展，泌乳素水平与基线时相仿；该研究认为泌乳素单体正常水平的巨泌乳素血症患者不需要过度治疗。根据美国内分泌学会指南推荐，所有无症状的高泌乳素血症均需检测巨泌乳素；垂体学会推荐泌乳素水平轻度升高（25～150ng/mL）且症状不典型（如月经规律合并头痛、性功能减退）的高泌乳素血症病例需检测巨泌乳素[6, 7]。由于部分高泌乳素血症患者会合并巨泌乳素血症，临床表现为月经紊乱、溢乳、性功能减退等，这类患者对药物治疗效果明显，但其血清PRL水平并没有显著下降，近年来也有研究推荐将巨泌乳素作为高泌乳素血症的常规筛查[8]。国内的共识[9]推荐对泌乳素水平升高而没有临床症状或症状不能解释升高程度的病例，需要考虑筛查巨泌乳素。因此，临床与检验需紧密沟通，尤其对那些临床表现与实验室检测结果无法匹配的病例需筛查巨泌乳素。

目前没有哪种免疫分析方法能够完全鉴别巨泌乳素。凝胶过滤层析法是鉴别巨泌乳素血症的金标准，但由于该方法费时、昂贵，不适合在临床实验室中使用。聚乙二醇血清沉淀法操作简便，易于常规开展，并且与凝胶过滤层析法具有良好的相关性，已被用作筛选巨泌乳素[10]。

聚乙二醇预处理血清，能沉淀巨泌乳素和寡聚体泌乳素，可区分真正高泌乳素血症患者（其原因是生物活性单体泌乳素增加）和巨泌乳素血症患者（其单体泌乳素浓度正常），是一种简便、经济、快速的检测巨泌乳素的方法。同时，因为临床更关注的是具有生物活性的单体泌乳素水平，所以越来越多的专家指出，检验科的首要任务是确定单体泌乳素的浓度是否增加，而不是仅报告是否存在的巨泌乳素的百分比，采用单体泌乳素检测方法学特异的参考区间优于报告百分回收率法[11]，筛查流程见图37-2。

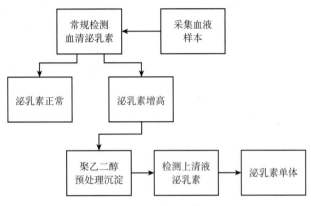

图37-2　巨泌乳素血症筛查流程

【案例总结】

1. 临床案例总结

高泌乳素血症的病因鉴别诊断需首先排除巨泌乳素血症。巨泌乳素筛查可以减少临床不必要的药物治疗和过度的影像学检查，但常规泌乳素检测无法鉴定巨泌乳素。对高泌乳素血症患者，尤其是临床症状与实验室检查无法匹配的病例，需要进行巨泌乳素筛查。

本病例患者为年轻女性，多次检查发现PRL水平升高，合并垂体微腺瘤；但月经周期规律，无溢乳；曾使用溴隐亭治疗，效果欠佳。经过检验科工作人员的最终验证，该患者泌乳素单体水平正常，最终考虑该病例诊断为巨泌乳素血症，垂体无功能微腺瘤，予停药随访。

2. 检验案例总结

PRL的检测采用的是双抗体夹心法，上述案例中，单体泌乳素与IgG结合的复合物导致泌乳素分子增大，阻碍其肾脏清除，巨泌乳素较长的半衰期及较低的下丘脑多巴胺激活能力，不能负反馈抑制垂体合成泌乳素，导致泌乳素水平升高，其检测结果大于正常参考范围。

通过聚乙二醇沉淀法，在电化学发光免疫检测的基础上，首先构建泌乳素单体检测方法，随后建立本地区两性人群泌乳素单体的参考范围，既报告了单体泌乳素的浓度是否属于正常，同时又实现了巨泌乳素血症的鉴别。

作为一个实验室自建项目，在正式开展前，必须进行临床病例验证研究来充分说明该项目的诊断敏感性和特异性及预测疾病或状态风险的能力。笔者检测了10例有临床症状的高泌乳素血症患者和10例巨泌乳素血症的无症状患者,验证发现,对于巨泌乳素血症的筛查,聚乙二醇沉淀法与凝胶过滤层析法具有相同的鉴别能力。同时,采用方法特异性参考范围明显优于只简单地报告回收率。

除PRL外,促甲状腺激素等项目也有多聚体干扰检测的报道,这就要求检验科工作人员和临床医生要不断进行沟通交流,参考相关文献,交换意见,来满足临床的诊断要求。从这一案例中,笔者深刻体会到检验与临床的不可分割,有效沟通的必要性,以及检验科今后将遇到的挑战与机遇。能够多开展具有自身特色的、独有的检验项目,是推动和带领检验科学学科发展的必不可少的要素。

【专家点评】

巨泌乳素血症的发生率在高泌乳素血症中所占比例接近20%,临床需要早期筛查巨泌乳素以减少临床不必要的药物治疗和过度的影像学检查,但常规泌乳素检测无法鉴定巨泌乳素血症。目前国内也少有检验科提供聚乙二醇沉淀法检测泌乳素单体以鉴别巨泌乳素血症。检验科根据临床医生提出的需求,共同研究,从方法的构建到参考范围的建立等,进一步完善聚乙二醇沉淀法检测泌乳素单体,使这一项目能够真正为临床的诊疗提供有效的信息。从该案例中,深刻体会到检验与临床的密不可分,有效沟通的必要性。

高泌乳素血症是内分泌科门诊常见的一类疾病,病因多样,其病因鉴别是治疗前最重要的一步。巨泌乳素血症是高泌乳素血症的病因之一,识别巨泌乳素血症可以避免不必要的药物治疗。针对临床上部分无高泌乳素血症相关的月经紊乱等症状的患者,需要进行巨泌乳素的筛查。复旦大学附属华山医院内分泌科以神经内分泌诊疗为特色,"金垂体"MDT合作模式吸引了大量的包括高泌乳素血症在内的垂体疾病患者。精准鉴别高泌乳素血症的病因,临床急需检验科建立巨泌乳素血症检测方法。检验科以临床需求为导向,积极配合临床需求,参考梅奥医学中心实验室检测方法,通过检验学规范化流程,建立了巨泌乳素血症筛查项目,帮助临床能够精准地鉴别高泌乳素血症的病因。

参 考 文 献

[1] Che Soh NAA, Yaacob NM, Omar J, et al. Global prevalence of macroprolactinemia among patients with hyperprolactinemia: a systematic review and meta-analysis[J]. Int J Environ Res Public Health, 2020, 17(21): 8199.

[2] Samperi I, Lithgow K, Karavitaki N. Hyperprolactinaemia[J]. J Clin Med, 2019, 8(12): 2203.

[3] Mccudden CR, Sharpless JL, Grenache DG. Comparison of multiple methods for identification of hyperprolactinemia in the presence of macroprolactin[J]. Clin Chim Acta, 2010, 411(3-4): 155-160.

[4] Ji L, Yi N, Zhang Q, et al. Management of prolactinoma: a survey of endocrinologists in China[J]. Endocr Connect, 2018, 7(10): 1013-1019.

[5] Wallace IR, Satti N, Courtney CH, et al. Ten-year clinical follow-up of a cohort of 51 patients with macroprolactinemia establishes it as a benign variant[J]. J Clin Endocrinol Metab, 2010, 95(7): 3268-3271.

[6] Melmed S, Casanueva FF, Hoffman AR, et al. Diagnosis and treatment of hyperprolactinemia: an Endocrine

Society clinical practice guideline[J]. J Clin Endocrinol Metab, 2011, 96（2）: 273-288.

[7] Casanueva FF, Molitch ME, Schlechte JA, et al. Guidelines of the Pituitary Society for the diagnosis and management of prolactinomas[J]. Clin Endocrinol（Oxf）, 2006, 65（2）: 265-273.

[8] Fahie-Wilson M, Smith TP. Determination of prolactin: the macroprolactin problem[J]. Best Pract Res Clin Endocrinol Metab, 2013, 27（5）: 725-742.

[9] 中华医学会神经外科学分会, 中华医学会妇产科学分会, 中华医学会内分泌学分会. 高催乳素血症诊疗共识[J]. 中华医学杂志, 2011, 91（3）: 147-154.

[10] Saleem M, Martin H, Coates P. Prolactin biology and laboratory measurement: an update on physiology and current analytical issues[J]. Clin Biochem Rev, 2018, 39（1）: 3-16.

[11] Chanson P, Maiter D. The epidemiology, diagnosis and treatment of prolactinomas: the old and the new[J]. Best Pract Res Clin Endocrinol Metab, 2019, 33（2）: 101290.

38　特纳综合征

作者：王爱华[1]，王倩[2]（安徽医科大学第二附属医院：1. 检验科；2. 儿科）
点评专家：陈礼文（安徽医科大学第二附属医院检验科）

【概述】

特纳综合征又称先天性卵巢发育不全综合征，是一种全部或部分体细胞中一条X染色体全部或部分缺失，或X染色体存在其他结构异常所导致的先天性疾病，以生长迟缓和性发育障碍为主要临床表现，伴全身器官受累。特纳综合征在存活女婴中的发病率约为1/2 500[1]。

【案例经过】

患者，女，7岁5个月，主诉身材矮小。现病史：患儿于数年前开始出现生长缓慢，逐渐矮于同龄儿童，年生长速率不详，一直未予诊治。无多饮、多尿、视力下降等。智力尚可，饮食欠佳，睡眠、运动正常。出生史：足月顺产，出生身长不详，出生体重3kg，否认出生时窒息及难产史。既往史：既往体健，正常完成预防接种。家族史：否认遗传性疾病家族史。父母非近亲结婚。父亲身高170cm，母亲身高159cm。体格检查：身高105.3cm（<P3），体重15.5kg，精神佳，体型匀称，皮肤未见皮疹及色素痣，后发际正常，鼻梁低平，颈蹼（+），乳距宽（-），双乳B1期，心肺听诊阴性，腹软，肝脾肋下未触及，外阴正常，PH1期，肘部外翻（-），神经系统检查未发现异常。生化指标：血常规、尿常规及便常规检测结果无异常，肝肾功能检测结果均正常。甲状腺激素：游离三碘甲腺原氨酸（FT_3）6.990pmol/L，游离甲状腺素（FT_4）20.090pmol/L，促甲状腺激素（TSH）4.480pmol/L，甲胎蛋白（AFP）2.38ng/mL，胰岛素样生长因子-1（IGF-1）41.70ng/mL（↓），皮质醇（COR）213.0nmol/L，促肾上腺皮质激素（ACTH）10.90pg/mL。性激素六项：卵泡刺激素（FSH）90.91mIU/mL（↑），黄体生成素（LH）39.12mIU/mL（↑），睾酮（T）28.2ng/dL，孕酮（P）<0.16nmol/L，雌二醇（E_2）40.89pmol/L（↓），垂体泌乳素（PRL）13.22ng/mL。生长激素激发试验（GH-ST）检测结果见表38-1。

表38-1　GH-ST检测结果　　　　　　　　　　　　　　　　单位：ng/mL

试验用药	0min	60min	90min	120min
左旋多巴	0.71	26.40	9.20	6.31
精氨酸	—	21.50	10.60	5.41

注："—"为无数据。

染色体核型分析：45，X，inv（9）（p12q13）。影像学检查：DR全脊柱正位片未见明显异常；骨龄片提示5.6岁。子宫及附件B超：膀胱后方探及一大小约13mm×4mm的条索状回声，内无内膜结构，盆腔内未探及明显卵巢回声。肾上腺区未见明显占位（提示子宫幼稚、条索状，卵巢不发育）。垂体MRI：蝶鞍无扩大，鞍底无下限，垂体柄居中，垂体腺高约3mm，高信号神经体可见，视交叉及海绵窦未见受压。垂体窝形态位置正常，鞍底无下陷，腺垂体显示清晰，高信号神经垂体可见，其内未见明显异常信号。

临床诊断：特纳综合征。主要治疗措施及转归：①改善身高，告知家属特纳综合征可能的近期及远期损害，经家属知情同意并签署治疗同意书，予以重组人生长激素（rhGH）治疗，每3个月在儿科内分泌专科复查及随访；②复诊过程中注意有无特纳综合征新的伴发症状出现（心脏彩超、听力筛查等）；③青春期治疗，择期性激素替代治疗（一般骨龄12岁后）；④门诊随访显示该患儿经rhGH皮下注射治疗，年生长速率达标，效果理想。

【案例分析】

1. 临床案例分析

身材矮小指在相似生活环境下，同种族、同性别、同年龄的个体身高低于健康人群平均身高2个标准差（–2SD）或第3百分位（–1.88SD）。该患儿为7岁5个月女童，同年龄健康女童身高均值应该为125cm，第3百分位为117cm，患儿身高105.3cm，小于P3，可诊断为身材矮小。考虑以下疾病可能：①生长激素缺乏症（GHD）：表现为匀称性矮小，是由腺垂体合成和分泌生长激素部分或完全缺乏或由生长激素分子结构异常等所致的生长发育障碍性疾病，症状随年龄增长越来越严重，<2岁时每年生长速率<7cm，4岁至青春期时每年生长速率<5cm，青春期时每年生长速率<6cm，骨龄落后于实际年龄2岁以上；两种药物激发试验结果显示生长激素峰值低下（<5ng/mL为完全缺乏型，5～10ng/mL为不完全型）。该患儿生长激素激发后峰值>10ng/mL，染色体核型为45，X，inv（9）（p12q13），可排除该病。②甲状腺功能减退症：典型病例可有面部臃肿、表情淡漠、反应迟钝、毛发稀疏、唇厚舌大、舌外伸等特殊面容；神经系统表现为智力低下、记忆力、注意力下降，运动发育迟缓，感觉迟钝，严重者可产生黏膜水肿；有身材矮小、躯体长、四肢短、骨龄延迟等生长发育停滞表现。该患儿无表情淡漠、黏膜水肿、便秘、嗜睡等，智力可，甲状腺功能正常，可排除该病。③全垂体功能减退症：指垂体前叶功能部分或完全丧失所造成的内分泌不足综合征。故其临床症状取决于垂体前叶激素缺乏程度。患儿可表现为上述激素均缺乏。进一步下丘脑-垂体-性腺轴、下丘脑-垂体-甲状腺轴、下丘脑-垂体-肾上腺轴等功能评估有助于明确诊断。该患儿无难产、窒息史，甲状腺激素、皮质激素正常，垂体MRI正常，不考虑该病。④特纳综合征：女童身材矮小时应考虑此病。典型的染色体核型为45，X，正常女性染色体为46，XX，而本病患儿少一条性染色体，导致患儿表现为女性特征不典型或缺乏。特纳综合征的临床特点为身材矮小、第二性征不发育、颈短、颈蹼、肘外翻、后发际低等[2]。B超提示无子宫或子宫幼稚、条索状等，卵巢发育不全或不发育；性激素六项检查提示雌激素水平低，而LH、FSH等明显升高。多数特纳综合征患者成年后无生育功能。该患儿幼年期生长迟缓、身材矮小，性激素六项提示LH、FSH明显升高，超声提示性腺发育不良，再结合染色体核型结果，可确诊该病。

2. 检验案例分析

实验室检测结果显示甲状腺激素、COR、ACTH结果均正常，不支持甲状腺功能减退症和全垂体功能减退症的诊断。根据《矮小症临床路径》（2010年版）规定[3]，对身材矮小患者拟进行GH-ST检测。空腹，置留置针，然后口服药物左旋多巴155mg，分别于用药前（0min），用药后30min、60min、90min、120min采血2mL进行血清生长激素测定；另外于次日晨空腹，置留置针，静脉滴注精氨酸7.75g持续30min，并且分别于30min、60min、90min、120min采血2mL进行血清生长激素测定。结果判断：任意一次生长激素峰值≥10ng/mL为正常；生长激素峰值<5ng/mL为完全缺乏；5ng/mL≤生长激素峰值<10ng/mL为部分缺乏（注：完全缺乏是区别于部分缺乏，并非体内完全没有生长激素）。该患儿GH-ST结果不支持GHD的诊断。性激素六项结果提示LH、FSH明显升高，符合特纳综合征的性激素水平特点。染色体核型分析结果显示45，X，inv（9）（p12q13），此为特纳综合征的典型染色体核型。

【知识拓展】

特纳综合征发生的主要原因为体细胞中X染色体结构异常和（或）数目异常，目前已发现的染色体核型众多，大体可归为四类：①单体型，经典核型为45，X。②嵌合体型，包括单体型和正常核型的嵌合、单体型与X染色体结构异常核型的嵌合、正常型与X染色体结构异常核型的嵌合等。③X染色体结构异常，包括X染色体的短臂或长臂缺失46，X，del（Xp）或46，X，del（Xq）等；X染色体长臂或短臂等臂46，X，i（Xq）或46，X，i（Xp）；环状X染色体46，X，r（x）；标记染色体46，X，mar。④含Y染色体核型，少见，主要为45X/46XY、45X/47XYY等[4]。

特纳综合征虽然核型众多，临床体征各不相同，但均有生长发育迟缓及性腺发育不良的特征，尤其是女童身材矮小时应考虑患本病的可能性，常规行染色体检查。

【案例总结】

1. 临床案例总结

本案例患儿临床表现主要为身材矮小、颈蹼，B超提示子宫幼稚、条索状，卵巢不发育，临床表现不典型，无法对疾病进行明确诊断。

2. 检验案例总结

该案例实验室检查GH-ST无明显异常，而LH、FSH明显升高，同时染色体核型分析显示为45，X，inv（9）（p12q13），最终确诊为特纳综合征。患儿经rhGH皮下注射后身高呈现追赶生长，年生长速率增加。本案例说明实验室检测结果在临床疾病的诊疗过程中具有不可替代的作用。

【专家点评】

特纳综合征临床表型复杂，个体差异大，不典型者易被误诊和漏诊。该患儿的临床诊疗过程表明实验室检测在特纳综合征的诊断和鉴别诊断中具有重要作用。确诊后早期进行临床干预，临床随访表明患儿身高增加。因此，通过准确、及时和完善的实验室检测，对临床疾病的诊疗，尤其是临床少见病、罕见病的发现和早期干预具有非常关键的临床意义。

参 考 文 献

[1] Culen C, Ertl DA, Schubert K, et al. Care of girls and women with Turner syndrome: beyond growth and hormones[J]. Endocrine Connections, 2017, 6（4）: R39-R51.

[2] 中华医学会内分泌学分会性腺学组. 特纳综合征诊治专家共识[J]. 中华内分泌代谢杂志, 2018, 34（3）: 181-186.

[3] 陈锐. 矮小症临床路径（2010年版）[J]. 中国社区医师, 2011, 27（2）: 15.

[4] 李红敏，张美玲，张丽敏，等. 102例特纳综合征患者外周血染色体的核型分析[J]. 中华医学遗传学杂志, 2020, 37（10）: 1194-1195.

39 罕见卵巢无性细胞瘤

作者：郑桂喜[1]，张溪[2]，宋励[2]（山东大学齐鲁医院：1.检验科；2.妇科）

点评专家：张友忠（山东大学齐鲁医院妇科）

【概述】

女性盆腔包块常见卵巢囊肿、炎性包块、腹膜后肿瘤、卵巢良性肿瘤或恶性肿瘤等。本文介绍了1例18岁女性因盆腔包块入院，最终确认为罕见卵巢无性细胞瘤的诊疗过程。

【案例经过】

患者，女，18岁。临床诊断为"卵巢肿瘤"，实验室检测结果提示人绒毛膜促性腺激素-β（β-HCG）（78.50mIU/mL）和神经元特异性烯醇化酶（NSE）（296.00ng/mL）均明显升高。检验医师遂查找原血标本，发现血清清澈透亮，并未溶血，排除标本溶血造成的NSE异常升高。复查标本，结果相似。检验医师怀疑妊娠甚至宫外孕可能，积极与临床医师沟通，临床医师认为该患者原发性闭经，尚无月经初潮，彩超显示盆腔包块，性质未明，无早孕迹象。检验医师综合分析后，认为患者总β-HCG、NSE同时明显升高，怀疑为生殖细胞肿瘤，建议进一步检测ROMA指数、性激素六项，以便进行卵巢肿瘤鉴别诊断及评估卵巢功能。实验室检测结果显示：ROMA指数、人附睾蛋白4（HE4）和糖类抗原（CA）125均在正常参考范围内；卵泡刺激素（FSH）、黄体生成素（LH）升高，FSH/LH＞1；雌二醇（E_2）降低；AMH明显降低，见表39-1。

妇科超声：盆腔内探及3个低回声团块，大小分别约9.7cm×9.2cm×8.6cm、3.5cm×3.4cm×2.9cm、7.2cm×8.2cm×6.3cm，边界清晰，内回声尚均匀，可见分枝状血液信号，第3个团块前方隐约可见纤细子宫样回声，右卵巢大小4.1cm×2.4cm，内回声未见异常，左卵巢未扪及，考虑来源于左卵巢，怀疑生殖细胞瘤。盆腔MR平扫+增强：双附件区见混杂T_1、混杂T_2异常信号灶，左侧病灶较大，占据盆腔，压迫邻近组织，大小约17.0cm×8.7cm×6.5cm；右侧病灶较小，大小约4.6cm×3.0cm×2.4cm，增强扫描可见明显不均匀强化，子宫显示欠清。MR显示盆腔占位性病变，考虑来源于卵巢，颗粒细胞瘤或无性细胞瘤；子宫萎缩。

为明确诊断，该患者全身麻醉下行"经腹双侧附件切除+大网膜活检术"。术中见子宫呈始基子宫状，左侧卵巢见大小约20cm×10cm实性肿瘤，呈哑铃状，质硬，表面不规则，未见明显正常卵巢组织；右侧卵巢增大，大小约5cm×3cm，形状不规则，质地同左侧卵巢。

表39-1 各项血清标志物检测结果

名称	结果	参考范围
甲胎蛋白（AFP，ng/mL）	3.71	0～20
癌胚抗原（CEA，ng/mL）	2.53	0～5
铁蛋白（ng/mL）	182.00	13～400
β-HCG（mIU/mL）	78.50	0～10
CA15-3（U/mL）	9.37	0～28.5
CA125（U/mL）	30.1	0～35
HE4（pmol/L）	38.6	绝经前＜92.1，绝经后＜121.00
ROMA指数	4.12	绝经前＜11.4，绝经后＜29.9
CA72-4（U/mL）	1.91	0～6.9
NSE（ng/mL）	296.00	0～16.3
鳞状细胞癌抗原（ng/mL）	0.69	0～2.7
泌乳素（μIU/mL）	670.30	102.00～496.00
FSH（mIU/mL）	35.24	黄体期1.70～7.70
LH（mIU/mL）	22.77	黄体期1.00～11.40
孕酮（Prog）	0.540	黄体期5.820～75.900
E_2（pmol/L）	31.86	黄体期81.90～1251.00
睾酮（nmol/L）	0.970	0.101～1.670
抗米勒管激素（ng/mL）	＜0.01	1.22～11.70
碱性磷酸酶（U/L）	202	50～130
乳酸脱氢酶（U/L）	2183	120～230

术后病理检查结果显示：（双侧卵巢）无性细胞瘤，左侧卵巢肿瘤大小19cm×11cm×8cm，右侧卵巢肿瘤送检组织破碎。免疫组化：Oct-4（+），PLAP（+），SALL4（+），D2-40（+），CAM5.2（-），CK（-），CK7（-），CK20（-），CD30（-），Vimentin（-），Ki-67阳性率70%。特殊染色示糖原染色PAS（+），PAS-D灶（+），见图39-1。

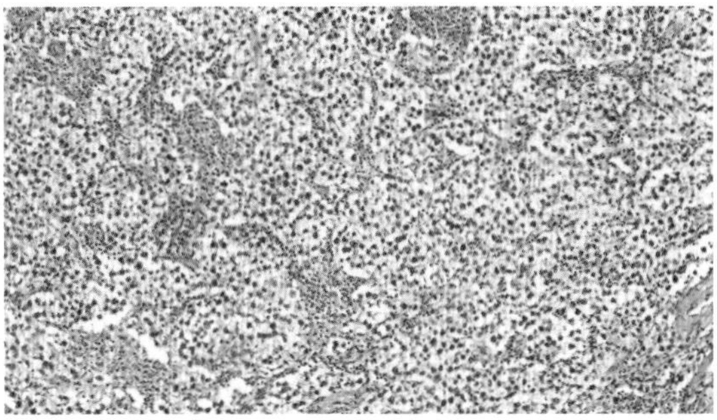

图39-1 卵巢无性细胞瘤病理诊断（HE染色，×100）

卵巢无性细胞瘤患者常见染色体异常，遂对该患者进行染色体检查，染色体核型分析报告显示：其中一条X染色体为等臂假双着丝粒染色体。

至此，该患者原发性闭经、盆腔包块真相浮出水面，为一例罕见卵巢无性细胞瘤。

【案例分析】

1.检验案例分析

该患者为18岁女性，临床诊断为"卵巢肿瘤"，肿瘤标志物结果显示总β-HCG和NSE均明显升高，当日室内质控在控，仪器、环境状态正常，排除标本溶血的影响，与临床沟通排除早孕可能，考虑生殖细胞肿瘤可能；AFP正常，可与内胚窦/卵黄囊瘤鉴别；HE4、CA125、ROMA正常，结合激素六项中FSH、LH升高，FSH/LH＞1，E_2降低，可与卵巢上皮细胞癌、卵巢囊肿、畸胎瘤鉴别，并提示卵巢功能不良；AMH明显降低，可与卵巢颗粒细胞瘤鉴别。

2. 临床案例分析

卵巢无性细胞瘤是反映原始生殖细胞的恶性肿瘤，占所有恶性卵巢肿瘤的1%～2%[1]。病理形态及组织来源与睾丸精原细胞瘤相似，因此都被称为生殖细胞瘤。

该患者未见月经来潮，第二性征发育可，偶有下腹痛，无周期性，无阴道异常出血、排液，无明显胡须、喉结，无周期性血尿。妇科超声示盆腔内多发团块，考虑来源于左卵巢，怀疑生殖细胞瘤，右卵巢略增大，未查见正常形态子宫。盆腔MR平扫+增强示双附件区混杂T_1、混杂T_2异常信号灶，左侧病灶较大，占据盆腔，右侧病灶较小，增强扫描可见明显不均匀强化，子宫显示欠清。盆腔占位性病变，考虑来源于卵巢，颗粒细胞瘤或无性细胞瘤，子宫萎缩。

再结合肿瘤标志物总β-HCG、NSE、AFP、HE4、CA125和激素类项目FSH、LH、E_2、AMH的异常结果，与卵巢上皮细胞癌、卵巢囊肿、畸胎瘤、颗粒细胞瘤常见疾病可以鉴别诊断，初步怀疑卵巢无性细胞瘤可能性较大。为明确诊断，对该患者全身麻醉下行"经腹双侧附件切除+大网膜活检术"，术中见子宫呈始基子宫状；左侧卵巢见大小约20cm×10cm实性肿瘤，呈哑铃状，质硬，表面不规则；右侧卵巢增大，大小约5cm×3cm，形状不规则，质地同左侧卵巢。术后病理检查结果显示：（双侧卵巢）无性细胞瘤。

【知识拓展】

针对此病例与卵巢无性细胞瘤典型表现对比[2, 3]，见表39-2。

表39-2　该患者特征与卵巢无性细胞瘤典型特征比较

特征编号	该患者特征	卵巢无性细胞瘤特征
1	女性，18岁	好发人群：多发生在10～30岁年轻女性，平均年龄21岁
2	妇科彩超示：盆腔包块	症状：盆腔包块，常伴有膨胀感
3	原发性无月经症状，染色体异常	多数患者月经及生育功能正常，极少数出现两性畸形，原发性无月经症状或第二性征发育差，阴蒂大、多毛等男性特征
4	组织化学：PAS（+）	组织化学：PAS和AKP呈阳性反应
5	血β-HCG和NSE水平升高	血β-HCG水平上升
6	血清AKP、LDH显著升高	血清AKP、LDH有升高
7	性激素六项及AMH显示卵巢功能不良	—

注："—"表示无相关内容。AKP. 碱性磷酸酶；LDH. 乳酸脱氢酶；AMH. 抗米勒管激素。

【案例总结】

1. 检验案例总结

根据此病例得到启发如下：①积极与临床沟通，发挥检验专业的力量。临床报告审核中，如果发现与申请单上初步诊断、患者性别、年龄等基本信息不符的检测结果，首先要查看标本有无异常，复查排除偶然误差，同时积极主动与临床医生沟通，从检验专业的角度给予临床报告单合理的解释。②结果报告审核需严谨，并结合患者个体情况。加强对报告审核人员的培训和考核，发现临床异常结果，从标本本身、人机料法环等方面寻找可能存在假阳性/假阴性的原因，结合历史结果与临床医生有效沟通，更好地服务患者。③不断学习，日常工作中注重提高对疑难病、罕见病的诊断能力，提升检验水平。特别应该注意归纳和总结，发现有价值的案例，及时在专业组甚至全科内开展培训，提升整个科室的业务能力。

2. 临床案例总结

卵巢无性细胞瘤是临床上的罕见病例，是恶性生殖细胞肿瘤中的重要类型，好发于青春期及育龄女性，发病年龄平均为21岁。该病常因腹部不适、肿块而就诊，可有血CA125、CA19-9、AFP、β-HCG、NSE升高，但无特异性。本病例β-HCG、NSE升高，符合上述特征。无性细胞瘤发病率较低，容易导致临床医生对该病生疏，不为大家所重视的乳酸脱氢酶，却是其重要的肿瘤标志物。在本案例中，LDH的作用可见一斑，其对治疗效果的监测意义，堪比β-HCG对滋养细胞肿瘤的监测意义，AMH的测定有助于和卵巢颗粒细胞瘤的鉴别诊断。注重与检验科、影像科的沟通交流，对于临床的诊断和治疗有很大帮助。与其他恶性生殖细胞肿瘤多为单侧卵巢受累相比，卵巢无性细胞瘤约有20%累及双侧卵巢。这也促使医生在术中注意探查及活检。该患者两侧卵巢受累，通过病理诊断为ⅠB期，术后建议行BEP方案化疗。卵巢无性细胞瘤通常预后良好，及时发现病变，手术切除患侧附件，术后辅助化疗，可获长期生存。15%～25%的患者可能出现复发，复发后再化疗仍可获得很好的疗效和生存。

【专家点评】

通过对1例临床罕见卵巢无性细胞瘤病例的分享，不仅较为详细阐述了此罕见病例的诊疗经过、鉴别诊断，更展示了一名检验工作者主动与临床医生沟通，以检验专业的角度对检测结果解读，与临床医生联系追踪患者后续诊疗的工作流程。检验科加强与临床科室沟通，不仅能够提升检验医师的工作水平，更能有效地发挥检验医学在临床诊疗中的作用。

参 考 文 献

[1] Tsuboyama T, Hori Y, Hori M, et al. Imaging findings of ovarian dysgerminoma with emphasis on multiplicity and vascular architecture: pathogenic implications[J]. Abdominal Radiology（New York）, 2018, 43（7）: 1515-1523.

[2] 桂阳, 杨萌, 苏娜, 等. 卵巢无性细胞瘤的超声表现[J]. 中华医学超声杂志, 2018, 15（5）: 343-348.

[3] 郑力文, 邓先琴, 郭裕华, 等. 卵巢单纯型无性细胞瘤的影像学表现[J]. 中国CT和MRI杂志, 2018, 16（2）: 26-30.

40　抗米勒管激素异常升高

作者：唐华，张宗磊，余梓裡，谌鹏（湖南省妇幼保健院医学遗传科）

点评专家：王华（湖南省妇幼保健院医学遗传科）

【概述】

抗米勒管激素（AMH）是转化生长因子β超家族的成员之一，AMH是卵泡生长发育的调节因子，参与生理性卵泡形成过程中的两次重要募集。AMH通过AMH受体在始基卵泡向生长卵泡的转换期和早窦卵泡期直接或间接影响卵泡的发育过程，抑制卵泡的生长，防止卵泡过快过早消耗，保存卵巢的储备功能。因此，近年来AMH成为较好的评估女性卵巢储备功能及诊断多囊卵巢综合征（PCOS）和预测停经时间的指标，临床诊断价值已得到广泛认可。

【案例经过】

患者，女，51岁。AMH检测结果超检测上限，通常情况下更年期或绝经期女性AMH检测结果为低水平。当天质控在控，仪器状态良好，无报警。随即检验人员立即在另一同品牌检测平台及其他检测平台复测该标本，检测结果仍大于23ng/mL。查询病历，患者因盆腔包块来院就诊。就诊当天除AMH的检测项目外，还开具了雌二醇（E_2）、卵泡刺激素（FSH）、黄体生成素（LH）、孕酮（P）、睾酮（T）的检测，结果分别为110.50pmol/L、24.82IU/L、58.54IU/L、0.54nmol/L、15.610nmol/L。检验人员在确认检验过程无误后与临床医生沟通，并追踪此患者情况。次日该患者因盆腔包块性质待查收治入院，行腹腔镜下包块切除术。包块快速病理切片证实为睾丸组织。镜下见睾丸支持细胞、间质细胞呈瘤样增生。患者外周血染色体核型结果为46，XY。此患者诊断为完全型雄激素不敏感综合征（CAIS）。

【案例分析】

1.临床案例分析

结合体检、盆腔超声、病理检查，血清T水平高（在正常男性的范围），以及男性（46，XY）染色体核型，诊断该患者为CAIS。患者对雄激素作用存在明显抵抗，其发病率可能高达1/20 000。研究显示，CAIS是原发性闭经的第三大原因，仅次于性腺发育不全和先天性无阴道[1]。CAIS通常见于因原发性闭经就诊且存在腋毛和阴毛稀少或消失的青少年或年轻成年女性。该患者51岁才确诊，较为少见。CAIS临床表现也可能在出生时或婴儿期出现，即表现为腹股沟包块（含睾丸）或平素体健女童中的疝。睾丸可能位于腹腔、腹股沟管或大阴唇内，组织学表现符合未降睾丸，间质细胞数量正常或增多而无精子发生。本例患者包块病理结果亦呈睾丸间质细胞增生。

2. 检验案例分析

通常情况下，51岁女性AMH应呈低水平表达，且T水平也应在女性参考范围内。该患者AMH测定结果超参考范围上限，T水平过高。排除检验过程误差后，还应结合患者情况审视检验结果。CAIS患者在青春期后，若未行性腺切除术，患者的血清T水平会处于青春期后男孩的正常高值至略微升高值，雌二醇水平处于男性参考范围正常高值[2]。这也就解释了为何该患者T水平为15.61nmol/L。T合成增多的原因是血清LH水平增加，该患者LH结果亦较高，为58.54IU/L。而LH水平增加是由于机体抵抗雄激素在下丘脑-垂体水平对LH分泌的反馈效应[2, 3]。LH分泌脉冲的频率和幅度均增加[4]。患者病理切片见睾丸支持细胞、间质细胞瘤样增生，将导致AMH分泌增多。

【知识拓展】

作为原发性闭经的病因之一，CAIS需借助影像学、激素检测、遗传学检查等与性腺发育不全、多囊卵巢综合征、孤立性促性腺激素释放激素缺乏等疾病相鉴别。不同病因的影像学、遗传学检测都有其自身特点，该案例通过严谨的检查较全面地展示了CAIS的特点。影响AMH的因素较多，如月经周期波动[5]、垂体降调及促排卵[6]、胰岛素增敏剂、激素避孕药、特殊疾病等。人体的内分泌系统精细而复杂，不同指标的异常变化背后都有其特定的原因。一个指标的变化亦会对其他指标产生影响。在检验过程质量保证的前提下，还应了解每项检测项目的影响因素，各项指标间可能存在的相互影响，从专业角度出发，为临床提供专业知识支撑，为患者提供专业支持服务。

【案例总结】

1. 检验案例总结

目前，检验实验室均有较为成熟且全面的异常结果调查处理流程，在确认检验结果无误后，应结合分析前各因素、患者情况、临床信息等进行综合分析。AMH作为近些年较好的卵巢储备功能评估的指标，主要用于女性辅助生殖、多囊卵巢综合征、预测绝经和卵巢早衰等。除此之外，医生也应重视其在男性中的分泌和生理作用。通过"点-线-面"的方式客观地刨根问底，紧密联系临床专科信息，实现对检验结果的科学解读，实现临床诊疗的科学转化。

2. 临床案例总结

完全型雄激素不敏感综合征是X连锁隐性遗传疾病，患者有46，XY核型却具有女性表型。这些患者因雄激素受体缺陷而抵抗睾酮，因此所有依赖于睾酮的男性性征均未能出现。外生殖器呈典型的女性外观，但阴唇或腹股沟区可扪及睾丸。该病例从激素、影像、病理、核型较为全面地展示了完全型雄激素不敏感综合征的典型特点。临床作为各分支学科信息的汇总点，应及时与各亚专科分享相关信息，高效服务患者。

【专家点评】

通过对1例与临床基本信息不符的AMH检测案例的分享，不仅展示了此临床罕见病例的诊疗过程，较好地阐明了原因，更可贵的是，检验人员主动联系临床医生。多学科交汇的思维符合当下临床检验发展的要求。

参 考 文 献

[1] Andrew C, Sarah J, Janssen MD, et al. Female reproductive disorders: the roles of endocrine-disrupting compounds and developmental timing[J]. Fertil Steril, 2008, 90（4）: 911-940.

[2] Doehnert U, Bertelloni S, Werner R, et al. Characteristic features of reproductive hormone profiles in late adolescent and adult females with complete androgen insensitivity syndrome[J]. Sex Dev, 2015, 9（2）: 69-74.

[3] Audí L, Ahmed SF, Krone N, et al. Genetics in endocrinology: approaches to molecular genetic diagnosis in the management of differences/disorders of sex development（DSD）: position paper of EU COST Action BM 1303 "DSDnet" [J]. Eur J Endocrinol, 2018, 179（4）: R197-R206.

[4] Boyarr M, Moore RJ, Rosner W, et al. Studies of gonadotropin-gonadal dynamics in patients with androgen insensitivity[J]. J Clin Endocrinol Metab, 1978, 47（5）: 1116-1122.

[5] 刘曼琳, 杨冬梓. 抗苗勒管激素的检测及相关影响因素 [J]. 实用妇产科杂志, 2015, 31（8）: 563-565.

[6] La Marca A, Sunkara SK. Individualization of controlled ovarian stimulation in IVF using ovarian reserve markers: from theory to practice[J]. Hum Repmd Update, 2014, 20（1）: 124-140.

41　完全型雄激素不敏感综合征

作者：杨林[1]，王璐[2]（湖北省妇幼保健院：1.检验科；2.月经病专科）

点评专家：夏剑波（湖北省妇幼保健院检验科）

【概述】

雄激素不敏感综合征（androgen insensitivity syndrome，AIS）是由雄激素受体功能障碍引起的一种常见的性发育障碍，是一种X连锁的隐性遗传病。AIS表型在很大程度上取决于残留的雄激素受体（AR）的活性。AIS临床分为完全型（CAIS）、部分型（PAIS）和轻度型（MAIS）。CAIS是AR基因突变导致的最严重的应答异常，患者核型为46，XY，社会性别为女性，有睾丸、无卵巢，其雄激素水平高达男性水平，常以"原发性闭经"就诊，CAIS的患病率约为1：20 000。

【案例经过】

患者，女，17岁，高二学生。2021年3月13日以"原发性闭经"就诊于笔者所在医院月经病专科。妇科检查：外阴发育差，呈幼稚型，无阴毛腋毛，阴蒂不大，乳房有发育，但乳头稍小且轻微凹陷。实验室检查：卵泡刺激素（FSH）4.57mIU/mL，黄体生成素（LH）28.90mIU/mL，雌二醇（E_2）46.57pg/mL，泌乳素（PRL）12.48ng/mL，睾酮（T）6.48ng/mL，孕酮（P）0.519ng/mL。临床医生质疑检测结果，其睾酮值过高。B超提示盆腔内未见正常子宫回声，左侧卵巢大小为2.1cm×1.7cm，右侧卵巢大小为3.2cm×1.9cm，建议行MRI检查盆腔内脏器情况。

【案例分析】

1.临床案例分析

该患者为青少年女性，至17岁一直无月经来潮，身高约160cm，体重45kg，血压正常，肤白，面部无痤疮，颈部无黑棘皮征。大小阴唇发育尚可，有阴道开口，未做指诊，无法确定是否为盲端。患者的临床表现和辅助检查结果明显不符，睾酮呈现正常男性水平，患者女性特征虽呈现幼稚型，但并无任何男性特征。因此，立即联系检验科希望复查该患者的睾酮，排除检测异常情况，并联系B超室医生，确定盆腔内是否检见卵巢。

2.检验案例分析

笔者所在医院检验科检测激素的平台为Cobas E602，接到临床医生反馈后，对该标本进行核查。①核查采血确认、条码确认、仪器原始数据等路径均一致后可排除检验前过程的失控。②对平台当月睾酮的质控进行核查，当时仪器是否有停水停电等故障，均核查后排除检验中过程的失控。③连续倍比稀释试验：将血样分别稀释2倍、3倍、5倍，发现倍比稀释回收率好，不存在特异性干扰。④PEG沉淀试验：用自配的20%PEG沉淀血清中的大分子蛋白后再次检测上清液，结果与此前睾酮值基本一致。上述实验基本可以排除检测中的失误，可以确定患者的睾酮值高是病情所致，而非检测失误引起。与月经病专科医师沟通，确定睾酮结果无误的情况下，B超室医生无法区分卵巢或睾丸，建议行MRI判断，但由于其位置在腹股沟区，睾丸可能性较大。医生果断推测患者极大可能是染色体异常导致的，并开具外周血染色体检查。2021年3月23日外周染色体结果显示46，XY，遂与患者家属联系并询问家族史，患者母亲共生育两女一子，大女儿月经正常，二女儿为此患者，儿子亦无异常体征。由于患者学业紧张，无法及时遵医嘱加查MRI，2021年4月24日肾上腺加盆腔平扫显示双侧腹股沟区异常信号，考虑性腺可能，可能为睾丸，双肾上腺未见明显异常。

【知识拓展】

雄激素受体（AR）缺陷使睾酮对下丘脑-垂体系统的负反馈不足，患者的LH水平高于正常男性，FSH与正常男性水平相同或升高。升高的LH又刺激更多的睾酮和雌激素产生。在青春期，由于P450芳香化酶将雄激素转化为雌激素，乳房则能随正常的生长而自然发展，这也是患者女性特征出现的原因。

由于染色体为46，XY，性腺是睾丸，睾酮分泌正常，但AR缺陷，导致雄激素的正常效应完全或不完全丧失，所以表现为幼稚女性外生殖器，但由于米勒管抑制素正常分泌，故无子宫。

诊断CAIS相对不复杂，关键是结合生殖器性征、激素特征和性染色体结果三者共同诊断该病。

在染色体结果未明确之前，曾考虑46，XX米勒管发育不全（MRKH），它同样表现为原发性闭经、阴道残端、子宫缺如，但它不存在高雄激素血症[1]。染色体结果也已排除该疾病。还考虑CYP17A1基因缺乏导致的17α-羟化酶缺乏症[2]，它也是一种罕见的常染色体隐性先天性肾上腺增生，通常会出现女性性幼稚、低血钾和低血压、睾酮偏低、FSH和LH明显升高，显然与本病例症状不符。

但部分型AIS则会出现部分雄激素效应，外生殖器异常呈现多样化，阴蒂增大或类似男性外阴，可出现阴毛、腋毛或男性喉结，乳房也可发育或不发育，其鉴别诊断相对较多，如染色体46，XY单纯性腺发育不全（有卵巢）、17α-羟化酶缺乏症、5α-还原酶缺陷症等[3]。

【案例总结】

1. 检验案例总结

全自动电化学发光免疫分析仪灵敏度优、精密度高，当医生对检测结果有疑问时，通常对检验前中后过程进行核查，对特殊高值进行倍比稀释试验、PEG沉淀试验可以更加肯定结果的准确性，还需要结合病例实际临床情况考虑，不要盲目否定异常结果，否则容易掩盖疾病真相。

2. 临床案例总结

在检验科同事的坚持下，认可睾酮高值结果之后，再结合性染色体报告就能比较明确地对患者进行诊断。

由于患者家庭条件不允许，而且患者又处在高中阶段，故只能在以后对姐弟三人进行全外显子测序。

【 专家点评 】

该案例的识别来源于临床医生敏锐的判断力，同时也在于临床医生与检验人员的及时沟通，在一系列验证下检验结果直接指导了临床诊疗，避免了对患者进行过多的检查，对经济条件有限的家庭体现出了人文关爱，完美地展示了检验结果与临床诊疗共同配合的分析思路。

参 考 文 献

[1] Mongan NP, Tadokoro-Cuccaro R, Bunch T, et al. Androgen insensitivity syndrome[J]. Best Pract Res Clin Endocrinol Metab, 2015, 29（4）: 569-580.

[2] 张蔚，李修琪. 雄激素受体基因剪切手电突变G^{3346}→T引起1例完全型雄激素不敏感综合征 [J]. Chin J Med Genet, 2001, 18（1）: 14-16.

[3] 邓姗，郎景和. 协和妇产科临床思辨录 [M]. 北京：人民军医出版社, 2015.

42 伴瘤内分泌综合征

作者：王永斌，石洁（云南省肿瘤医院核医学科）

点评专家：邓智勇（云南省肿瘤医院核医学科）

【概述】

性激素六项（简称"性六项"）在评估垂体-性腺轴功能中有着极高的临床价值，通过性六项检测可以初步判断很多妇科常见的内分泌异常疾病。与此同时，性六项在辅助生殖及评估妊娠状态中也有极广泛的临床应用。但是，在某些特殊案例中，血清性六项及β-HCG水平虽然均提示为妊娠状态，但实际与妊娠毫无关系，而是由于患者的某种特殊疾病，并发了体内性激素异常的连锁变化。这种变化极容易干扰临床医生对疾病的诊断，甚至造成误诊的风险。

【案例经过】

患者，女，65岁。于2019年5月无明显诱因出现右肩、背部疼痛，呈持续性刺痛。7月19日至某医院心内科治疗，CT示双肺多发大小不等结节，转移性可能。随后至某三甲医院就诊，8月9日血清β-HCG为90.1IU/L↑（参考值0～8.3IU/L）。9月4日患者出现咳嗽，无痰，左上腹疼痛症状。11月4日出现无明显诱因的阴道少量出血，为暗红色血凝块。11月11日血清β-HCG为385IU/L↑。经阴道B超提示：①子宫肌瘤；②子宫左后壁结节（性质待查）；③宫内膜增厚，回声不均。给予抗感染、增强免疫治疗后出院。患者为进一步治疗，于11月13日来笔者所在医院就诊。门诊以"子宫占位性质待查；双肺多发结节性质待查"将患者收住院。患者自发病以来，精神状态差，体力情况差，食欲一般，睡眠欠佳，体重无明显变化，大便正常。既往史：否认肝炎、结核、传染病及心血管疾病史，否认输血史和食物、药物过敏史。生育史：未婚，未孕，有性生活史。初潮14岁，绝经年龄48岁。

【案例分析】

1. 临床案例分析

患者有咳嗽、咯血、背痛表现，外院CT提示转移性肺癌，且患者已绝经10年，但目前β-HCG增高，原因不明，是否有生殖细胞肿瘤？性激素检查结果E_2 1753.8pg/mL↑，异常增高，FSH未见增高。遂行进一步检查。

（1）复查CT：双肺多发占位性质待查，双肺结节，最大为4.7cm×4.6cm，性质为恶性，转移可能；考虑肺动脉栓塞；纵隔淋巴结炎、双肺门淋巴结肿大，最大径为2.4cm，考虑转移可能。

（2）查卵巢、子宫等情况，行附件B超：子宫内实质性占位，性质待查，考虑子宫肌瘤；宫颈回声不均，考虑宫颈腺体囊肿。

（3）PET-CT检查：双侧肺多发结节，考虑转移；右侧锁骨上区、纵隔内及双侧肺门多发淋巴结影，考虑转移；右侧前上纵隔近心包处可见一不规则形状软组织，考虑恶性病变，建议详查；子宫外形增大，轮廓不规整，密度不均，内部可见两个类圆形高密度影，考虑子宫肌瘤。

综上分析，结合CT、B超、PET-CT，肺转移癌可能，不能诊断原发病灶。性激素异常、β-HCG异常，诊断困难。拟行肺纤支镜检查。

2. 检验案例分析

入院查患者性激素水平，结果见表42-1。

表42-1 性激素六项结果

项目	单位	结果	提示	参考范围
卵泡刺激素（FSH）	mIU/mL	0.04	↓	绝经期：19～132
雌二醇（E₂）	pg/mL	1753.8	↑	绝经期：10～70
黄体生成素（LH）	mIU/mL	0.89	↓	绝经期：14～58
睾酮（T）	ng/dL	32.7		0～100
孕酮（PL）	ng/mL	2.04	↑	绝经期：0.1～1.8
催乳素（PRL）	ng/mL	51.18	↑	2.5～27

实验室性激素结果分析：患者性激素检测结果与绝经期女性激素水平完全不符，患者性激素检测结果提示FSH、LH减低，E₂、P、PRL增高，倾向考虑为妊娠。但该患者已经绝经10年，所以不可能为妊娠。查找原因如下：

（1）标本抽错？核对当天标本签收及询问采血护士，标本核对正确；上机检测标本也正确。

（2）结果有误？内部质控检查：当天室内质控及当月积累质控，未发现失控情况，实验室质量运行正常。标本也未发生"张冠李戴"。近5年EQA成绩合格。

（3）β-HCG逐步升高？最近血清β-HCG水平：575.8IU/L↑。是否存在异嗜性抗体干扰，因实验室没有HBR封闭剂，所以不能验证异嗜性抗体干扰，但询问外院β-HCG检测平台，发现与笔者所在医院检测方法不一致，暂时考虑没有异嗜性抗体干扰。是否存在与LH、FSH、TSH的亚基交叉反应，经查看β-HCG试剂说明书，明确为β-HCG，即不会与以上激素的亚基有交叉反应，排除交叉反应的可能。总之，该β-HCG结果是准确可靠的。

3. 检验与临床沟通

从实验室的性六项结果综合分析，排除干扰的可能，并结合其他影像学资料结果，排除绒毛膜癌的可能，但 β-HCG 增高，临床和实验室均考虑患者为肿瘤异位激素分泌可能，即肿瘤伴异位内分泌，癌细胞分泌 HCG，引起了性六项结果的异常，表现出类似妊娠期的性六项水平。但是，目前还没有病理支持，只能推理判断：伴瘤内分泌综合征，待肺部取材后再做定论。

后续追踪情况：经多次肺纤支镜检查，最终确诊为肺鳞状上皮细胞癌。

【知识拓展】

一些恶性肿瘤除了肿瘤本身及转移引起的症状外，还可以通过产生激素或激素样物质引起多种临床表现。这种由非内分泌肿瘤分泌的激素或激素样物质及内分泌肿瘤分泌的非自身激素所引发的临床内分泌综合征构成伴瘤内分泌综合征，又称为异位激素综合征。目前已知的伴瘤分泌综合征见表 42-2。

表 42-2 常见肿瘤伴瘤内分泌综合征 [1]

常见肿瘤	异位激素	主要临床表现
肺癌（小细胞肺癌、腺癌、鳞癌）、类癌、胸腺癌、甲状腺髓样癌、前列腺癌、卵巢癌、肝癌、黑色素瘤	ACTH、MSH、LPH、内啡肽	库欣综合征、皮肤色素沉着
肺癌（小细胞肺癌、腺癌、胸腺瘤）	ADH	低钠血症、严重水中毒
子宫内膜癌、肺癌、皮肤癌	GH、GHRH	肢端肥大症
肺癌（大细胞癌）、肝癌、肾癌、绒毛膜癌（绒癌）、卵巢癌	HCG、LH、FSH	男性乳腺发育、女性月经失调
肺癌、绒癌、睾丸畸胎瘤、胃癌、结肠癌、胰腺癌	TSH	甲状腺功能亢进
肺癌（鳞癌和大细胞癌）、乳腺癌、多发性骨髓瘤、肾癌、宫颈癌、膀胱癌、结肠癌、前列腺癌、睾丸癌、食管癌	PTH	高血钙

【案例总结】

1. 临床案例总结

肺癌是世界范围内常见的癌症，也是恶性肿瘤死亡的首要原因，病死率为 18.4%，死亡占比为 27%[2, 3]。一般将肺癌分为小细胞肺癌（SCLC）和非小细胞肺癌（NSCLC）两大类，其中 SCLC 占全部肺癌的 15%～25%。一些肺癌具有一定的内分泌功能，临床上极常见各种伴癌综合征如皮疹、腹泻、高血压、抗利尿激素异常分泌综合征（syndrome of inappropriate antidiuretic hormone，SIADH）等[4]，但肺癌分泌 β-HCG 引起类似妊娠的性激素表现，则较为少见，并且患者出现咳嗽，左上腹痛，阴道出血，子宫内占位，肺部 CT 怀疑为转移性肺癌，结合实验室血清 β-HCG 增高，性激素 FSH、LH 降低，E_2、P、PRL 等增高，很容易考虑为绒癌肺转移可能。但 PET-CT 并不支持绒癌可能，诊断陷入困难。经与检验科医生沟通，分析是否存在检验结果误差或干扰，导致结果异常，但通过核查排除了该可能。最后，经多次肺部纤支镜检查（之前取材均不满意，不能明确诊断），最终确诊为肺鳞状上皮细胞癌，证实为肺鳞癌伴瘤内分泌综合征。

2. 检验案例总结

本案例较为特殊，实验室人员一方面需要加强对异常结果的临床意义的学习，同时还需要注意各种检验方法的局限性，如免疫学检验中不可避免的交叉反应、基质效应、干扰等[5, 6]。由于单克隆抗体的广泛应用，其特异度大大提高，交叉反应概率较小，但干扰这个困扰实验室免疫学检验的主要因素凸显出来，也是免疫学检验复杂性的重要原因之一，需要广大从事免疫学检验的同仁特别注意[7]。

另外，与临床情况严重不符时，检验医生应该主动与临床医生取得联系，共同分析，多学科会诊（MDT），可大大提高各自学术水平。临床与检验相互借鉴，可有效避免漏诊、误诊等风险。

【专家点评】

该病例少见，而且容易被误诊。临床医生对实验室检测结果可能产生怀疑：是否检测结果错了。通过该案例的分析过程，学习了什么是肿瘤伴内分泌综合征，对于β-HCG增高、性激素异常表现不仅考虑为妊娠或滋养细胞肿瘤，还应该意识到有伴瘤分泌综合征的可能。同时，提醒广大临床医生应充分认识实验室的检验结果，当与临床诊断不一致时，不能一概而论认为是实验室检测误差导致的，应进行多学科会诊，提高对复杂疾病诊断的准确性。

参 考 文 献

[1] 陈家伦. 临床内分泌学[M]. 上海：上海科学技术出版社，2011.

[2] Sung H, FeRlay J, Siegel RL, et al. Global cancer statistics 2020: GLOBOCAN estimates of incidence and mortality worldwide for 36 cancers in 185 countries[J]. CA Cancer J Clin, 2021, 71（3）: 209-249.

[3] Cao W, Chen HD, Yu YW, et al. Changing profiles of cancer burden worldwide and in China: a secondary analysis of the global cancer statistics 2020[J]. Chin Med J（Engl）, 2021, 134（7）: 783-791.

[4] Semenova EA, Nagel R, Berns A. Origins, genetic landscape and emergin therapies of small cell lung cancer[J]. Genes Dev, 2015, 29（14）: 1447-1462.

[5] Sturgeon CM, Viljoen A. Analytical error and interference in immunoassay: minimizing risk[J]. Ann Clin Biochem, 2011, 48（Pt5）: 418-432.

[6] Kailajarvi M, Takala T, Gronroos P, et al. Reminders of drug effects on laboratory test results[J]. Clin Chem, 2000, 46（9）: 1395-1400.

[7] Owen LJ, Monaghan PJ, Armstrong A, et al. Oestradiol measurement during fulvestrant treatment for breast cancer[J]. Br J Cancer, 2019, 120（4）: 404-406.

第五部分

其 他

43　腹膜后副神经节瘤

作者：刘静[1]，周兵海[2]，王志强[3]（南昌大学第二附属医院：1.检验科；2.肝胆外科；

　　3.影像中心）

点评专家：王小中（南昌大学第二附属医院检验科）

【概述】

　　副神经节瘤（PGL）为肾上腺外来源的肿瘤，是一种沿交感神经或副交感神经链分布的肿瘤，发病率为0.005%～0.100%，可发生于颅底、头颈部、纵隔、腹膜后、盆腔等位置，发生于腹膜后的PGL位置隐匿，早期无症状，诊断困难[1]。

【案例经过】

　　患者，女，38岁。因突发上腹部持续性疼痛伴恶心、呕吐1天于2021年4月2日凌晨就诊于笔者所在医院急诊科，就诊时患者呈急性痛苦面容，查体出现剑突下压痛明显，伴极高血压（201/113mmHg），急诊上腹部CT提示"腹膜后占位，需鉴别巨大淋巴结增生症（Castleman病）、PGL及肝S1段原发性外生性肿瘤"（图43-1）。发病当日凌晨收入肝胆外科后给予镇痛、降压、降糖、能量支持等处理并稳定病情。进一步完善腹部磁共振检查，肿瘤标志物、血EB病毒、白细胞介素-6（此两者用于辅助鉴别诊断Castleman病）、嗜铬细胞瘤（PCC）相关激素等检验，主要检验结果见表43-1。磁共振检查结果显示，腹膜后富血供占位，考虑偏良性病变，Castleman病可能性大，需结合临床及组织学检查（图43-2）。

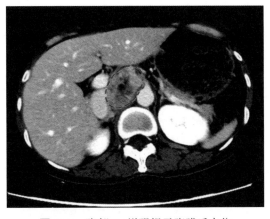

图43-1　腹部CT增强提示腹膜后占位

表 43-1 该患者入院后主要检验结果

检验项目		结果	异常提示	参考范围
肿瘤标志物检测	甲胎蛋白（AFP, ng/mL）	3.70	无	0～8.10
	癌胚抗原（CEA, ng/mL）	3.08	无	0～5.00
	糖类抗原199（CA199, U/mL）	55.69	升高	0～37.00
	糖类抗原125（CA125, U/mL）	17.90	无	0～35.00
血儿茶酚胺类激素检测	游离甲氧基肾上腺素（MN, pg/mL）	78.30	升高	0～62.00
	游离甲氧基去甲肾上腺素（NMN, pg/mL）	5030.00	升高	0～145.00
	游离（MN+NMN, MNs, pg/mL）	5108.30	升高	0～207.00
EB病毒抗体组合检测	EB病毒壳抗原IgA抗体（COI）	0.19	无	0～1.00
	EB病毒壳抗原IgG抗体（U/mL）	＞750.00	升高	0～20.00
	EB病毒壳抗原IgM抗体（U/mL）	35.20	升高	0～30.00
	EB病毒核抗原IgG抗体（U/mL）	＞600.00	升高	0～12.50
	EB病毒早期抗原IgM抗体（COI）	0.03	无	0～1.00
白细胞介素-6检测	白细胞介素-6（pg/mL）	13.27	升高	0～7.00

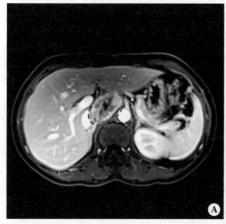 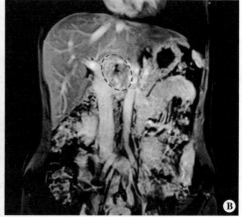

图 43-2 腹部磁共振增强提示腹膜后富血供占位

考虑患者NMN异常升高、EB病毒壳抗原IgG抗体阳性、白细胞介素-6升高，进一步修正诊断：①腹膜后肿瘤，PGL可能性大，Castleman病不除外；②高血压3级（继发性高血压）。

经规范的术前准备及围术期管理，肝胆外科团队为患者施行了腹腔镜下腹膜后肿瘤切除术，手术过程顺利。术后病理报告：肉眼检查结节状肿物一枚，大小为5.5cm×4.5cm×2.8cm，切面灰黄、灰红色，实性，质软；镜下见肿瘤组织呈器官样排列，胞质丰富嗜碱性，间质血管丰富；免疫组化示瘤细胞 CK（－）、Vim（－）、CD56（＋）、CgA（＋）、Syn（＋）、S100（＋）、HMB45（－）、Melan A（－）、Hepa1（－）、Gly-3（－）、Arg（－）、P53（－）、Ki-67约1%（＋），诊断为腹膜后PGL。

【案例分析】

1. 临床案例分析

PGL是起源于神经嵴细胞的神经内分泌肿瘤，根据有无大量儿茶酚胺分泌入血导致的典型临床症状分为无功能型、亚临床型和功能型三类。无功能型腹膜后PGL缺乏典型的临床症状，患者通常因肿瘤体积增大压迫邻近脏器造成腹部不适或体检时发现；亚临床型PGL虽然具有分泌儿茶酚胺的功能，但由于分泌量小，不足以引发典型的临床症状，常在术中因为牵拉刺激肿物导致血压剧烈波动；功能型PGL因为瘤体周期性释放儿茶酚胺入血，常表现为阵发性或持续性高血压、心悸、头痛等症状。由于其影像学表现与巨大淋巴结增生症、神经鞘瘤、节细胞神经瘤及胰腺实性假乳头状瘤等类似[2]，因此，通常需综合患者临床表现、影像学及检验学检查才能进一步明确PGL类型。该患者上腹部剧烈疼痛伴恶心、呕吐起病，单从症状上来看可能由肿瘤压迫周围组织引起，影像学表现与单中心型Castleman病无法区分，因此，急诊入院时无法明确患者肿瘤的性质。结合患者入院时合并高血压，进一步完善血儿茶酚胺类激素检测后发现NMN异常升高，因此考虑腹膜后PGL可能性大。通常，临床诊断一旦定性为腹膜后PGL，术前应严格按照内分泌肿瘤规范进行围术期管理，将血压、血糖、心率等控制在合理范围后方可进行手术切除，术后同样要检测血儿茶酚胺水平并定期复查腹部增强CT以随访是否存在转移。

2. 检验案例分析

2020年，中华医学会内分泌学会发布了《嗜铬细胞瘤和副神经节瘤诊断治疗专家共识》（2020版）[3]，推荐诊断嗜铬细胞瘤（PCC）和PGL首选液相色谱-串联质谱（LC-MS/MS）测定血浆游离MNs或尿MNs浓度（MN及NMN合称MNs）。国内学者苏颋为等[4]研究显示，血浆NMN为130pg/mL时诊断PCC的灵敏度和特异度分别为95.4%和90.0%，血浆MN为83pg/mL时诊断灵敏度和特异度分别为51.4%和90.0%，如果以NMN或MN单项升高3倍以上或两项均升高做判断标准则假阳性率可进一步降低。本案例中，MN轻度升高，但NMN异常升高了近35倍，结合患者肾上腺部位影像学检测未见异常，基本可为本案例的肿物做定性诊断。另外，MNs除了可以作为嗜铬细胞瘤和副神经节瘤（PPGL）的诊断标志物外，还可以对PPGL的疗效进行监测，术后血浆MNs持续下降并维持在正常范围是治疗措施有效的证据（图43-3）。

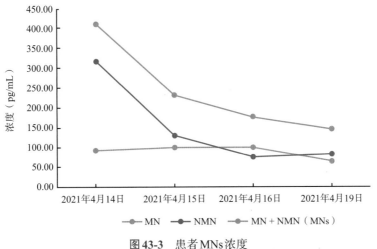

图43-3 患者MNs浓度

【知识拓展】

PPGL是一种引起内分泌性高血压的少见神经内分泌肿瘤，在普通高血压门诊患者中患病率为0.2%～0.6%，儿童高血压患者中患病率为1.7%，各年龄段均可发病，发病高峰为30～50岁，男女发病率基本相同。肿瘤位于肾上腺称为PCC，位于肾上腺外则称为PGL，PCC占80%～85%，PGL占15%～20%，二者合称为PPGL[3]。PPGL主要合成和分泌儿茶酚胺，包括去甲肾上腺素（NE）、肾上腺素（E）及多巴胺（DA），过量的儿茶酚胺会导致患者持续性或间断性的严重高血压，临床表现为典型的三联征（头痛、心悸和多汗），并造成心、脑、肾等严重并发症。

PGL可起源于胸、腹部和盆腔的脊椎旁交感神经链，也可来源于沿颈部和颅底分布的舌咽、迷走神经的副交感神经节。腹膜后PGL一般位于腹主动脉、髂总动脉、肠系膜动脉起始处或脊柱两侧，腹膜后PGL早期无症状，经B超、CT、MRI扫描可定位诊断，术前很难定性诊断。若为功能型PGL，可经检测血或尿中儿茶酚胺或其代谢产物进行定性诊断。

儿茶酚胺及其中间和终末代谢产物浓度的测定是PPGL定性诊断的主要依据，包括血或尿CA原型物质NE、E、DA，中间代谢产物NMN、MN、3-甲氧基酪胺（3-MT），终末代谢产物香草扁桃酸（VMA）、高香草酸（HVA）。NMN、MN分别是NE和E的中间代谢产物，其仅在肾上腺髓质PCC或PPGL瘤体内代谢生成，并且以高水平持续存在，半衰期长，也更加稳定，其特异度和灵敏度高，能反映PPGL肿瘤的功能状态，故为PPGL诊断指南和共识首先推荐的特异性标志物[3]。

【案例总结】

1.临床案例总结

本案例腹膜后PGL体积大、解剖位置复杂，通过术前相关激素检测明确为功能型PGL，手术过程中对瘤体的牵拉或误切将会引起剧烈的血压波动，风险极大，因此在明确了肿瘤性质后临床医生设计了特殊的手术方案及切除路径，确保了医患安全。

2.检验案例总结

外周血生物标志物NMN和MN对腹膜后PGL的诊断具有高特异度和高灵敏度的优势，结合影像学方法的定位诊断能力，能为腹膜后PGL的临床治疗、疗效监测提供极具指导意义的信息。

【专家点评】

对PPGL的诊断及鉴别诊断，临床上有帮助的典型症状为头痛、心悸、多汗（三联征），但这些神经内分泌肿瘤通常发展缓慢，很多患者早期症状不明显，往往等到出现极高血压或肿瘤压迫症状时才确诊，发生意外事件的风险较高，所以早期、准确的诊断对于神经内分泌肿瘤的治疗和预后具有重要意义。随着检验技术的发展，尿液和血液中儿茶酚胺的定性检测逐渐被血浆中的儿茶酚胺代谢物定量测定所代替，特别是以液相色谱作为分离手段、三重四极杆串联质谱作为检测手段的液-质联用技术成为定量检测血浆中儿茶酚胺及其代谢产物的强有力的手段。该文报道的副神经节瘤实验诊断案例，通过定量检测血液游离甲氧基去甲肾上腺素第一时间精准锁定病因，再结合影像学进行病灶定位，为及早启动外科手术切除奠定坚实基础。事实上，对于有PPGL症状和体征，有PPGL家族史、既往史，有阵发性高血压发作伴头痛、心悸、多汗三联征的群体应用液相色谱串联质谱法进行儿茶酚胺类激素的血液筛查是必要的。

参 考 文 献

[1] 高海成，肖萌萌，李文杰，等. 原发性腹膜后副神经节瘤的临床病理特征及外科治疗[J]. 中华普通外科杂志，2020，35（6）：446-448.

[2] 石士奎. 原发性腹膜后副神经节瘤的CT诊断与鉴别诊断[J]. 国际医学放射学杂志，2010，33（3）：249-252.

[3] 中华医学会内分泌学分会. 嗜铬细胞瘤和副神经节瘤诊断治疗专家共识（2020版）[J]. 中华内分泌代谢杂志，2020，36（9）：737-750.

[4] 苏颐为，王卫庆，周薇薇，等. 血浆甲氧基肾上腺素和甲氧基去甲肾上腺素诊断嗜铬组织来源肿瘤的意义[J]. 上海交通大学学报（医学版），2010，30（5）：489-492.

44　POEMS综合征

作者：董慧敏[1]，邱洁如[2]（中山大学附属第三医院：1.检验科；2.内分泌科）

点评专家：胡波（中山大学附属第三医院检验科）

【概述】

POEMS综合征是一组以多发性外周神经病为主要特征的克隆性浆细胞病，存在多系统损害综合征，主要指多发性周围神经病（polyneuropathy，P）、器官肿大（organomegaly，O）、内分泌病变（endocrinopathy，E）、M蛋白血症（M proteinemia，M）、皮肤改变（skinchanges，S），取各临床表现首字母命名的一组临床综合征[1]。因首发症状不一、临床表现多样，加之临床医生对本病缺乏必要的认识，因而给诊断造成一定困难，易被误诊、漏诊。POEMS综合征中的内分泌病变，作为疾病诊断的次要标准更加容易被忽视。

【案例经过】

患者，男，75岁，因"双手、双足反复水疱伴溃疡10月余"来诊。患者十多个月前双手指、双足出现大小不等水疱，疱液清亮，无疼痛，未予诊治；2个月后水疱逐渐增多并自行破溃形成大小不等红色溃疡面，疱液浑浊，伴疼痛不适（图44-1）。查体发现：双手、双足见大小不等水疱，破溃后形成红色糜烂面；伴有多个指甲受累脱落，指尖末节缺失，双手骨间肌明显萎缩；双手指间关节活动受限伴麻木感，双小腿至足底麻木感，手足套袜感觉；双手腕关节以下掌面皮肤及双腿膝关节以下皮肤痛、温、触觉明显减退，甚至消失，皮温下降，余无异常。

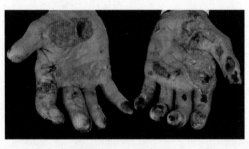

图44-1　双手破溃

现为进一步诊治到笔者所在医院就诊，门诊拟"疱类疾病：连续性肢端皮炎？天疱疮？麻风？"收入院。

根据患者的主诉、症状及入院查体，诊断思路是找到肢端破溃的病因。为进一步明确诊断，做了常规和特殊的实验室检查。常规检查包括血常规（全血细胞计数、血红蛋白、血细胞比容）、尿常规（尿蛋白、尿葡萄糖、尿沉渣镜检）、血生化（空腹血糖、肌酐、尿酸、电解质、甘油三酯、总胆固醇、高密度脂蛋白胆固醇、低密度脂蛋白胆固醇）、红细胞沉降率、心电图及肺部X线片等作为基础检查来进行。特殊检查：口服葡萄糖耐量试验、性激素六项、甲状腺功能检测、空腹胰岛素和空腹C肽等，部分检测结果见表44-1。

表44-1 患者部分检测结果

项目	结果	单位	提示	参考值
泌乳素（PRL）	383.24	μIU/ml	升高	48～375
孕酮（PRGE）	＜0.48	nmol/L	降低	0.89～3.88
空腹胰岛素（IRI）	49.24	mU/L	升高	3～25
空腹C肽（CpS）	0.98	nmol/L	正常	0.27～1.28
OGTT空腹	7.12	mmol/L	升高	3.90～6.10
OGTT（1h）	6.88	mmol/L	正常	＜0.78
OGTT（2h）	3.97	mmol/L	正常	＜0.78

如表44-1所示，性激素检测中垂体泌乳素（PRL）383.24μIU/ml（升高），孕酮（P）＜0.48nmol/L（降低）；空腹胰岛素（IRI）49.24mU/L（升高），空腹C肽未见异常。口服葡萄糖耐量试验：空腹血糖7.12mmol/L（升高），1h葡萄糖6.88mmol/L，2h葡萄糖3.97mmol/L。根据结果判断患者有糖尿病及性腺功能减退。临床医师最初认为这是一个简单的内分泌系统疾病患者。临床医师初期按照糖尿病来对症支持治疗。

【案例分析】

1.临床案例分析

从临床医师的角度来看，在检验科的帮助下，在临床医师怀疑POEMS综合征可能。目前应用较多的是2003年Dispenzieri等提出的标准，包括5条主要标准：①多发性周围神经病；②浆细胞异常（单克隆浆细胞增生性疾病）；③硬化性骨损害；④血管内皮细胞生长因子增高；⑤Castleman病。6条次要标准：①内分泌异常（肾上腺、甲状腺、垂体、性腺、胰腺及甲状旁腺的异常）；②皮肤改变（包括色素沉着、血管瘤、多毛等）；③视盘水肿；④器官肿大（肝脾、淋巴结肿大）；⑤血管外负荷增大（全身水肿、胸腔积液、腹腔积液）；⑥血小板及红细胞增多等。以上诊断标准中达到2条主要标准及1条或多条次要标准即可诊断为POEMS综合征[2]。显然此病例是符合诊断标准的，且"多发性周围神经病"和"M蛋白"是诊断POEMS综合征的基本要素，POEMS综合征中的"内分泌病变"要素经常被忽视。临床更应加深对本病的认识。从复杂多变的检验结果中根据诊断标准来诊断疾病，并与其他疾病相鉴别，最终给出最佳的治疗方案[3]。环环相扣，缺一不可，准确的检验结果为临床提供了依据，并且检验人员与临床医师及时沟通交流，成了临床最好的"同路人"。

2.检验案例分析

从检验医师的角度来看，检验科在此疾病的诊断之路上贡献了自己的一份力。发现球蛋白升高至38.5g/L（25.0～35.0g/L），立即与临床医师沟通并建议加做体液免疫、血清蛋白电泳及免疫固定电泳等项目，最终发现了异常。体液免疫项目中IgM 16.49g/L（0.50～2.20g/L）（显著升高）。血清蛋白电泳（图44-2）：γ球蛋白33.2%（升高）；α_1球蛋白6.1%（升高），α_2球蛋白12.5%（升高）；Alb 38.6%（降低）。血清免疫固定电泳（图44-3）：

发现有单克隆免疫球蛋白IgM-κ型，此为POEMS综合征中的"M"要素[4]。

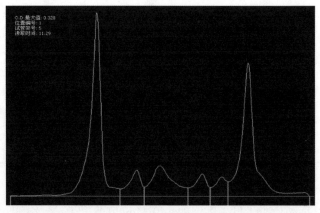

图44-2 患者血清蛋白电泳（Alb 38.6%，α_1球蛋白6.1%，α_2球蛋白12.5%，β_1球蛋白5.2%，β_2球蛋白4.4%，γ球蛋白33.2%）（横坐标代表不同种类蛋白在膜上的分布位置）

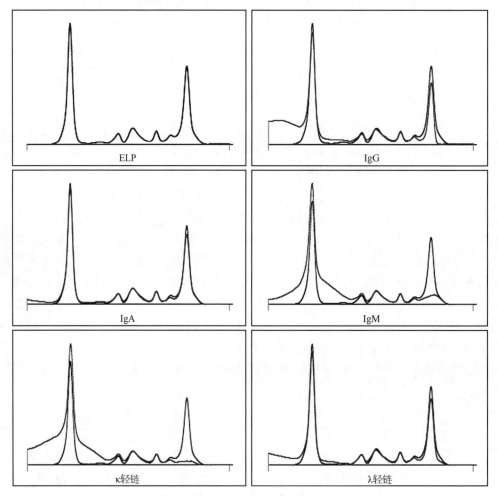

图44-3 患者血清免疫固定电泳图谱（横坐标代表时间；纵坐标代表OD值；图中峰代表M蛋白，即单克隆免疫球蛋白；峰高代表蛋白含量；ELP. 血清蛋白电泳）

自此检验科初步判断患者出现了异常增高的单克隆免疫球蛋白，血清蛋白电泳可见M带，免疫固定电泳可发现单克隆球蛋白，并立即与临床医师沟通，临床医师请血液科会诊，做相关检查如骨髓穿刺活检等。骨髓细胞形态学检查（图44-4）：①取材、涂片、染色良好；②细胞增生活跃，G∶E=2.08∶1；③粒系统占41.5%，各阶段细胞比例大致正常，幼稚阶段细胞胞体大小不一，核较大、圆形或不规则形，核质疏松肿胀，胞质中等量，颗粒丰富、粗糙；④红系统占20.0%，各阶段细胞比例大致正常，中、晚幼红细胞大小不等，核质粗块状或固缩，胞质少，染灰蓝色，边缘不整，成熟红细胞大小不等；⑤淋巴细胞比例、形态无异；⑥浆细胞比例增高，占4.5%（参考值0～1.0%），均为成熟浆细胞，形态无异常；⑦全片（25mm×30mm）见巨核细胞约273个，血小板多见，易见群集分布；⑧未见肿瘤细胞及寄生虫体；⑨铁粒染色，外铁±，内铁2%。血象特征：白细胞各阶段细胞比例、形态大致正常；成熟红细胞大小不等，中央淡染区未见明显扩大；血小板多见，易见群集分布；未见有核红细胞及寄生虫体。根据骨髓象考虑缺铁性贫血伴反应性浆细胞增多症。

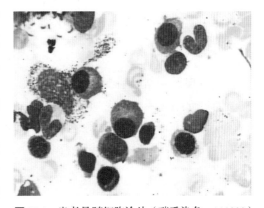

图44-4 患者骨髓细胞涂片（瑞氏染色，×1000）

从最初的血糖异常到发现球蛋白升高，再到与临床医师沟通，加做"M蛋白"相关检测项目，到最终诊断疾病，在对检验结果有疑问时能做到积极与临床医师沟通，真正做到了检验为临床服务。

【知识拓展】

POEMS综合征是一组以多发性外周神经病为主要特征的克隆性浆细胞病，存在多系统损害综合征。此病首发症状不一、临床表现多样，医师应加深对本病的认识，从多变的检验结果中抽丝剥茧，减少误诊、漏诊[5]。

【案例总结】

1.临床案例总结

在临床实践中，医师的确可以看到患者主要以内分泌病变及皮肤改变为起病，有M蛋白改变，也符合诊断的绝大多数次要标准，患者可能处于疾病的发展过程中。由于POEMS综合征累及全身多系统，临床表现复杂，起病方式多样，因而需要和其他一些疾病相鉴别，如慢性炎性脱髓鞘性多发性神经病（CIDP）、急性炎症性脱髓鞘性多发性神经病（格林-巴利综合征）、冷球蛋白血症、原发性淀粉样变性、多发性骨髓病（MM）、意义未明单克隆丙种球蛋白血症（MGUS）、瓦尔登斯特伦巨球蛋白血症（WM）、硬皮病、雷诺病、LAMB综合征、Addison病等[6]。对于临床医师而言，临床检验是非常重要的，临床医师需要和检验医师成为密切的战友，才能更好地战胜疾病，帮助患者；只有在不断自我更新的同时，借助跨专业的力量，才能获得更好的发展。

2. 检验案例总结

在发现异常结果后，检验科医师第一时间与临床医师沟通，帮助临床医师确诊该病。同时通过此案例，检验医师应该了解患者发病的特征性临床表现，及时和临床医生沟通，减少误诊率和漏诊率；该案例也提示对于检验科而言，需要更多地融入临床一线，去思考如何帮助临床医生诊断和治疗疾病，从而提高自身的价值，才能更好地为临床和患者服务[7]。

【专家点评】

该文通过对一例罕见的以内分泌病变及肢端破溃为首发症状的POEMS综合征病例的分享，不仅清楚地展示了此病例的确诊过程，更让我们清楚地了解并学习了此特殊病种。检验医师在对检验结果有疑问时，积极与临床医师沟通，并帮助临床诊断疾病。

参 考 文 献

[1] Bardwick PA, Zvaifler NJ, Gill GN, et al. Plasma cell dyscrasia with polyneuropathy, organomegaly, endocrinopathy, M protein, and skin changes: the POEMS syndrome. Report on two cases and a review of the literature[J]. Medicine（Baltimore）, 1980, 59（4）: 311-322.

[2] Dispenzieri A, Kyle RA, Lacy MQ, et al. POEMS syndrome: definitions and long-term outcome[J]. Blood, 2003, 101（7）: 2496-2506.

[3] Lee MR, Choi HJ, Lee EB, et al. POEMS syndrome complicated by extensive arterial thromboses[J]. Clin Rheumatol, 2007, 11: 1989-1992.

[4] 宿振国, 周玉明, 高梅兰, 等. 高效毛细管电泳的临床应用[J]. 国际检验医学杂志, 2011, 32（10）: 1083-1084.

[5] Dispenzieri A, Gertz MA. Treatment of poems syndrome[J]. Curr Treat Options Oncol, 2004, 5（3）: 249-257.

[6] Badros A, Porter N, Zimrin A. Bevacizumab theraphy for POEMS syndrome [J]. Blood, 2005, 106（3）: 1135.

[7] Kuwabara S, Misawa S, Kanai K, et al. Thalidomide reduces serum VEGF levels and improves peripheral neuropathy in POEMS syndrome [J]. J Neurol Neurosurg Psychiatry, 2008, 79（11）: 1255-1257.

45　垂体功能减退性危象

作者：冷俊[1]，吴超利[1]，莫如芬[2]（桂林医学院附属医院：1. 检验科；2. 内分泌科）

点评专家：韦叶生（桂林医学院附属医院检验科）

【概述】

垂体功能减退性危象简称垂体危象，是在全垂体功能减退症基础上，各种应激如感染、败血症、腹泻、呕吐、失水、饥饿等使垂体前叶功能减退导致肾上腺皮质激素和（或）甲状腺激素缺乏时诱发垂体危象[1]。临床表现为多样化，各种类型可伴有相应的症状，突出表现为消化系统、循环系统和神经精神方面的症状，如高热、循环衰竭、休克、恶心、呕吐、头痛、神志不清、昏迷等严重垂危状态。

【案例经过】

患者，女，66岁。2021年4月7日劳累后出现进食后恶心、呕吐，伴食欲缺乏、全身乏力、冒冷汗、胸闷，就诊于当地社区医院，查血电解质示低钠低氯，给予护胃、补液后症状稍好转，但1个月内反复出现恶心、呕吐症状，补液效果日益渐差。2021年5月7日患者再次出现剧烈恶心、呕吐，伴言语不清、表情淡漠，就诊于笔者所在医院急诊科，具体询问病史后，发现患者于2009年因视物重影至某医院行垂体催乳素瘤切除术，术后未再复查，亦未进行激素替代治疗。立即给予经验性补充氢化可的松，同时补液，完善各项垂体功能检查，检查结果如下：游离甲状腺原氨酸2.39pmol/L↓，游离甲状腺素3.21pmol/L↓，促甲状腺激素3.720μIU/mL；卵泡刺激素4.15mIU/mL↓，黄体生成素0.53mIU/mL↓，雌二醇49.2pmol/L，孕酮0.49nmol/L↑，催乳素47.30μIU/mL↓；促肾上腺皮质激素5.775pg/mL↓，皮质醇（8：00am）3.122μg/dL↓，皮质醇（4：00pm）2.062μg/dL↓。诊断垂体危象明确，激素治疗后症状得到缓解，但用药后尿量较前大幅增多，尿比重低，尿渗透压下降，查电解质示高钠高氯低钾，给予醋酸去氨加压素补充神经垂体功能缺陷，症状缓解后出院。

【案例分析】

1. 临床案例分析

该患者的临床诊断思路如图45-1所示。

该患者为66岁绝经女性，急性起病。临床表现：劳累后出现恶心、呕吐、食欲缺乏、乏力，伴冒冷汗，胸闷。入院诊断：呕吐查因？按急性胃肠炎治疗后效果不佳，恶心、呕吐加重后伴言语不清，表情淡漠。查体：体温36.0℃，心率70次/分，呼吸频率20次/分，

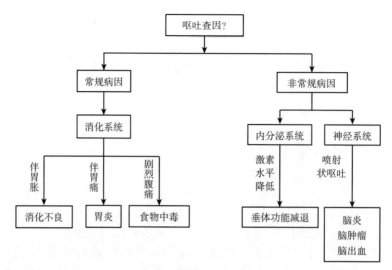

图45-1　患者临床诊断思路

血压97/60mmHg，体型消瘦，表情淡漠，面色苍白，皮肤无色素沉着，腋毛减少，胫前无黏液性水肿。急查血电解质：Na^+ 126.60mmol/L↓，Cl^- 93.43mmol/L↓，Ca^{2+} 2.09mmol/L↓。血常规检测结果无明显异常。患者为明显低钠低氯血症，但是血钾不低，考虑有垂体功能减退症可能。相关垂体功能检查：

下丘脑-垂体-肾上腺轴：ACTH 5.775pg/mL↓（参考范围：7.2～63.4pg/mL），皮质醇（8：00am）3.122μg/dL↓（参考范围：4.26～24.85μg/dL），皮质醇（4：00pm）2.062μg/dL↓（参考范围：2.9～17.3μg/dL）。下丘脑-垂体-甲状腺轴：FT_3 2.39pmol/L↓（参考范围：3.1～6.8pmol/L），FT_4 3.21pmol/L↓（参考范围：12～22pmol/L），TSH 3.720μIU/mL（参考范围：0.27～4.20μIU/mL）。下丘脑-垂体-性腺轴：FSH 4.15mIU/mL↓（参考范围：26～125mIU/mL），LH 0.53mIU/mL↓（参考范围：7.7～59.0mIU/mL），E_2 49.2pmol/L（参考范围：26～125pmol/L），孕酮0.49nmol/L↑（参考范围：0.159～0.400nmol/L）。泌乳素：47.30μIU/mL↓（参考范围：127～637μIU/mL）。

以上结果说明患者肾上腺、甲状腺轴、性腺激素水平降低，垂体功能减退症明确，结合患者恶心、呕吐、言语不清、表情淡漠等临床表现，可进一步诊断垂体危象。

急诊补充糖皮质激素治疗后出现多饮、多尿。补充糖皮质激素后24h尿游离皮质醇517.82nmol↑。尿电解质：24h尿钾9.91mmol↓；24h尿钠10.92mmol↓；24h尿氯29.98mmol↓；24h尿镁1.25mmol↓；24h尿磷1.74mmol↓。尿渗透压120mOsm/（kg·H_2O）↓，尿比重1.003。

垂体MRI：结合病史，符合垂体术后改变。

患者自2009年术后二十余年从未复查甲状腺功能，ACTH、皮质醇和性激素等垂体激素及相关靶激素，术后短期内垂体功能仍可代偿，可一旦出现致病诱因，垂体则无法分泌足够激素来促进各轴靶激素的分泌，同时引起感染、电解质紊乱等一系列严重危害。垂体瘤术后常见并发症为垂体功能减退症。若将垂体危象误诊为消化系统疾病，未能及时补充糖皮质激素，极易发展为失钠性昏迷或水中毒性昏迷，甚至威胁生命。并且，在补充糖皮质激素后，患者出现尿崩症是因垂体功能减退，抗利尿激素水平也会相应降低，出现中枢性尿崩症，但同时ACTH的降低导致糖皮质激素的减少，尿崩症症状反而会减轻，当糖皮质激素替代治疗后症状再现或加重，应使用去氨加压素补充神经垂体功能缺陷。

2. 检验案例分析

笔者所在医院检验科检测甲状腺激素、性激素的方法为电化学发光法，检测ACTH、皮质醇的方法为化学发光法。垂体是人体重要的激素分泌中心。此案例中患者肾上腺、甲状腺、性腺三条轴激素水平降低的原因是什么呢？患者垂体瘤术后，垂体功能部分受损，最先受到影响的是性腺轴，甲状腺轴次之，最后则是肾上腺轴，此患者则出现这三条内分泌轴功能同时减退。内分泌系统存在反馈调节机制，目的在于维持下丘脑、垂体、靶腺之间激素的动态平衡。该患者垂体受损，影响垂体-靶腺间的正反馈调节，垂体、靶腺激素均处于低水平[2]。

检验科在回顾该患者病历后发现TSH、E_2、孕酮的水平与理论值存在偏差，TSH、E_2处于正常范围，孕酮稍高于正常范围。于是，从分析前、分析中、分析后的角度对激素类项目的检测进行仔细的分析。

分析前：鉴于ACTH、TSH、皮质醇等激素存在昼夜节律现象，对激素类项目进行采血、尿液标本留取、送检时间等复核，均在检验科质量管理体系的要求下完成。对当天不能完成实时检测的血液项目，则按质量体系要求，及时分离血浆在2～8℃保存，对24h尿皮质醇标本进行-20℃冷冻保存。

分析中：检验科核实了当月此台仪器的TSH、E_2、孕酮质控，并且重新复查当日质控，均显示在控。检测过程中排除了该患者标本纤维蛋白丝的干扰及仪器报警信息，并且将标本在另一台机器上复查，结果高度一致。

分析后：该患者的实验室检查中三条内分泌轴激素明显下降，结合临床表现及既往史明确了垂体危象这一诊断。而对于该患者部分激素与正常情况不符这一现象，经过多位高年资检验医师的讨论，对检验结果做出以下分析：垂体危象中，TSH和ACTH也可以在正常范围，但是其靶激素一定是绝对低值。在垂体手术后，可能会因垂体受损导致其代偿功能不足。因此，靶激素（血皮质醇和甲状腺素）严重缺乏，垂体激素（ACTH和TSH）不能够充分代偿或代偿性升高，也是垂体功能不足的重要表现[3]。并且，该患者已绝经，性腺激素水平可以是降低或正常，其对患者各生理功能的影响甚微。

【知识拓展】

呕吐是临床上一种常见的症状，多见于消化系统、神经系统疾病。此案例中，呕吐既是垂体危象的诱因，又是其临床表现，临床上很容易误诊为急性胃肠炎等胃肠道疾病。首先，从诊断上来看，当一位急诊患者出现低钠低氯血症且难以纠正，而血钾正常时，应想到激素水平异常的可能，应该进一步做垂体激素检查，以尽早明确诊断，避免误诊误治[4]。检验科常规的垂体激素检查包括ACTH、PRL、FSH、LH、TSH、生长激素，靶激素检查包括Cor、FT_3、FT_4、TT_3、TT_4、E_2、孕酮、睾酮。多种实验室检查能够帮助快速、高效地分析患者究竟存在哪些激素水平的减退，是原发或是继发的内分泌功能减退，病情的进展程度等，最终为临床医生做出最确切的诊疗方案提供重要依据。

对垂体危象患者的抢救是临床工作的重中之重，需要注意以下几点：首先，想到垂体危象的可能性，垂体危象病因、发病时间、起病及其预后的临床变化多样，对于症状不典型患者的识别尤其重要；其次，治疗及时，若临床上高度怀疑垂体危象，应立即经验性地静脉补充糖皮质激素，不必等待垂体功能检查结果回报而延误抢救；最后，低钠血症的纠正过程要注意血钠上升的速度，肾上腺皮质功能减退会触发抗利尿激素的释放和增加水钠的潴留，进而导致低钠血症，而顽固性低钠血症在抢救过程中需要注意的是补钠过程中应严格限制速度，血钠纠正越快，细胞内外渗透压差越大，少突胶质细胞皱缩、死亡，出现髓鞘脱失、溶解，从而引发脑桥中央或脑桥外髓鞘溶解，导致垂体危象原有症状好转后又出现神经系统并发症[5]。

【案例总结】

1. 临床案例总结

呕吐可由多种病因导致，通过伴随症状、体格检查、辅助检查可鉴别。垂体功能减退症是临床上的少见病，垂体危象更是少见。一旦发生，及时诊断显得尤为重要，临床上更多的是在诊断前行经验性糖皮质激素治疗，症状可缓解，并且辅助检查符合一条及以上内分泌腺垂体激素或靶激素减少即可确诊。

2. 检验案例总结

电化学发光法具有快速、高灵敏度、线性范围宽、应用范围广、试剂稳定等优点，在临床应用中，结果准确度高，可信度高。通过本案例展示了检验科实验室对每一份标本的严谨态度。要做到内分泌疾病的精确诊疗，实验室检查必不可少，这也要求临床医师与检验医师紧密联系，共同携手面对疑难杂症。

【专家点评】

垂体危象是临床上的少见病，也是急重症，临床表现、体格检查、既往病史、辅助检查缺一不可。垂体危象临床表现多种多样，包括了性腺、甲状腺、肾上腺功能减退的特征表现，也应将原发病与继发症状区分开来，做到功能、定位、病因的全方位诊断。一旦拟诊垂体危象，及时治疗能有效抢救患者生命，激素替代治疗更是该病治疗环节中的重中之重。因垂体激素呈脉冲式分泌，故建议在抽取血液标本时宜相隔15～20min连续抽取等量抗凝血液3次，等量相混后送检。该方法也能有效减少取样时的误差，增加精确度。每个检验人对待标本的严谨态度也反映了整个检验科高尚的医德医风。

参 考 文 献

[1] 张雪莲, 张伟赫, 王丽, 等. 不典型垂体危象6例临床特点分析[J]. 中日友好医院学报, 2018, 32（3）: 155-158.

[2] 付留俊, 常毅娜, 宋白利, 等. 腺垂体功能减退症临床特征变化分析[J]. 中国实用神经疾病杂志, 2017, 20（16）: 7-9.

[3] 李禹兵, 高凌. 垂体危象的诊治总结与回顾[J]. 内科急危重症杂志, 2017, 23（4）: 265-268.

[4] 石珩, 黄秋燕, 朱翠萍, 等. 以消化系统症状为首发表现的腺垂体功能减退症并垂体危象1例[J]. 广东医学, 2014, 35（15）: 2326.

[5] Miljic D, Doknic M, Stojanovic M, et al. Impact of etiology, age and gender on onset and severity of hyponatremia in patients with hypopituitarism: retrospective analysis in a specialised endocrine unit[J]. Endocrine, 2017, 58（2）: 312-319.

46　Gitelman综合征伴低血钾

作者：吴华仙[1]，邹梦雪[1]，强永杰[1]，覃月华[1]，阮玉婷[2]（南方医科大学珠江医院：
　　　1.检验医学部；2.内分泌科）
点评专家：张振（南方医科大学珠江医院内分泌科）

【概述】

低钾血症是一种常见的临床问题。钾通过口服摄入或静脉输注进入体内，大部分储存于细胞内，之后经肾脏排泄。因此，钾摄入减少、向细胞内转运增多，或最常见的经肾脏、胃肠道或汗液的丢失增多等都会导致血清钾浓度降低[1, 2]。

低血钾的病因通常易于从病史中获悉，在不确定其病因的情况下，诊断性评估主要有两部分：①通过评估尿钾排泄来区分肾性失钾；②评估酸碱状态。

【案例经过】

患者，男，16岁，因突发双下肢乏力，无法行走5天到当地医院就诊。查血钾2.85mmol/L，血氯92mmol/L，尿酸521μmol/L；经常规诊治后低血钾未纠正。为求进一步诊治来笔者所在医院就诊，拟"低钾查因"收入内分泌科。患者血压100/61mmHg，心率69次/分，心律不齐，各瓣膜听诊区未闻及病理性杂音，余内科及神经专科查体未见异常。辅助检查：血钾2.19mmol/L↓，血氯95.7mmol/L↓，尿酸589μmol/L↑。

为进一步明确低血钾原因，入院后行24h尿电解质、动脉血气检查，结果显示患者24h尿钾增多合并低尿钙症且存在代谢性碱中毒，根据上述检测结果进一步考虑该患者可能为肾性失钾导致（结果见表46-1～表46-3）。

表46-1　患者血清电解质结果

日期（月.日）	钾（mmol/L）	镁（mmol/L）
8.07	2.19	/
8.09	2.19	0.47
8.11	3.83	0.63
8.13	2.84	/
8.14	2.84	0.62
8.16	3.05	0.51
8.17	2.81	0.49

注："/"表示无数据。

表46-2 患者24h尿电解质结果

日期（月.日）	钾（mmol/24h）	钙（mmol/24h）	镁（mmol/24h）
8.09	70 ↑	/	/
8.11	/	1.92 ↓	/
8.16	/	/	1.56 ↑

注："/"表示无数据。

表46-3 患者动脉血气结果

项目	检测结果	参考区间
钾离子（mmol/L）	2.7	3.4～4.5
pH	7.507	7.35～7.45
ABE（mmol/L）	7.6	−3～3
SBE（mmol/L）	7.5	/
实际碳酸氢根（mmol/L）	31	21.4～27.3
标准碳酸氢根（mmol/L）	31	21.3～24.8

注："/"表示无数据。ABE.全血剩余碱；SBE.细胞外液剩余碱。

常规补钾治疗中，患者在饮食正常，无呕吐、腹泻等消化道症状的情况下，血钾仍在2.8mmol/L左右波动，血镁的结果也一直偏低。考虑到入院后患者顽固性低钾血症难以纠正，进一步完善甲状腺功能、高血压五项、皮质醇节律等相关检测。检查结果显示患者甲状腺功能正常，可排除因甲状腺毒症性周期性瘫痪而导致的低钾血症；皮质醇节律及ACTH正常（表46-4），可排除库欣综合征；肾素活性、醛固酮轻度增高、ARR 2.81（表46-5），以及24h血压正常或偏低，可基本上排除原发性醛固酮增多症，考虑继发性醛固酮增多症。此外，该患者合并存在低镁血症和低尿钙症，尿钾排泄增多，可进一步排除Bartter综合征（BS），考虑Gitelman综合征（GS），为明确病因需完善相关基因检测。后续基因检测结果显示患者及其父亲编码噻嗪类敏感性氯化钠协同转运蛋白的基因（*SLC12A3*）上均存在可疑病理性突变（表46-6），可明确诊断为GS。明确病因后，调整治疗方案为"予螺内酯片、氯化钾缓释片（补达秀）、氯化钾溶液及门冬氨酸镁钾口服补钾/镁"。

表46-4 患者皮质醇节律及ATCH结果

项目	检测结果	参考区间
皮质醇08:00（nmol/L）	248.94	240～618
皮质醇16:00（nmol/L）	78.84	0～276
皮质醇24:00（nmol/L）	34.36	/
UFC（nmol/24h）	429.3	160～1112
ACTH（pmol/L）	5.51	1.6～13.9

注："/"表示无数据。

表 46-5　患者肾素-血管紧张素-醛固酮检查（卧位）结果

项目	8月11日检测结果	8月15日检测结果
醛固酮（ALD）（pg/mL）	247.38	247.55
血管紧张素（37℃）（ng/mL）	10.19	7.73
血管紧张素Ⅰ（4℃）（ng/mL）	1.40	2.17
肾素活性（PRA）[ng/（mL·h）]	8.79	5.56
血管紧张素Ⅱ（pg/mL）	53.22	45.64
ARR（ALD/PRA）	2.81	4.45

注：参考范围，醛固酮：立位40～310pg/mL，卧位10～160pg/mL。肾素活性：立位1.31～3.95ng/（mL·h），卧位 0.15～2.33ng/（mL·h）。

表 46-6　基因检测结果

项目	患者本人	患者父亲
基因	SLC12A3	SLC12A3
外显子号	Exon 21	Exon 21
cDNA水平	c.2542G＞A	c.2542G＞A
蛋白水平	p.（Asp848Asn）	p.（Asp848Asn）
状态	杂合	杂合
变异分类	可疑病理性变异	可疑病理性变异

【案例分析】

1.临床案例分析

该患者低钾血症查因入院，经口服及静脉常规补钾后低血钾仍难以纠正，结合低钾血症诊疗思路（图46-1）进行诊断与鉴别诊断。本病例为一青少年患者，反复乏力，多次血钾结果显示低血钾，经仔细询问病史、用药史及结合患者的临床表现基本上可以排除摄入减少、消化道丢失过多或长期使用利尿剂导致的低钾血症；另外，24h尿钾结果提示患者存在肾性失钾；患者血压正常或偏低、血气分析提示代谢性碱中毒，可排除肾小管酸中毒；患者的甲状腺功能、性激素、皮质醇节律等检测结果正常，肾素活性、醛固酮轻度增高，ARR＜30，可进一步排除库欣综合征、肾素瘤、Liddle综合征、原发性醛固酮增多症等其他导致低钾的常见内分泌疾病；结合患者同时存在低血镁、低血氯、高尿钾、低尿钙、肾素-血管紧张素-醛固酮系统活性轻度升高和代谢性碱中毒等特点，高度怀疑GS。为进一步明确病因，患者及其父亲进行了基因检测，结果显示受检者SCL12A3基因提示复合杂合核苷酸变异：编码区第2542号核苷酸由G变成A（C2542G＞A）的杂合核苷酸变异导致第848号氨基酸由天冬氨酸变成天冬酰胺p.（Asp848Asn），通过现有检测可知受检者基因变异可能遗传自父亲，遗憾的是患者拒绝对其他直系家属进行基因检测，无法得到其家系遗传的具体情况。

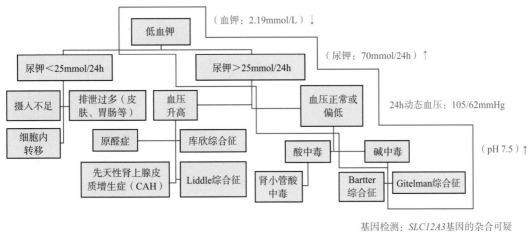

图46-1　低钾血症诊疗思路

2. 检验案例分析

钾是维持细胞生理活动的主要的阳离子，是细胞内液的重要电解质。血清钾的异常对人体生理活动的影响非常明显，血清钾过高可引发严重的肌肉、心肌及呼吸功能的抑制性应激紊乱，甚至引发心室颤动、心搏骤停而死亡；血清钾过低可表现为乏力、肌无力、腹胀及心律失常等。

临床上检验结果出现血钾异常时，首先需要排除各种因素导致的检测结果假性异常，可通过以下几个步骤进行检查：查看标本状态，如溶血状态可导致钾离子测定结果假性升高；检查当天质控、仪器状态及当天血钾结果总体分布情况；查看血常规结果，如血小板计数＞$500×10^9$/L时，血清假性高血钾发生的比例高[3, 4]；咨询临床医生抽血时有无输液情况，排除由静脉输液时抽血所导致的血清钾假性升高或降低。

【知识拓展】

Gitelman综合征（GS）和Bartter综合征（BS）是常染色体隐性遗传病，有一些特征性的代谢异常，包括低钾血症、代谢性碱中毒、高肾素血症、球旁器增生及醛固酮增多，部分患者还存在低镁血症和（或）高水平的前列腺素 E_2[5]。

GS在临床表现上与经典BS存在较多交叉点，两种疾病均存在低血钾、肾性失钾、低氯性代谢性碱中毒，肾素-血管紧张素-醛固酮系统（RAAS）激活但是血压不升高的临床表现，故临床上需重点鉴别这两种疾病（表46-7）[6]。鉴别要点主要根据发病年龄，是否存在低尿钙、低血镁，以及是否合并生长发育迟缓，其中基因检测可以明确诊断[7]。

表46-7　GS与经典BS鉴别要点

鉴别要点	GS	经典BS
发病年龄段	青少年或成年	儿童期
低钾血症	存在	存在
低氯性代谢性综合征	存在	存在
高肾素活性	存在	存在
低镁血症	存在	无
尿钙	低	正常或高
前列腺素E_2水平	正常	高
生长发育水平	少见发育迟缓	发育迟缓
病变部位	远曲小管	髓袢升支粗段
突变基因	*SLC12A3*	*CLCNKB*

目前尚无相关报道表明GS会影响患者的寿命，但长期低钾可能会导致代谢综合征、心律失常及慢性肾脏病等。对于GS的治疗无特殊根治性方法，主要为对症治疗，目的是纠正低钾血症和碱中毒。口服或静脉补钾和（或）补镁是GS患者最主要的治疗原则，需要个体化治疗及终身补充，遵循"食补＋药补"的原则。保钾药物主要为螺内酯、阿米洛利、氨苯蝶啶等保钾利尿剂。对伴有前列腺素E合成增加的患者，可应用吲哚美辛、阿司匹林、布洛芬等前列腺素合成酶抑制剂。GS患者疾病管理应做到个体化，推荐每年进行至少1～2次随访，对疾病的进展和并发症进行评估。

【案例总结】

1.临床案例总结

低钾血症是一种较为常见的临床问题，其致病因素复杂，因此在诊断上存在一定的困难。由于GS导致的低血钾病例并不常见，其患病率为1/40 000～10/40 000，全球致病基因携带率＞3%[8, 9]。临床上对于存在不明原因低血钾症、代谢性碱中毒且血压正常或偏低的患者，常考虑是否存在BS或GS。

本例患者有GS典型的"五低一高"的临床特点：反复低血钾、血压正常或偏低、低尿钙、低血镁、低氯性代谢性碱中毒及RASS轻度增高。通过咨询患者病史、用药史、患者的症状及一系列的实验室检查排除甲状腺功能亢进症、原发性醛固酮增多症等其他可导致低钾的疾病后，结合患者的年龄以及上述"五低一高"的临床症状高度怀疑GS，随后经基因检测结果明确了诊断。

2.检验案例总结

内分泌疾病的诊疗离不开临床检验，本案例从发现低钾血症到病因的最终确认均是结合临床症状并通过各项检测指标一步一步排查而得。保证检验质量，确保检测的准确性是临床检验的重中之重。实验室内部质控、外部比对、标准操作等只是检验工作日常中正常运行的基本保障，凭此仅能提供一份对标本负责的检验报告单。检验医生需要做的是提供一份对患者负责的检验报告单，面对的不仅是一份标本，还有标本背后的患者。临床检验作为临床诊断疾病的重要辅助手段，需要检验医生通过医学及检验专业知识，在保证实验室内部质量的前提下，综合分析前、中、后相关的影响因素，尽量避免与疾病本身无关的因素干扰检测结果，影响临床医生的诊疗。

【专家点评】

该文就1例长期低钾血症患者进行分析，通过一系列的实验室检查，找到了明确的病因，不仅体现了临床诊疗思维的缜密性，也充分表明了临床与检验密不可分，一个好的检验项目、技术对于临床疾病的诊断至关重要。临床表象复杂多样，极具迷惑性，规范准确的检验结果会帮助临床医生排除干扰，辨别真伪，最终更好地服务于患者。

参 考 文 献

[1] 欧鲜梅. 低血钾症的诊断及治疗[J]. 中外健康文摘, 2013, 33: 137-138.
[2] 潘亚男, 李文斌. 血清钾离子测定的临床应用[J]. 当代医学（学术版）, 2008, 16: 54.
[3] Thurlow V, Ozevlat H, Jones SA, et al. Establishing a practical blood platelet threshold to avoid reporting spurious potassium results due to thrombocytosis[J]. Ann Clin Biochem, 2005, 42（Pt3）: 196-199.
[4] 周滨, 施举红, 吴炜, 等. 原发性血小板增多症与假性高钾血症一例[J]. 中华内科杂志, 2006, 10: 856.
[5] 季文, 何薇, 殷琪淇, 等. 家族性Gitelman综合征诊治经验[J]. 中华内分泌代谢杂志, 2015, 31（12）: 1051-1054.
[6] Liu T, Wang C, Lu J, et al. Genotype/Phenotype analysis in 67 Chinese patients with Gitelman's syndrome[J]. Am J Nephrol, 2016, 44（2）: 159-168.
[7] Gitelman综合征诊治专家共识协作组. Gitelman综合征诊治专家共识[J]. 中华内科杂志, 2017, 59（9）: 712-716.
[8] Hsu Y, Yang S, Chu N, et al. Heterozygous mutations of the sodium chloride cotransporter in Chinese children: prevalence and association with blood pressure[J]. Nephrol Dial Transplant, 2009, 24（4）: 1170-1175.
[9] Blanchard A, Vallet M, Dubourg L, et al. Resistance to insulin in patients with Gitelman syndrome and a subtle intermediate phenotype in heterozygous carriers: a cross-sectional study[J]. J Am Soc Nephrol: JASN, 2019, 30（8）: 1534-1545.